低気圧がしんどい人の

天気に負けないカラダ大全

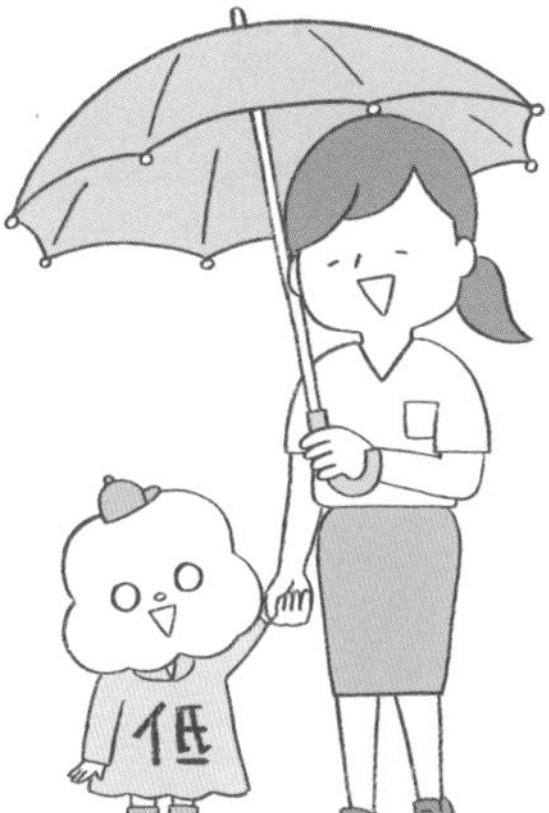

順天堂大学医学部教授
小林弘幸

気象予報士
小越久美

サンマーク出版

今日の天気

くもり のち 雨

今日は朝からなんだかパッとしない天気
朝も起きるのがしんどかった
頭も体も気持ちもなんだか重い
こんな日はきっと天気が悪くなる
気象予報士ではないけれど
私は自分の体調で
天気を〝読む〟ことができるんだ

ズキン
ズキン

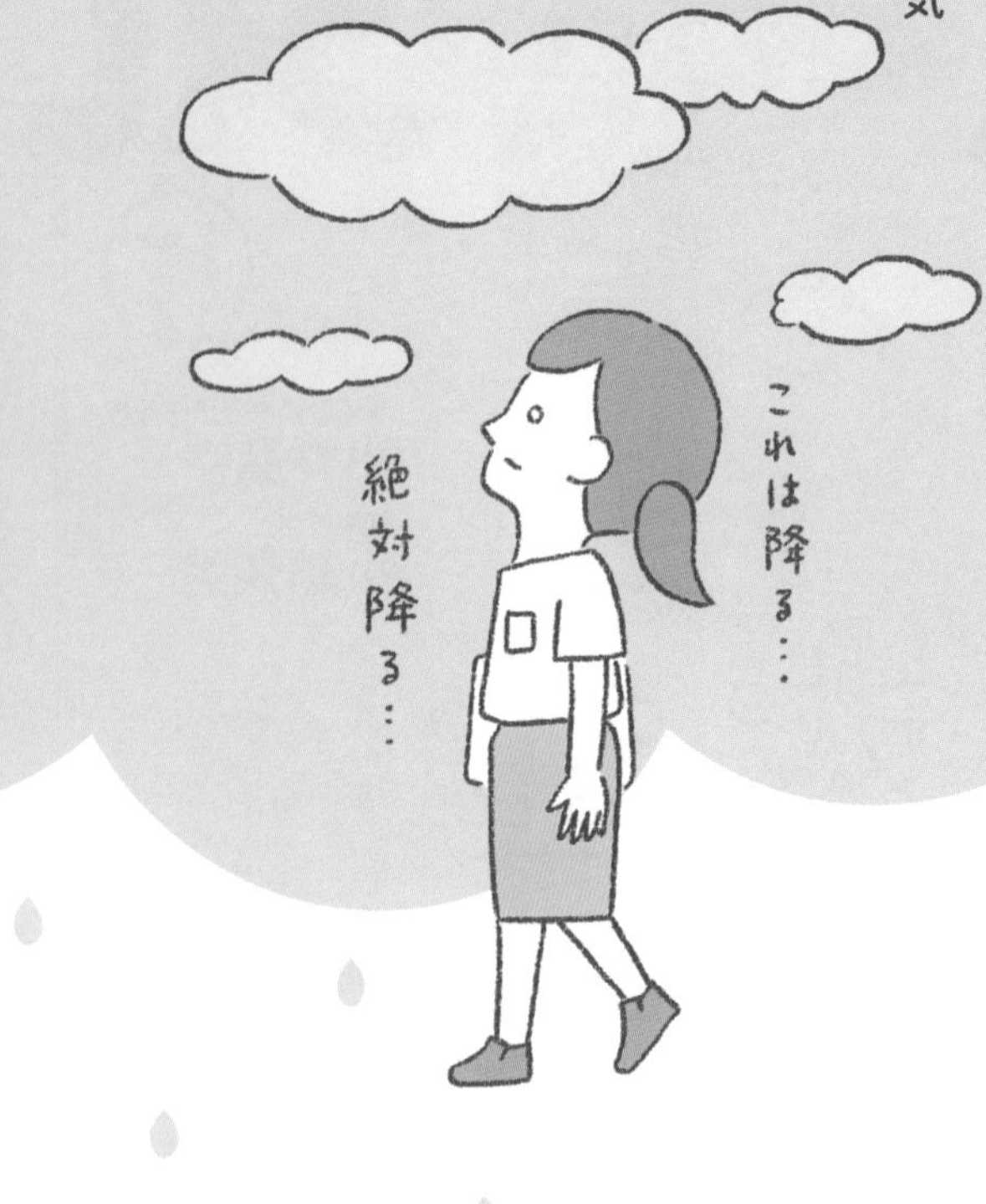

あ。

頭が痛くなってきた！

ズキン　ズキン

これから必ず雨が降る
頭痛もひどくなってきた！

ズキン　ズキン！

頭が痛すぎて仕事にならないよー
薬は飲みたくないけど、飲まないとダメかなぁ～

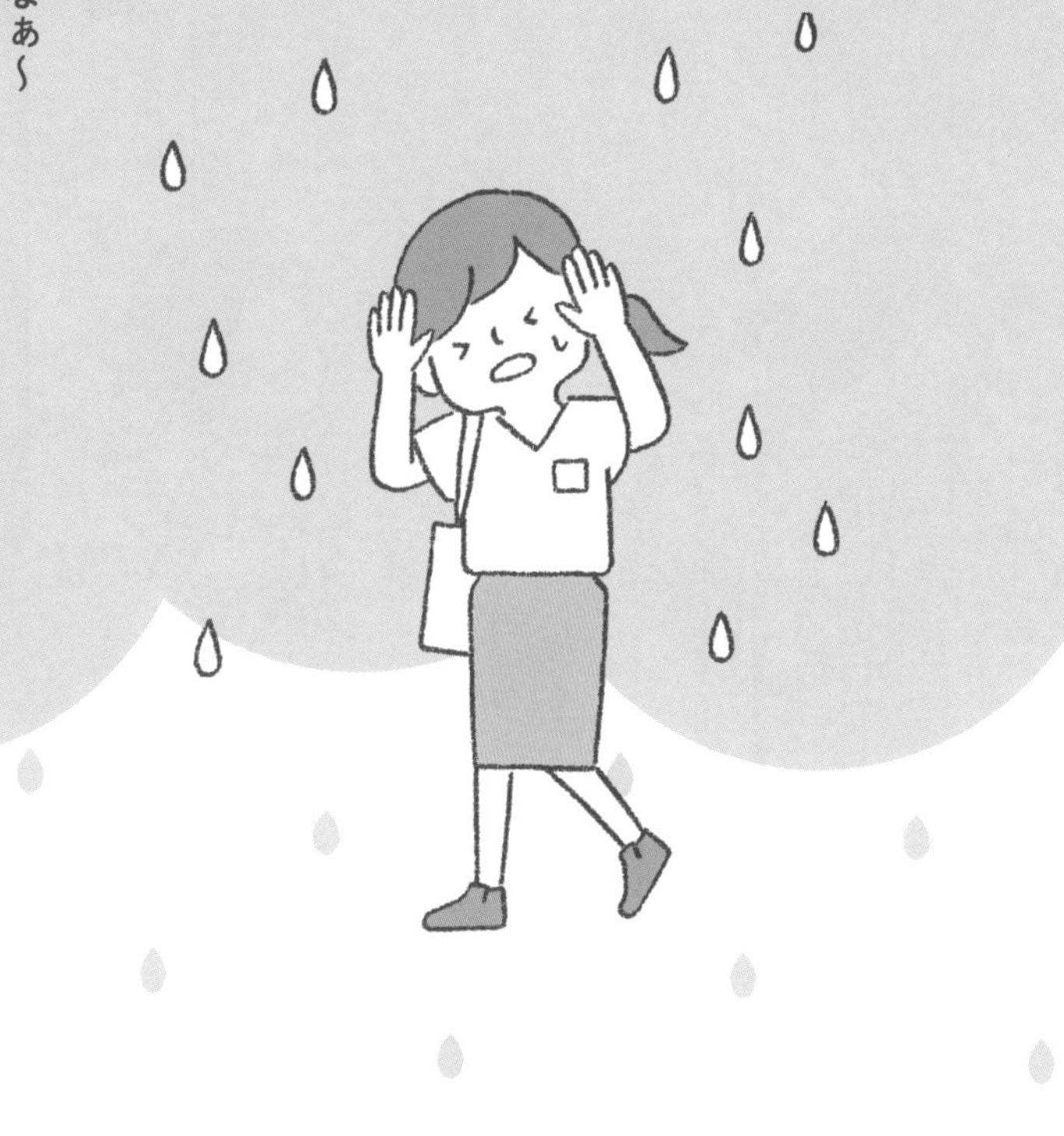

今日の天気

晴れからのゲリラ豪雨

今日の天気予報は一日晴れ!!
晴れの日は体調も気分も絶好調だ!

ゴロゴロ、ジャッ――

突然の大雨……
えぇっ!　今日って晴れじゃなかったの!?
うわっ、頭が痛くなってきた!
ゲリラ豪雨にあうなんてツイテナイ!!
頭が痛すぎて、吐き気までしてきた……

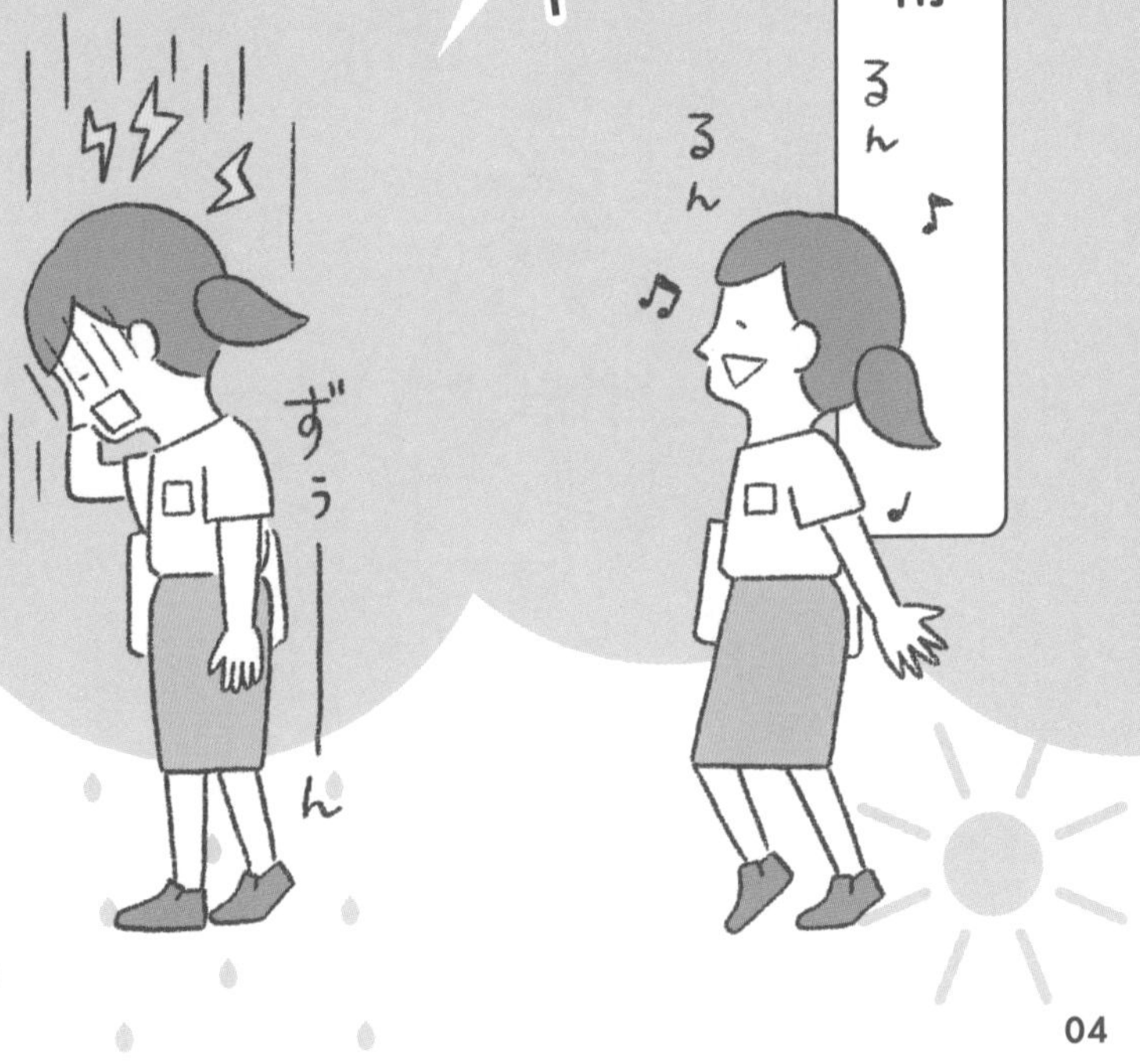

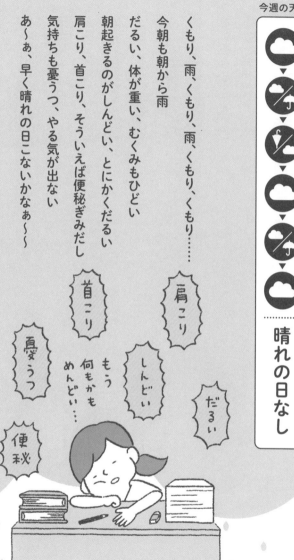

くもり、雨、くもり、雨、くもり、くもり……

今朝も朝から雨

だるい、体が重い、むくみもひどい

朝起きるのがしんどい、とにかくだるい

肩こり、首こり、そういえば便秘ぎみだし

気持ちも憂うつ、やる気が出ない

あ～ぁ、早く晴れの日こないかなぁ～～

いつもというわけではないけれど
天気によっては
会社を休んでしまいたいくらい
体調が悪くなる日もある
でも、天気が理由じゃ
なかなか会社は休めない
病院に行くほどでもないし……
そもそもこの症状って
病院に行けば治るものなのかもわからない

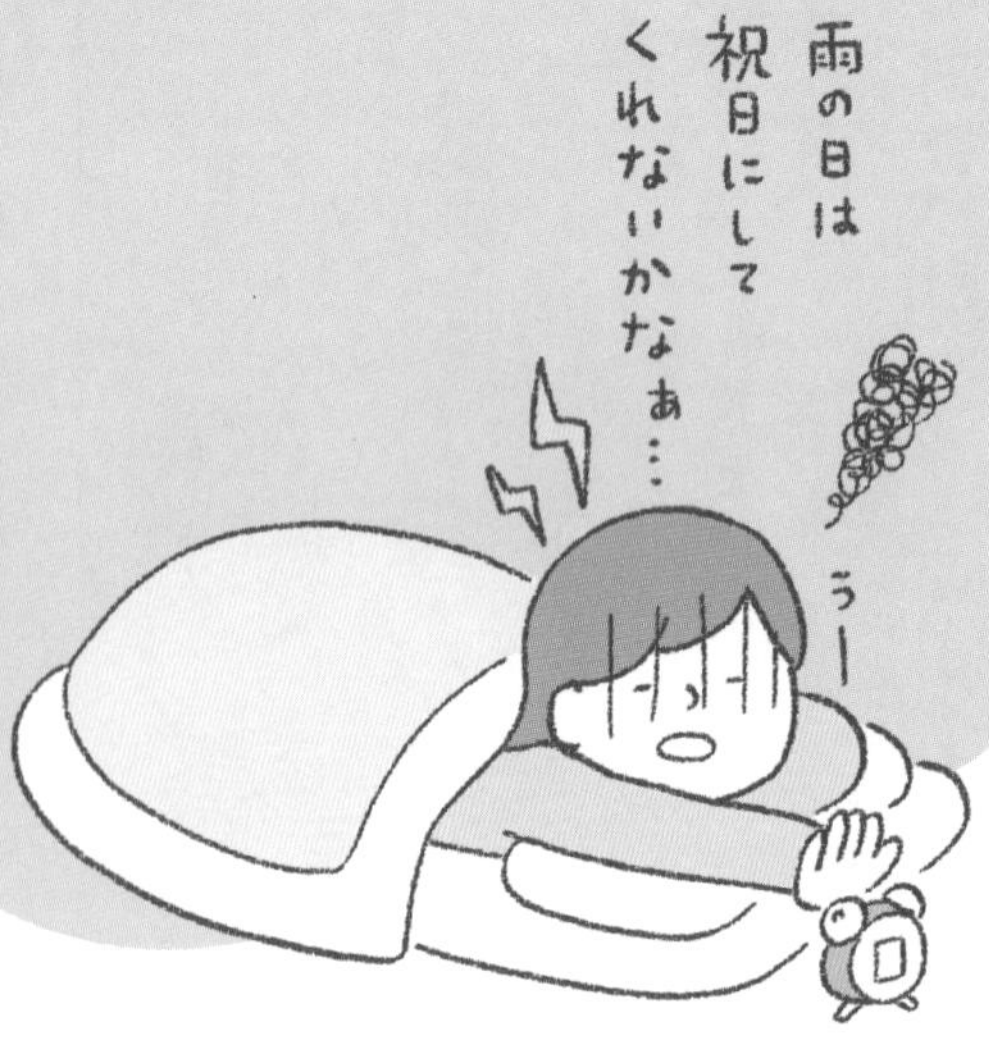

天気によって
体調も気分も悪くなる
そんな私は
低気圧女子です

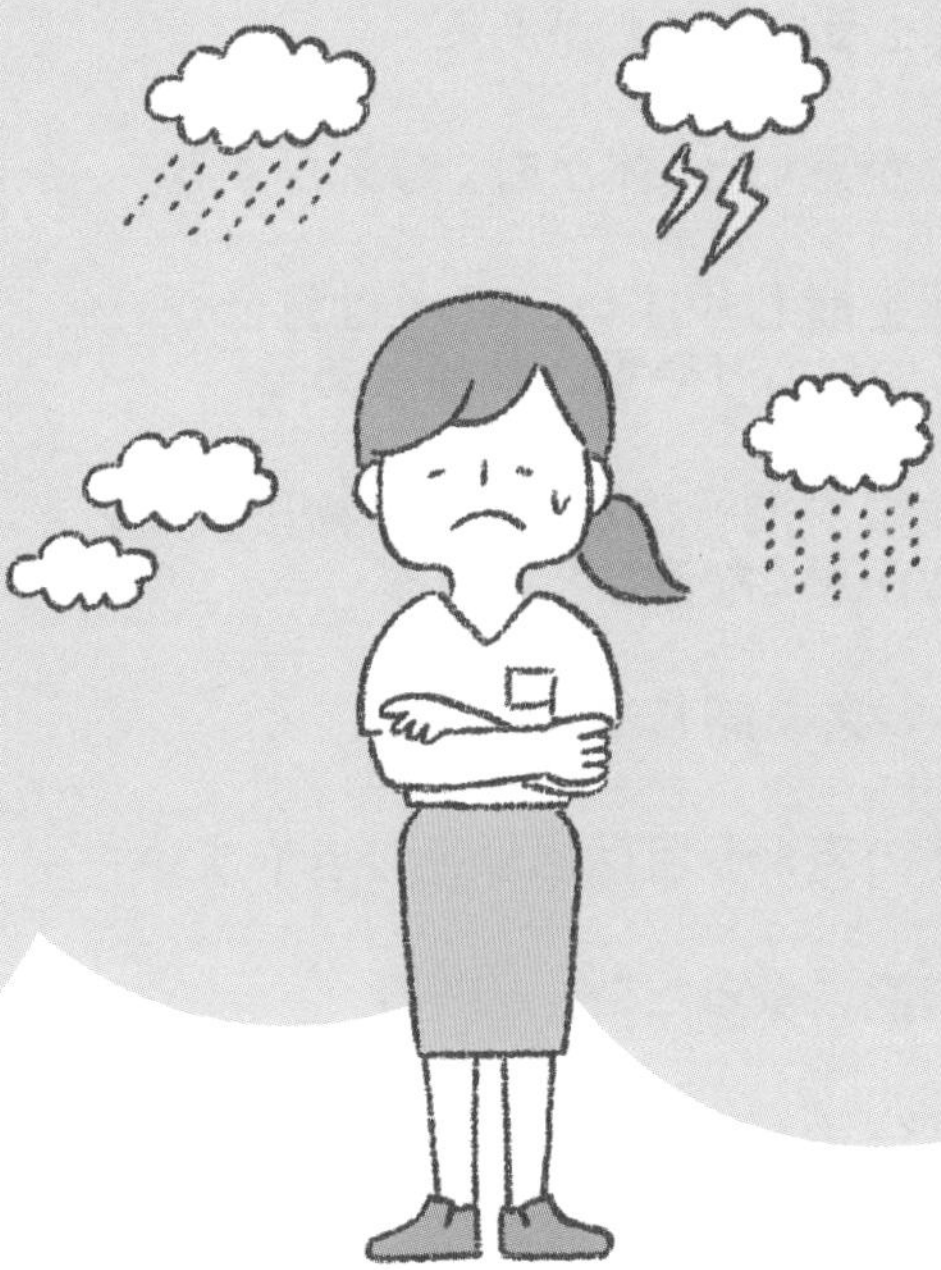

低気圧不調 チェックリスト

日常生活の中で、こんな症状が起きていませんか？
１つでも当てはまったら、あなたも低気圧女子！

check!

- □ 自分の体調の変化で、天気を読むことができる
- □ 雨が降る前、もしくは降っている最中に頭が痛くなることがある
- □ 天気によって、憂うつになったりイライラすることがある
- □ 天気が悪いと、体がむくむ気がする
- □ 体調を崩しやすい、もしくは気分が憂うつになりやすい季節がある
- □ 新幹線や飛行機などの乗り物に乗るとき、具合が悪くなることがある
- □ ストレスを感じやすい
- □ 季節の変わり目は風邪をひきやすい
- □ 高山病になったことがある
- □ 日常生活が不規則なほうだ

低気圧不調の特徴

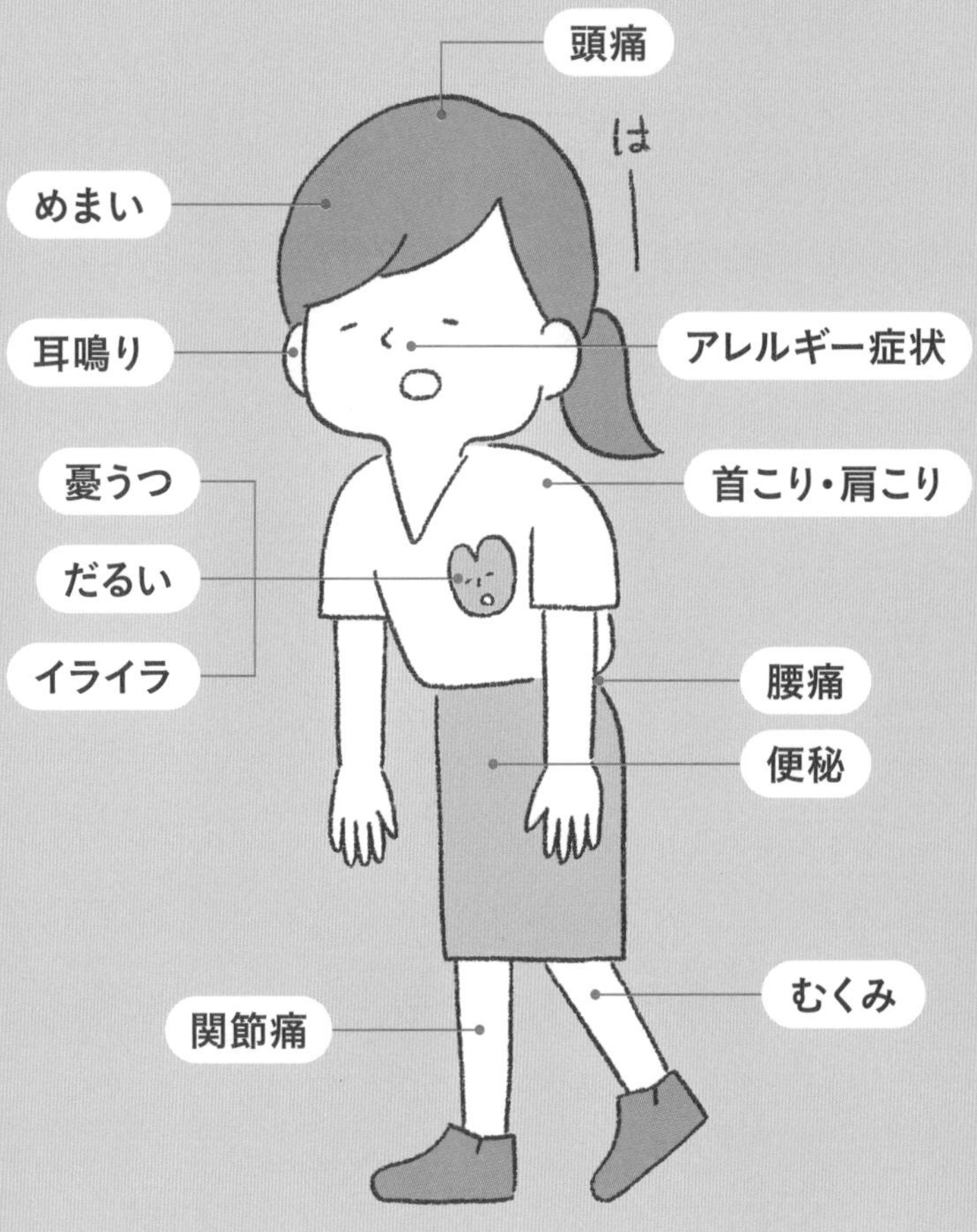

そのほかにも、集中力が低下したり、古傷が痛んだり、眠くなる症状にも困っています。

〝天気が悪いと
頭が痛い、体が重い、やる気も出ない……、
なんとかしたいけど
天気が相手だと、防ぎようがない〟

いいえ、そんなことはありません!

天気予報があるように
天気による体調不良も〝予報〟できます。

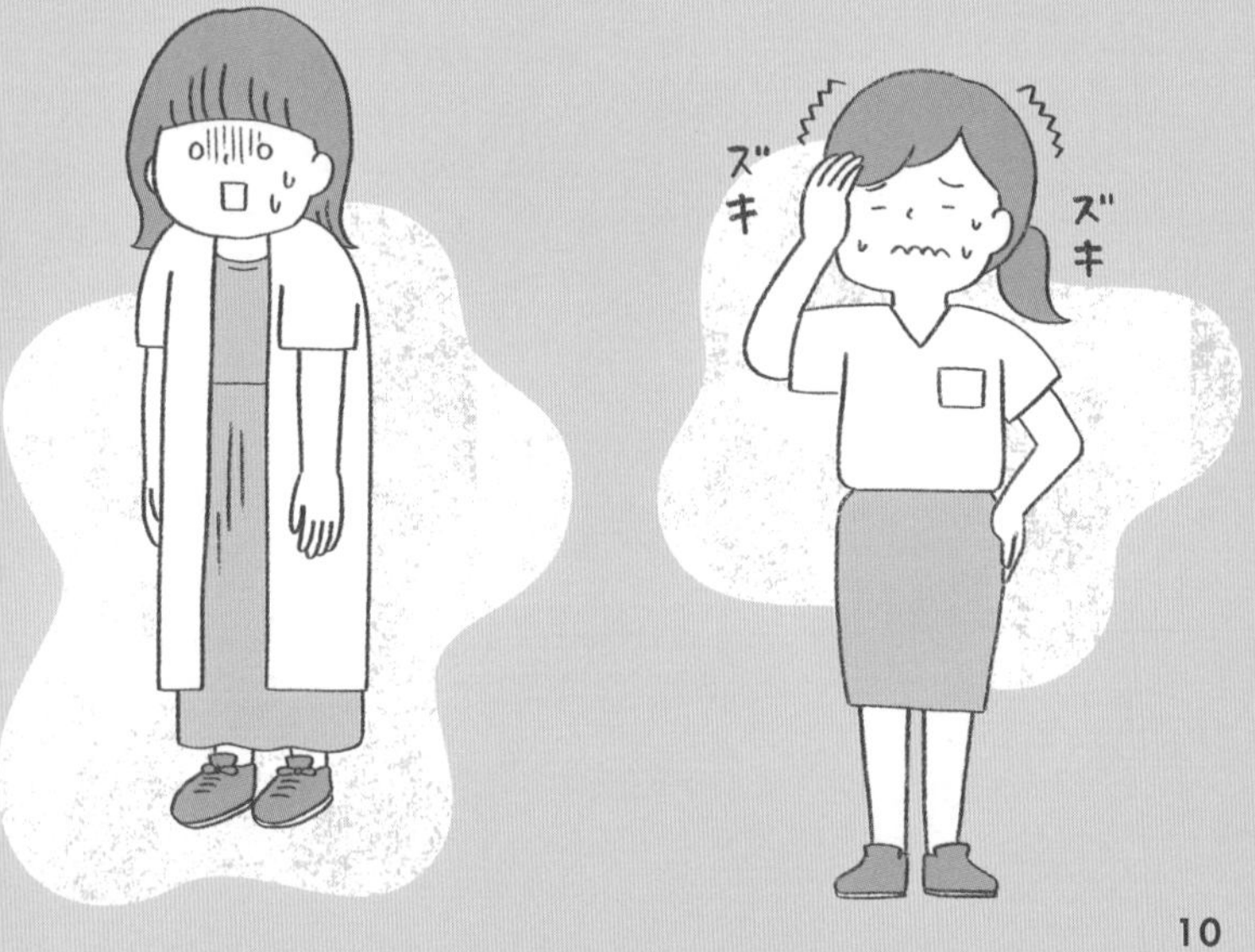

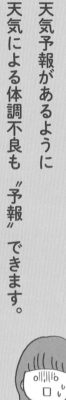

予報ができれば、それに合わせて
準備も対処もできます。

そもそもどんな天気にも
ふりまわされない体を
作ることもできます。

自律神経の名医と気象予報士が
天気を味方につける方法を紹介します。

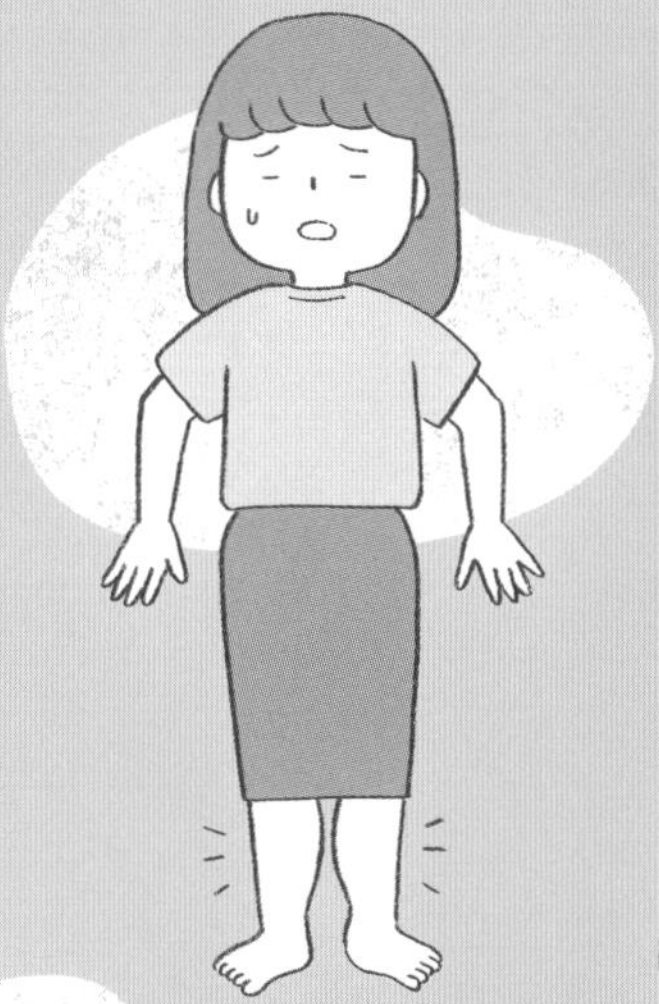

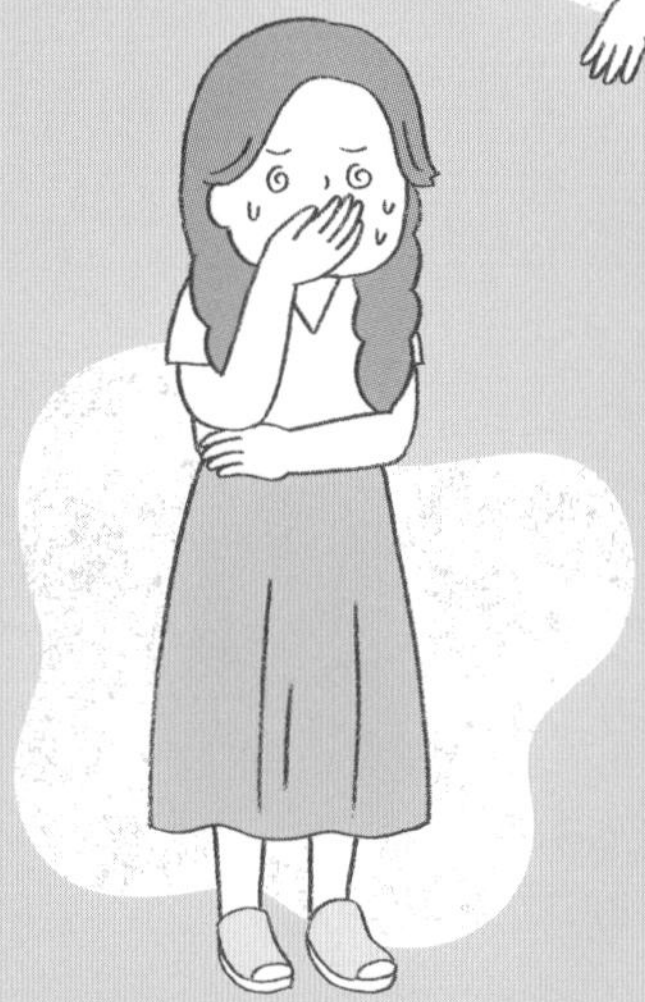

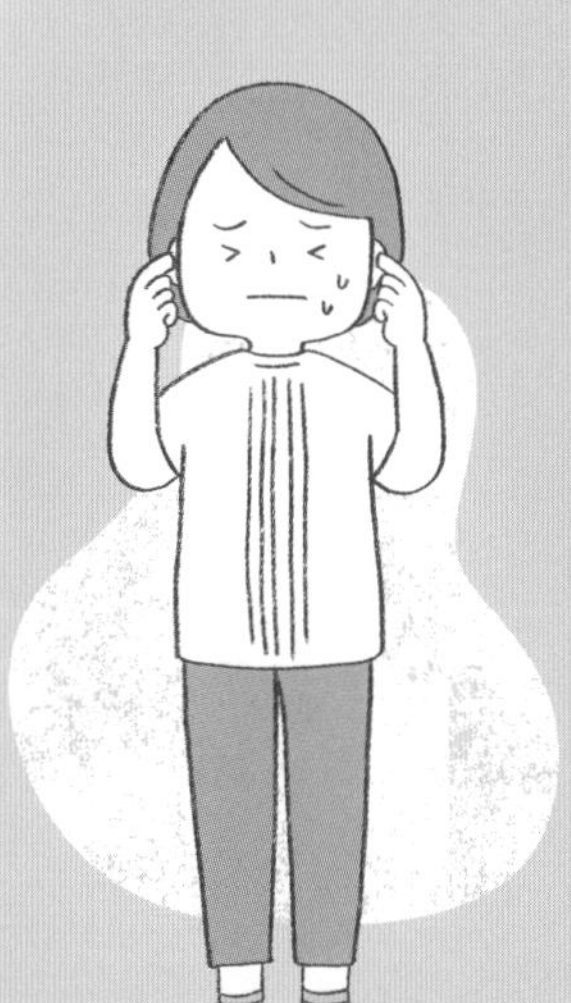

天気に負けないカラダ大全　もくじ

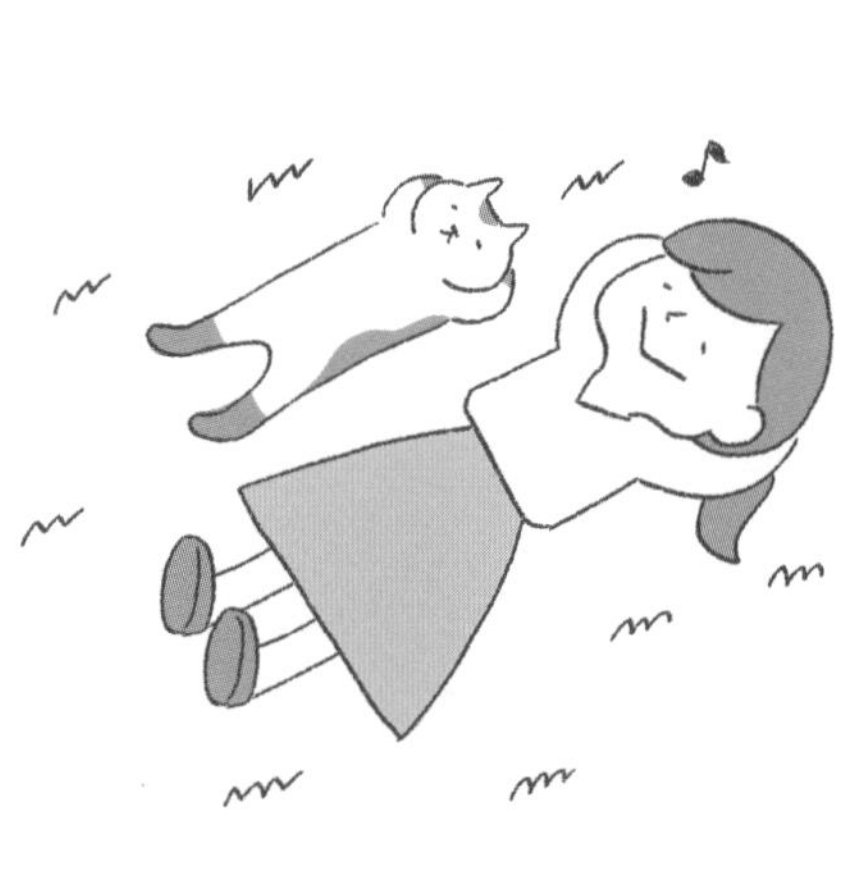

1章 お天気と自律神経の関係

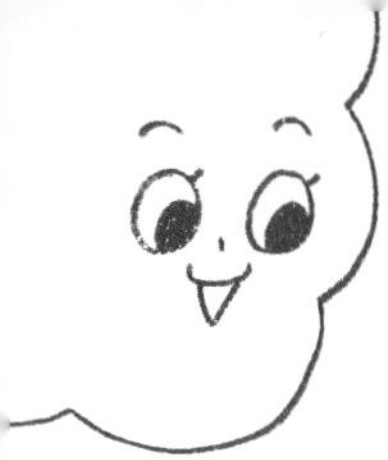

2章 天気を味方にするための自律神経サポート

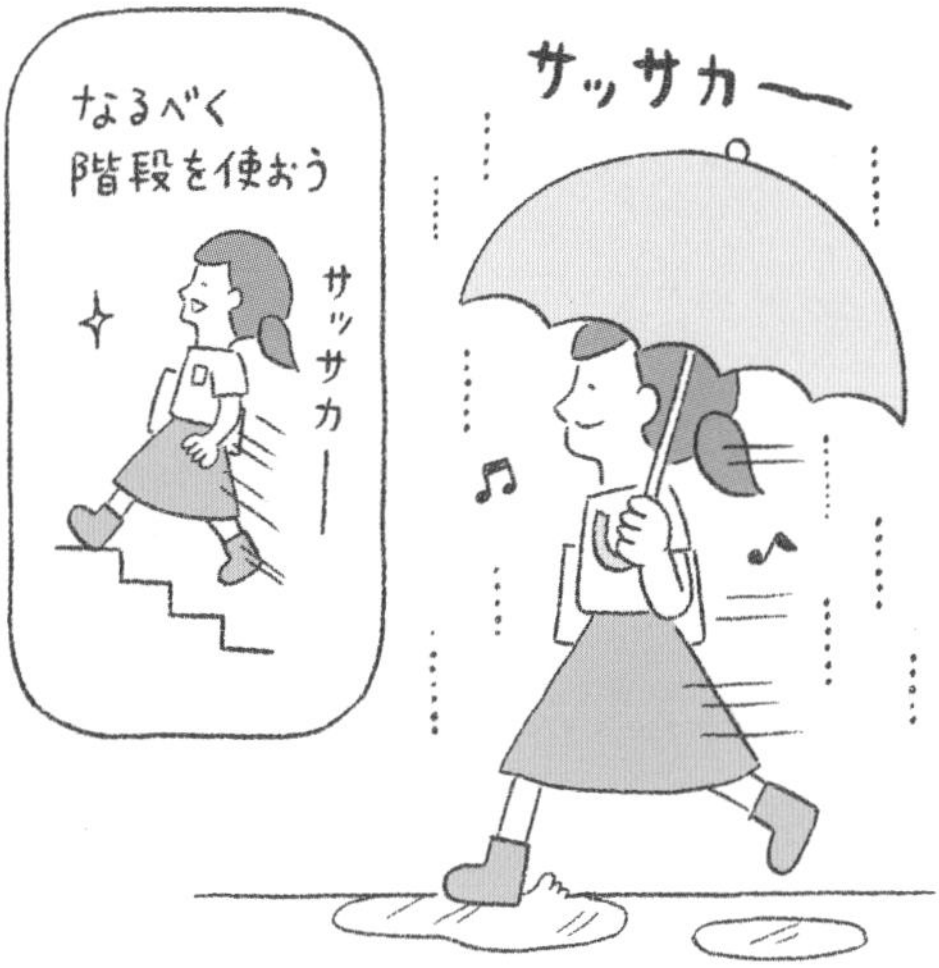
なるべく
階段を使おう
サッサカー
サッサカー

3章 低気圧不調に悩む人のための自律神経予報

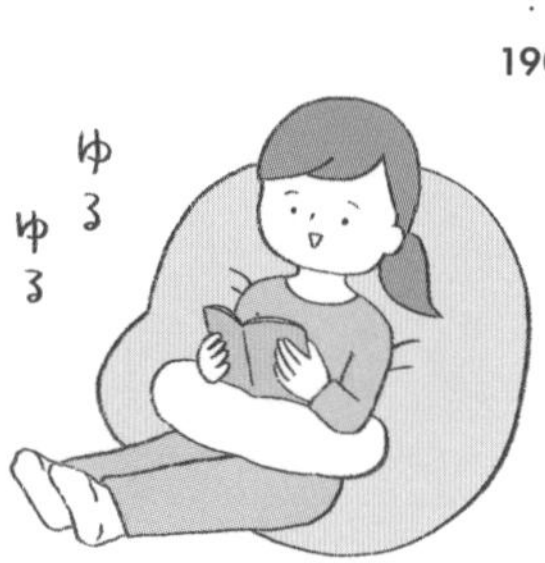

ゆる
ゆる

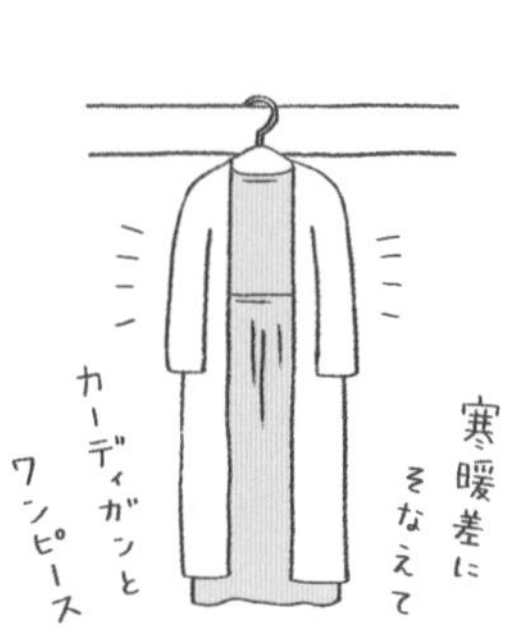

寒暖差に
そなえて
カーディガンと
ワンピース

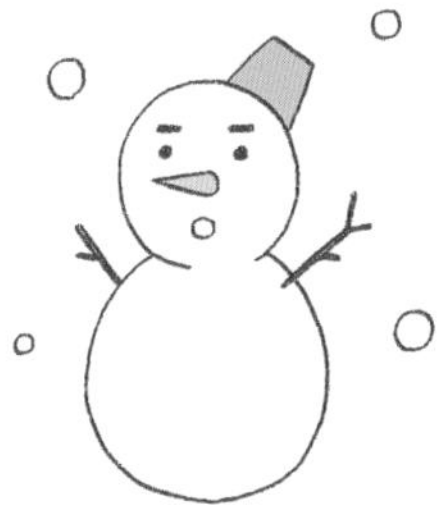

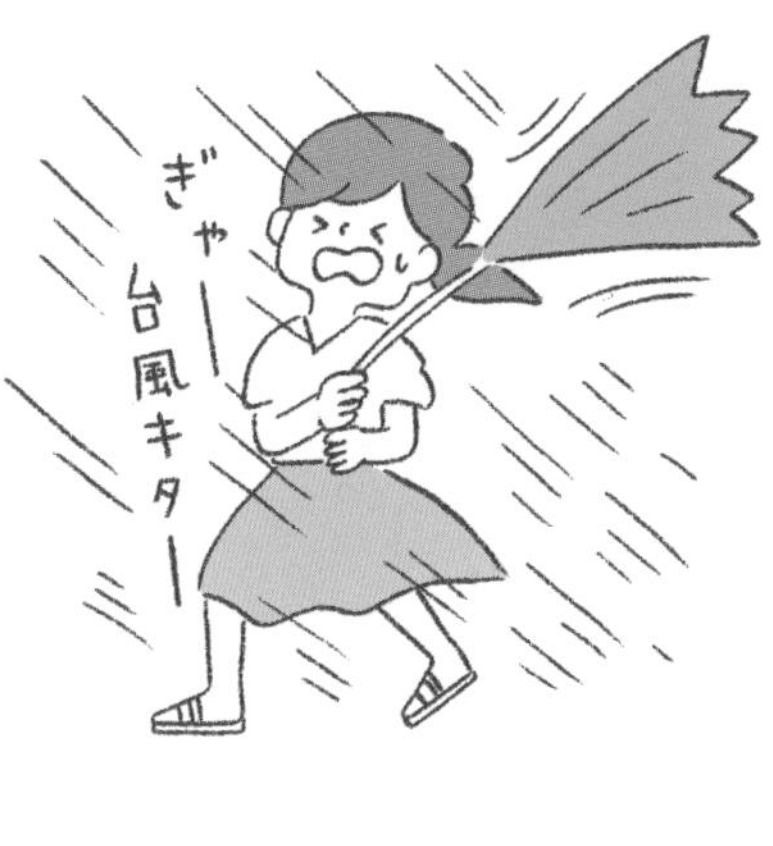

ぎゃー
台風キター

4章 ホルモンバランスと自律神経とお天気の関係

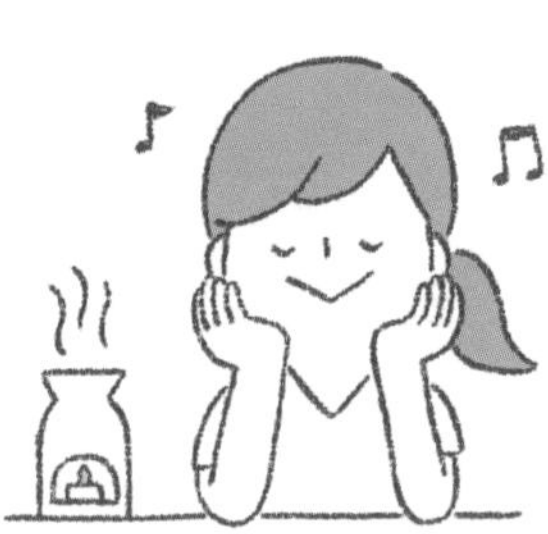

お断り

・本書の気象データや情報は、実際の天気図をベースに作成しておりますが、わかりやすくするため、簡略化しています。
・本書に掲載されている処方せんは、すべての方に効果があるとは限りません。また効果には個人差があります。
・2週間以上、同じような症状が続く場合は、医師に相談してください。

デザイン　河南祐介（FANTAGRAPH）
イラスト　なかきはらあきこ
図版　WADE
校正　ディクション
DTP　アルファヴィル
取材協力　内山心美（のぞみ女性クリニック）
編集協力　今富夕起
編集　片山緑（サンマーク出版）

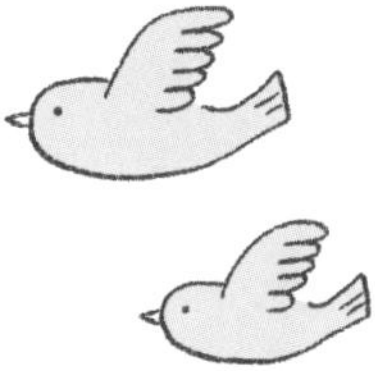

はじめに

「自律神経と天気はとっても親密です」

順天堂大学医学部教授　小林弘幸

〝健康のために自律神経が乱れないように生活する〟そのための最善の方法は、天気に合わせて行動することです。

私の1週間のスケジュールは、天気予報によって決まります。

週間予報をチェックして、大雨が降りそうな日は作業的な仕事をする日にして込み入った案件を避け、晴れが期待できる日には頭を働かせる仕事の日にするなど、天気によってあらかじめ仕事も振り分けています。

もちろん、週間予報はズレたり外れたりすることもあるので、毎朝の天気予報のチェックも欠かせません。
天気や気温に合わせて、日々の服装や行動パターン、運動量も変えています。
体調を崩しやすい季節の変わり目には特に気をつけています。

なぜ、私がここまでするかというと、自律神経を酷使することを回避するためです。

自律神経は「規則正しい」が大好きで、反対に、「変化」がとても苦手です。
それでも自律神経は私たちの意思の及ばないところで変化に対応し、アクセルの役目を持つ交感神経とブレーキの役割を持つ副交感神経のバランスを調整し、体内の状態を一定に保つ働きをしています。

自律神経が対応する「変化」はさまざまあります。
不規則な生活習慣や人間関係などのストレスも変化にあたります。

忘れ物をして焦ったり、人とぶつかってイライラしたりという小さい出来事も変化にあたり、その一つ一つで自律神経が乱れてしまいます。

その中でも、毎日、誰もが等しく変化の影響を受けるのが天気です。

天気に関わる気圧や気温、湿度、光、風などの変化に合わせて、自律神経は血管を収縮させて熱が逃げないようにしたり、反対に血管を拡張させて汗をかきやすいようにしたりして、体内の温度を一定に保つように働いています。

しかしさまざまな要因によって変化がたくさんあると、自律神経は対応しきれなくなり、バランスを崩します。

低気圧が近づくと頭痛やむくみ、意欲低下など心身に不調が出る人が多いですよね。

この原因は自律神経の乱れによるものです。

実は私もかつては、雨の日にはだるくなる「低気圧男子」でした。

自分の感じている不調を一度真剣に調べてみようと思いビッグデータをとったところ、気温が高いときや降水量が多いときには交感神経の活性度が下がり、気圧が高いときには交感神経の活性度が上がることが裏づけられました。

特に女性は月経によりホルモンバランスが周期的に変わります。月単位で少しずつ変化する女性ホルモンの波に呼応するように自律神経も働いているため、どうしても女性は自律神経が乱れやすくなってしまいます。

実際、男性よりも女性に気象病を発症する人が多いというデータがありますし、やはり、ホルモンバランスによる影響があるのだと考えて問題ないでしょう。

また、女性は40歳を過ぎたころから、徐々に副交感神経の活性度が下がることがわかっています。交感神経が強く働くアンバランスな状態が、頭痛、関節痛、古傷の痛みといったズキズキ系の痛みを強く感じさせる原因にもなるので、より自律神経をコントロールしてゆったりとした気持ちをキープできる状態を自分で作っていく必要があるでしょう。

このように、自律神経は変化によってバランスが乱れやすくなりますが、そもそもちょっとやそっとの変化には負けない体を手に入れることが理想です。

そのためには、交感神経と副交感神経がどちらも高いレベルで働いている必要があります。

現代人はこの自律神経の総合力（トータルパワー）が弱い人がほとんどのため、低気圧女子になる人が増えています。

本書では、気象予報士の小越久美さんの天気データをもとに、1年を通して、自律神経の乱れをコントロールし、トータルパワーを上げていくための方法を紹介しています。

ストレスなどは事前に察知し、先回りして避けることはなかなかできませんよね。

しかし、天気であればできます。

急激な気圧と気温の変化という大きな外的刺激を与える気象の変化は、自律神経の天敵ともいえますが、どの季節にどんな現象が起こるかわかっていれば、それに合わせて行動して自律神経の乱れを最小限に抑えることができます。

天気を敵ではなく、味方につけることができるのです。

天気を味方にするのは、頭で考えるより難しいことではありません。

私たちはこれまでの人生において、1年365日天気と付き合うことを何年も繰り返し、そこで経験したことはすべて自分のデータとなって蓄積されているからです。

今日はなんだか雨が降りそうだな、こういう日は午後から晴れたりするんだよな、そんなふうに自分なりの予報ができるくらいには、誰もが天気について詳しくなっています。

あとは、その知識をどう活かして、自分の体調をよくすることに使っていくか。それだけわかればよいのです。


ラッキーなことに、天気は予測がつきます。

そして、私が専門としている自律神経は、自分で直接オン・オフのスイッチを入れることはできませんが、呼吸や行動によってある程度はオン・オフの切り替えをコントロールすることが可能です。

このふたつを掛け合わせて先回りするように対策をとることで、あなた自身の自律神経をサポートすることができます。

自律神経がきちんと働けるようになることで、どんな天気の日でも動ける体と安定したメンタルを手に入れられます。

気象予報士である小越さんの天気に関する知見に、私が研究を重ねてきた自律神経の働きを掛け合わせ、365日を健康に過ごすための方法をまとめました。

天気を制する者が、健康を制します。

365日変化する空模様を味方につけることができれば、365日元気で過ごせます。

はじめに

「お天気と仲良くなって、目指せ！ 脱・低気圧不調」

気象予報士　小越久美

「夕立やゲリラ豪雨のように、天気が急変して大雨が降るときは、雨が降り出すよりも前のタイミングで、頭が〝ズキン〟と痛みます」

「空がどんよりとくもっている日は、頭がボーッとしたり、耳に水が入ったようにぼわんとしたりして、会話もままなりません」

「梅雨時の体調はサイアク！　気分まで落ち込んでしまって、梅雨が明けても浮上するのに時間がかかります」

私が気象予報士の資格をとって、かれこれ20年以上。資格を取得した当時は、気象予報士という資格に関して興味を持たれる方が多かったと記憶していますが、最近では、冒頭に挙げたような天気と体調に関する質問をされる方がとても増えました。

悪天候の日にSNSをチェックすると、「ゲリラ豪雨　頭痛」などのキーワードで、ものすごい数の投稿が確認できます。世界的に平均気温は上昇傾向にあり、異常気象が頻発する現代においては、天気が体調にもたらす影響が大きくなり無視できなくなっているという見方も可能だと思います。

ここ数年で、「気象病」という言葉も、世の中にすっかり定着しました。天気が体や心にもたらす不調は数えきれないほどありますが、それらすべてを総称して「気象病」と呼んでいます。

気象病の主な症状には、頭痛（片頭痛・緊張型頭痛）、肩こり、首こり、関節痛、古傷の痛み、めまい、倦怠感、気分の落ち込みなどがあります。

気象病の中でも、特定の季節に発症する花粉症やインフルエンザなどは「季節病」と呼ばれることもあります。

気象病や季節病について学ぶ学問を「生気象学」といい、私もこれを学びました。そのきっかけとなったのは、ある女性のひと言でした。

「天気という自然が相手だと、体の具合が悪くなるとわかっていても防ぎようがないですよね」

そう話す彼女は、典型的な「低気圧女子」。

低気圧女子というのは、私のつくった造語です。

天気による不調は、そのほとんどが低気圧によるもの。さらに、気象病で悩むのは20〜40代の女性に圧倒的に多いことから、低気圧女子と名づけました。

低気圧女子である彼女は、沖縄の南の海上で台風が発生したころからジワリと頭が重だるくなってきて、台風接近とともに片頭痛はひどくなり、気分も落ち込んでしまう。低気圧の影響をもろに受けてしまうことは体感としてわかっているけれど、台風の発生するタイミングなど予想できるわけもなく、また、台風が発生したあともその大きさや進路は予測不可能。よって、なんの対策も立てられないというのが彼女の悩みの種でした。

たしかに、台風の進路などを正確に言い当てることは気象予報士でも困難です。完璧には無理だとしても、何かしら対策は立てられるのではないだろうか。そんな興味から、私の生気象学の学びはスタートしていきました。

四季があり梅雨もある日本の気象では、天気予報よりもむしろ気象病に関連する情報を必要としている人がいるのでは？　そんな思いのもと、当時はお天気キャスターとしてテレビの仕事をしながら、「健康気象アドバイザー」と「データ解析士」の資格を取得。多方面から「生気象学」について学びを深めていきました。

気象病についてさまざまな文献に触れたり、生気象学の研究会に顔を出したりすると、研究者のほとんどが男性であり、発表する内容も熱中症、心筋梗《しんきんこう》塞《そく》、脳梗塞など、高齢者を中心とした症状を扱うものばかりでした。

しかし、気象病で悩むのは20～40代の女性が中心。そして、私も立派な（?）低気圧女子。同志に向けて役立つ情報を発信したいという思いは、私が長年温めてきたもので、本書でようやくその夢を叶えることができました。

ここで少し、私の話をさせてください。

生気象学に出会った20代の頃、私の目下の悩みは生理不順でした。

10代の頃はほとんど生理がなく、毎月吐き気を伴うホルモン剤を飲んだりしながら、どうにか生理を起こしているような状況でした。

20代になり、結婚や出産を意識し始めると、生理不順は大きな悩みへと変わっていきました。いくつも通院先を変え、ようやく自発的に生理が来るようになりました。最初は年に数回、しだいに回数が増えていきましたが、毎月1回というわけではありませんでした。

いよいよ妊活も考える30代。生理不順の悩みはますます大きくなっていきました。と同時に、なぜ生理が遅れたり早まったりするのだろうと、疑問が生まれるようになりました。

気象予報士というのは、気象データを分析してこれからの天気の予想を立てるのが仕事。データを集めて分析するという仕事は私の性に合っていて、プライベートでも何か気になることがあればまずデータを集めるというのが、いつもの私のやり方です。

妊活を始めたときも、まずは、自分の体のデータを集めることから始めました。

まずは、基本中の基本、生理日管理アプリを使って生理日を記録し、排卵日の予測なども参考にするようになりました。

半年ほど記録をとってみると、周期が安定していないことがわかりました。28日周期を基本としたときに、4〜5日遅れた月が数回、最長では2週間ほど遅れた月もありました。

でも、生理が数日遅れることがあるという事実はわかったけれど、なぜ遅れるのかという理由がさっぱりわかりません。

あれこれ思いを巡らせる中で、ふと生理周期と天気の関係について調べてみようと思い立ったのです。

きっかけは、当時勤務していた気象予報の会社で、桜の開花予想の開発を担当したことにありました。

桜の開花は春の始まりが暖かいと早まり、寒いと遅れます。

開花宣言の基準となっている東京・靖国神社の標本木の場合は、2月1日からの気温が合計して600度を超えると桜が開花する、ともいわれています。

「桜の開花予想のように、私の生理日も予想できたらいいのに……」という思いがふと頭をよぎり、自分がつくった桜の開花予想の式を改修して、これまで記録してきた生理周期のデータを入れたところ、予想以上の結果が数字となって表れました。

雨がひと月に100ミリ降ると、生理が3日遅れる。

これはあくまでも私の場合ですが、雨が生理を遅らせる要因になっていたのです。

さらにデータを見てみると、梅雨や台風シーズンなど雨が多いほど私の生理は遅れ、涼しくなってきた秋・冬には気温が下がるほど生理が早まることがわかりました。

このような結果が出たら、誰だって、さらに調べたくなりますよね。私は知人など複数の女性に声をかけ、みんな同じ条件のもとでデータを解析してみることにしました。

そこでわかったことは、天気や季節との相性は千差万別であるということ。

私のように雨の影響を受けやすい人、雨よりも春や秋など短い周期で気圧の変化が繰り返し起こることが生理に影響している人、天気以上にストレスによる影響を強く受けている人。本当に人それぞれです。

自分の傾向がわかると、それだけで心の安定につながります。

それまでは、アプリが示す生理予想日を過ぎると、「妊娠かな？　それとも体調不良かな」と不安になったものですが、データを解析して以降は、「今月は雨が多かったから生理が遅れるだろうな」という予測が立てられるため、無駄にハラハラすることがなくなりました。

最終的には、アプリが示す生理予想日よりも、降水量や気温に基づいた独自の計算式で予測したほうがかなり高い確率で次の生理開始日を予測できるまでになりました。

そして、とうとう、待望の日がやってきたのです。気温が下がり、雨が少なくなってきた秋、自分の予測では遅れずに生理がくるはずだったのに、生理がきませんでした。これまで、自分の予測が一週間以上外れたことはありません。

居ても立ってもいられず、すぐに産婦人科へと足を運びました。そして、妊娠5週目という超初期に、妊娠を確認することができたのです。

それにしても、なぜ天気によって生理周期が変わったりするのでしょうか。生気象学を学び始めた私は、「自律神経」というキーワードに出会います。天気による不調は自律神経の乱れが原因というのです。天気の変化によって自律神経が乱れることで、ホルモンバランスに影響し、それが生理周期の乱れに繋がっているのではないだろうか。

そのヒントになる出来事が起きたのは出産後です。

私が低気圧女子であるゆえんは、古傷の痛みです。「雨が降ると古傷が痛む」と昔から言われるように、古傷は代表的な気象病です。日常生活にはまったく支障がないのですが、梅雨どきなど雨のシーズンになると、むかし陸上で傷めた右足の付け根がズキズキと痛み、ひどいときには歩くのが辛いほどの痛みになってしまうのです。

でも、痛みが軽いときもあれば重いときもあるのはなぜなのかは、長い間分かりませんでした。

その古傷の痛みですが、なんと妊娠中はまったく症状が出ることがありませんでした。体調も安定していて、自分が低気圧女子であるということすら、すっかり忘れていたくらいです。

ところが、古傷のことなどすっかり忘れ、初めての育児に夢中になっていたある雨の日、例のズキズキが復活したのです。それは、歩くのもやっとというほど強い痛みで、整形外科にでもかかろうかと考えていたのですが、翌日になってあっけなく理由が判明しました。生理が再開したのです。

つまり、私の古傷は生理前後に雨の日が重なると、悪化しているということに気が付いたのでした。

女性は生理周期によって自律神経やホルモンのバランスが変化します。痛みに過敏になっている時期に天気によるストレスがかかると、古傷などの気象病の症状が出やすくなるのではないでしょうか。また、自律神経とホルモンバランスが相互に影響し合っているのであれば、天気の変化によって生理周期が変化しても不思議ではありません。

「天気は自然現象だから、気象病はしかたがない」とあきらめてしまっているなら、それは間違い！

天気予報の精度は年々上がってきているし、自律神経も自分の心がけ次第でトータルパワーを上げていけることが自律神経研究の第一人者である小林弘幸先生のおかげで理解できました。

本書を読めば、人によっては低気圧女子を完全に卒業できるでしょうし、重度の低気圧女子から片足を抜くくらいは多くの人が成し遂げられるのではないかと思っています。

天気にふりまわされない体を一緒に手に入れましょう。

ホルモンバランス×雨の天気日記

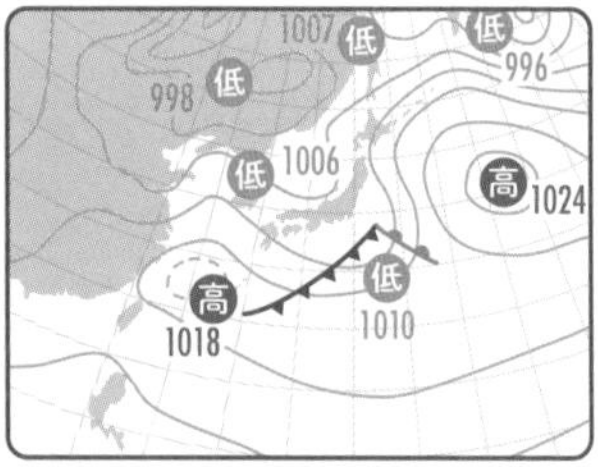

5月10日 雨

気圧	1010hPa（5hPa↓）
最高気温	17.9℃（4.0℃↓）

1日雨。珍しく頭痛が。お客様との打ち合わせでは集中力を保つのに必死。寝不足のせいかな……。

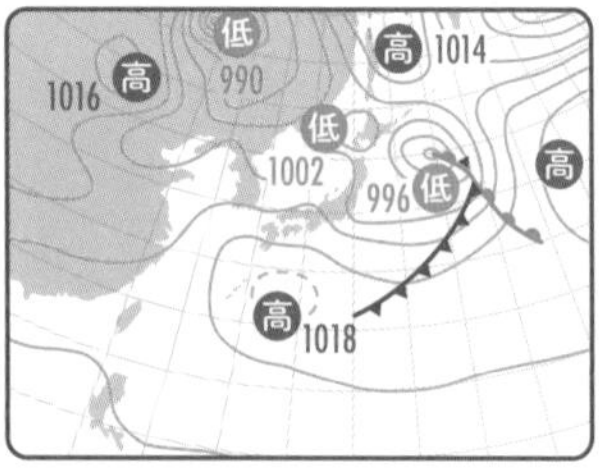

5月11日 晴れ

気圧	1005hPa（5hPa↓）
最高気温	27.4℃（9.5℃↑）

朝から晴れ。頭痛もスッキリ解消！と思ったら産後2年半ぶりの生理が！

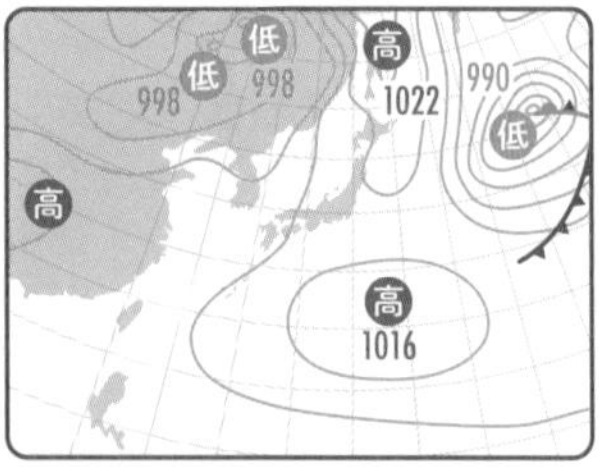

5月12日 くもりのち雨

気圧	1011hPa（6hPa↑）
最高気温	28.3℃（0.9℃↑）

生理2日目。2年半ぶりの生理はかなり重くてツライ。

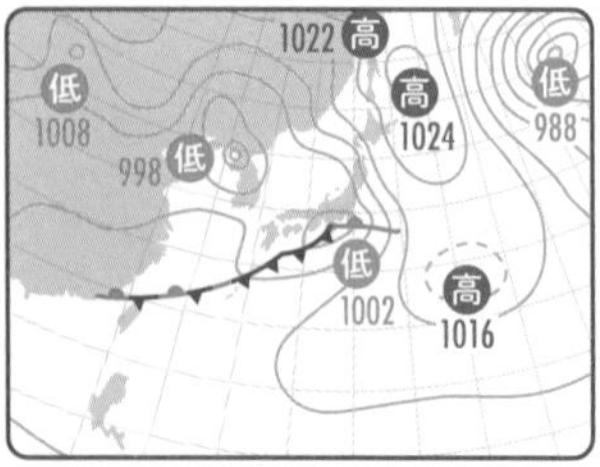

5月13日 雨

気圧	1007hPa（4hPa↓）
最高気温	20.1℃（8.2℃↓）

生理3日目。朝、脚のつけ根が激痛で歩けず。午後に向けてやわらぐも夜は再び強い痛み。

沖縄・奄美地方が梅雨入り。

2017年の5月の実際の気象データと私自身の体調の変化を記録してみました。私の場合、生理周期によってホルモンバランスが乱れることで、低気圧の影響を強く受けるようです。

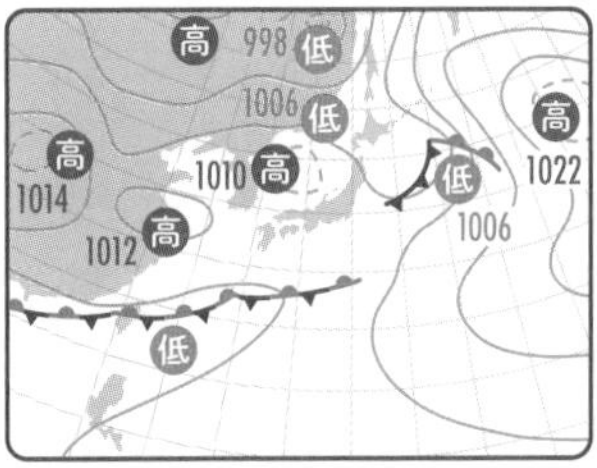

5月16日 くもり時々晴れ
気圧 1006hPa（2hPa↓）
最高気温 23.4℃（0.8℃↑）

生理6日目、久しぶりの日差し。痛みはほとんど解消！

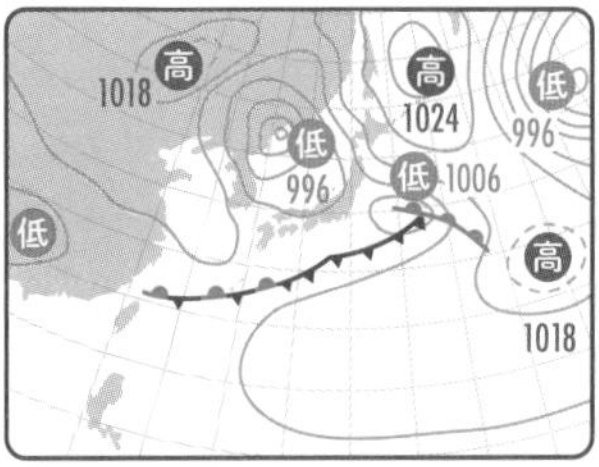

5月14日 くもり
気圧 1008hPa（1hPa↑）
最高気温 20.4℃（0.3℃↑）

生理4日目、脚のつけ根の痛みが続く。朝晩は何かにつかまらないと歩けないくらい。曇天と肌寒さが続く。

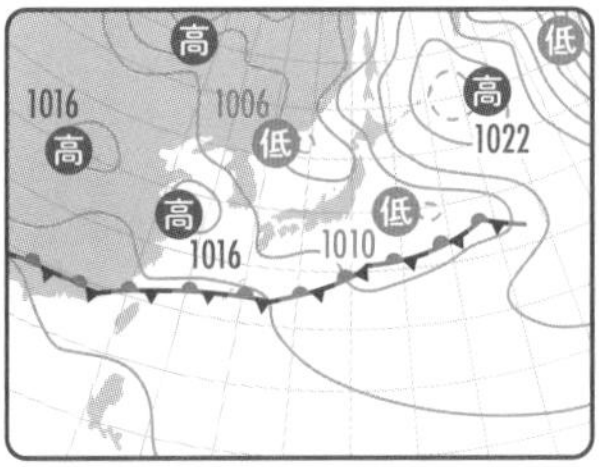

5月15日 くもり
気圧 1008hPa（-）
最高気温 22.6℃（2.2℃↑）

生理5日目、生理は終盤なのに、朝晩を中心に脚のつけ根の痛みが続く。
曇天で肌寒い。

その後、雨が降っても
痛みは出なかった。
生理×雨の組み合わせが、
頭痛や古傷の痛みを
起こしていたことを実感。

1章

お天気と自律神経の関係

暑ければ汗をかき、寒ければぶるぶる震え、
体はけなげに体温調節をがんばります。
このけなげな働き者「自律神経」こそが
お天気による体調不良を引き起こす真犯人。
どうして雨が降ると頭が痛くなるの？
なぜ季節の変わり目に落ち込むの？
お天気と自律神経と体の関係を
と～ってもわかりやすくお伝えします！

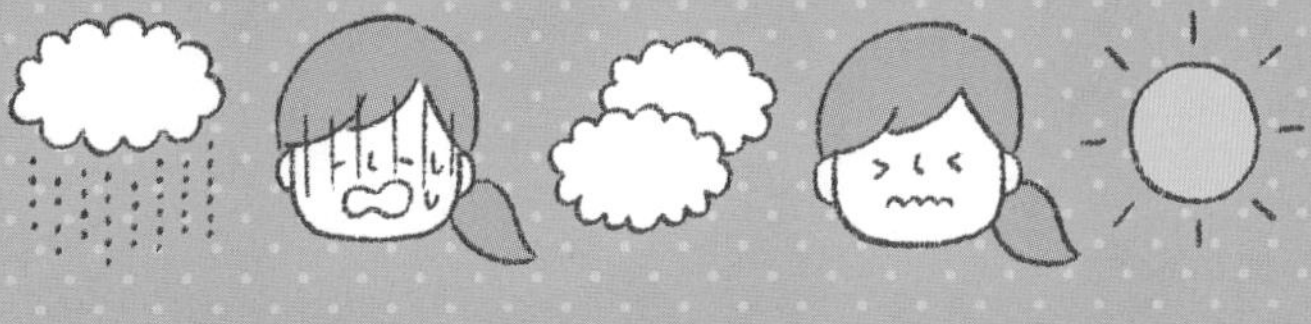

低気圧がきても平気な日とそうじゃない日がある

「頭が痛くなるのは、決まって低気圧の日ばかり」

気象病や天気痛が一般的になってきた今、低気圧不調に関するこんな会話もよく聞かれるようになりました。

でも、ちょっと待って！

日本の上空を通過する低気圧の数は、なんと、年間およそ100個！ 単純計算で、3〜4日に1回は低気圧がくることになるけれど、そのたびに頭が痛くなったり、体調を崩したり……しないですよね？

では、なぜ、低気圧がきても平気な日とそうじゃない日があるのでしょう。

その答えは、自律神経が影響しているからです。

低気圧にはパラパラッと弱い雨を降らせて通りすぎるものから、バケツをひっくり返したような大雨を降らせるものまでさまざまあります。

体調を悪くさせる要素のひとつは、間違いなく低気圧の強弱なのですが、大雨の日でも案外動けるし気分も落ち込まない、そんな日があるのも事実。

体調が悪くなる日を深掘りしていくと、大雨で肌寒い日とか、シトシト雨が降り続いてじめっと湿度の高い日など、自分が苦手とする天気には、気圧だけではなく気温や湿度も大いに関係しているのです。

しかし、それでもまだ不十分。苦手とする天気の日でも、やっぱり、ひどく体調を崩す日とそうでない日があるはず。

そこで登場するのが、自律神経です。

後ほど詳しく説明しますが、自律神経は体の機能が正常に働くように365日休みなく働いています。

しかし、強いストレスを受けたときなどにバランスを崩し、急な変化に対応できなくなることも。人間関係や環境の変化、急激な天気の変化、寒暖差も、自律神経にとっては強いストレスにあたります。

つまり、天気［季節、気圧、気温、湿度］と自律神経のバランスの掛け算で、

低気圧不調の有無や強弱が変わってくるのです。

ここで注目したいのが、天気は変えられないけれど、自律神経の働きは自分の心がけ次第で変えられるという点です。

自律神経の働きをよくすることができれば、天気などの変化に打たれ強い体を手に入れ、低気圧による不調を最小限に抑えられる可能性がとても高いのです。

自律神経を整えることが、健康につながり、健康な体=低気圧不調に悩まされない体につながる、というわけです。

そこで、低気圧不調から脱却する鍵を握る自律神経について、もう少し詳しく説明していくことにしましょう。

なぜ、私たちは天気によって体調を崩してしまうのか

低気圧不調を招く最大の原因は、気温と気圧の急激な変化です。

私たちの体には、気温が上昇しようが南の海上で台風が発達しようが、天候の変化に左右されることなく、体内の環境を一定に保とうとする力（＝ホメオスタシス）が備わっています。

このホメオスタシスの管理人こそが、自律神経です。

夏でも冬でも、気温に関係なく、体温は約36度に保たれていますよね。

これこそが、自律神経の働きです。

暑い夏は汗をいっぱいかいて、体から熱を逃すことで体温を約36度に保ち、

寒い冬には血管をギュッと収縮させて、体から熱を逃さないようにして、平熱を保ってくれています。

つまり、気温の変化が大きい日ほど、自律神経はがんばって働いているというわけです。

同様に、気圧の変化にも、体は無意識下で対応しています。

気圧について説明すると、気圧とは空気の重さによって押される力（圧力）のこと。

日常生活で意識することはほとんどありませんが、私たちの体は常に、約15トンもの圧力を受けています。

この圧力をただ受けているだけでは体はぺしゃんこにつぶれてしまうので、外側からかかっている圧力と同じだけの力で、体の内側から押し返しています。

低気圧が接近すると、外側からかかる気圧は下がります。

すると、外の環境に呼応するように、内側から押し返す力も下がります。

もし、外側と内側の圧力のバランスが崩れたとしたら、その都度、人間の体は

自律神経は圧力の調整も担っている

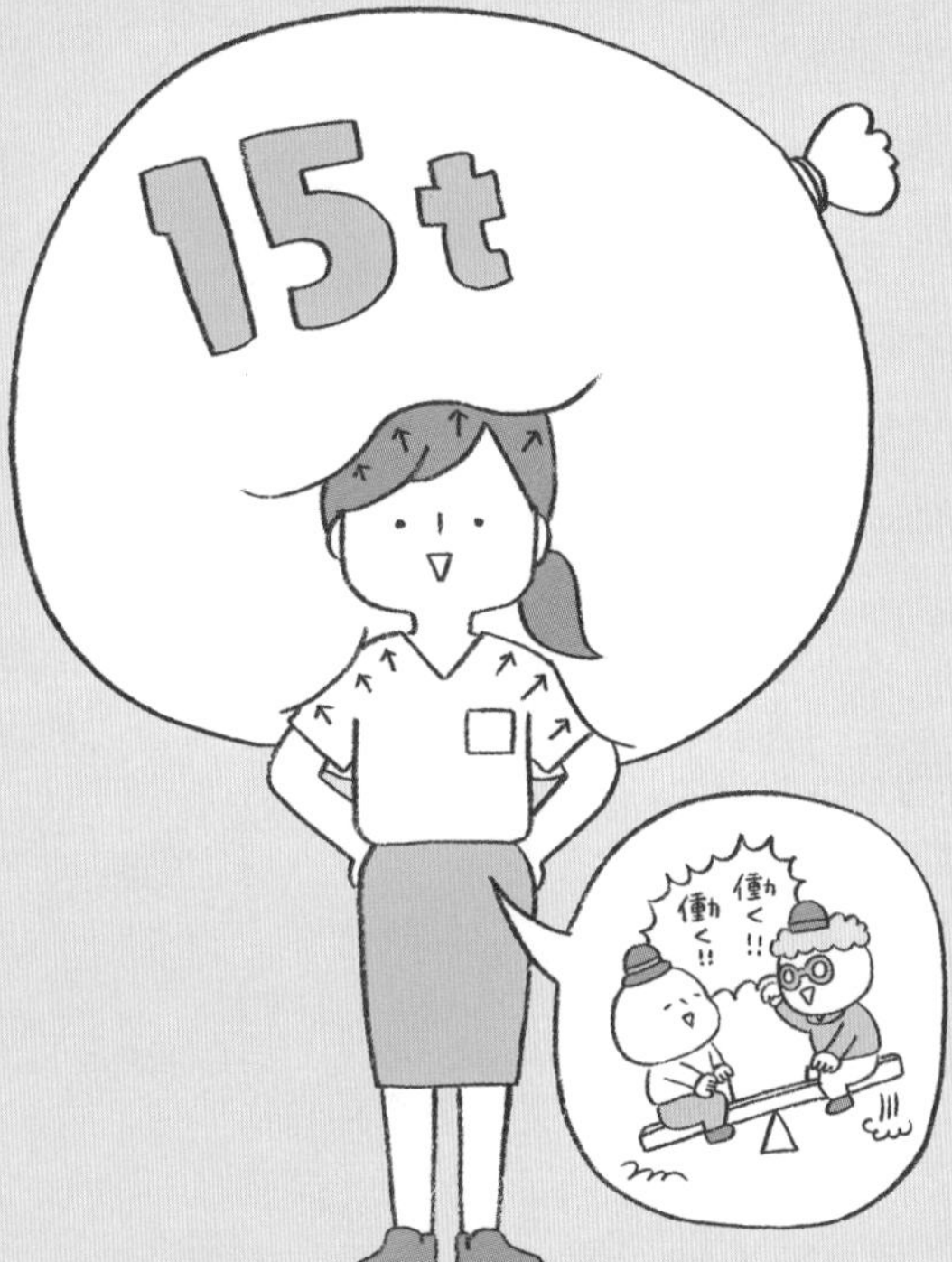

外側からの圧力は約 15 トン！　自律神経は交感神経と副交感神経のバランスを調整して、体がぺしゃんこにならないように、常に内側から押し返している。

しぼんだり膨らんだりすることでしょう。そうならないのは、ホメオスタシスの働きによるもの。これも、自律神経が圧力の調整を担っているからなのです。

気温や気圧が緩やかに変化している間は、自律神経も余裕を持って対応できます。

しかし、日中の麗らかな春の陽気から一転、夜には10度以上も気温が下がって急激に冷え込むような日や、ゲリラ豪雨のように急に強い雨が降ったとき、気温と気圧は急激に変化します。これが、要注意！

血糖値が乱高下を繰り返すと血管にダメージを与えたり、急上昇と急降下が繰り返されるとインスリンの働きが悪くなって糖尿病になったりすることはよく知られていますよね。

同じように自律神経も乱高下がとっても苦手。

気圧や気温の変化があまりにも急激だと自律神経の働きが追いつかず、それでもどうにか対応しようとがんばって働き続けている間に疲弊してしまい、最終的には体内を一定に保つ調整力もダウンしてしまいます。

その結果、頭痛やだるさなどの不調が低気圧女子&男子たちを悩ませることになるのです！

思い返してみてください。

雲ひとつない青い空が広がる秋晴れの一日。暑すぎず、寒すぎず。屋外でも屋内でも快適に過ごせるような日は、気温や気圧の変化が少ないので自律神経の働きが安定し、心身ともに健やかに過ごせるはずです。

さらにいうと、青空の清々しさや肌に当たる心地よい風もまた、自律神経の働きを底上げしてくれるので、より一層、快適に過ごせるのです。

自律神経は、五感からの影響を強く受けます。

雨の日に体調を崩しやすいのは、低気圧のせいだけではなく、肌にまとわりつく湿気や不快感、濡れた靴から伝わってくる冷たい感触などがストレスとなり交感神経を過度に働かせてしまうから、という側面があることを覚えておきましょう。

視覚・聴覚・嗅覚・味覚・触覚。

五感で受け取った感覚が心地よければ副交感神経が引き上げられ、自律神経のバランスは整いやすくなります。

天気を味方につけるということは、自律神経がよく働く状況を作るということとイコール。

その日の天気によって、いかに五感を不快にさせないか。その視点を持つだけでも低気圧不調を遠ざけることができることでしょう。

気温や気圧によって自律神経は働きを変える

自律神経は、

・体温
・呼吸
・発汗
・血圧
・血流
・消化
・排泄
・免疫

・代謝

をコントロールしています。

すべて、健康を保ち、生命を維持していくのに欠かせない機能ばかり。

自律神経は〝生命のライフライン〟です。

「心臓を止めてみて」

「血液の流れをゆっくりにして」

こう言われて対応できる人がいないように、自律神経は〝自分の意思とは無関係〟に働いています。

自分自身の体でありながら、自律神経の働きをコントロールするスイッチを私たちは持ち合わせていません。

しかし、最近の研究では、呼吸や動作などからの働きかけによって、自律神経の働きをよりよくしていくことが可能だとわかってきました。

自律神経には2種類あります。

交感神経は、アクティブモード担当。車にたとえるならアクセルの役割。
副交感神経は、リラックスモード担当。車にたとえるならブレーキの役割。

朝、目覚めたら交感神経を働かせて活動モードに入り、夜は副交感神経の働きで眠くなる。まずは、そんなイメージです。

自律神経の働きは、よくシーソーのようにたとえられますが、どちらか一方が働いているとき、もう一方が完全に休んでいるということではありません。

日中の活動をメインで支えているのは交感神経ですが、集中や過度な緊張が続くと、人は自然にため息をつきます。
「ふぅ～っ」と長く息を吐くことにより、副交感神経の働きがよくなり、行きすぎた緊張を緩めることができます。

反対に、昼休みになって食後のコーヒーでも飲みながらリラックスしているときに、緊急の電話連絡が入ったとしましょう。すると、それまでの副交感神経優位モードから交感神経優位モードへと切り替わり、シャキッと頭を働かせることができるようになるのです。

気温や気圧も一日の中で変化します。当然ながらその変化にも自律神経は対応しています。

たとえば、猛暑日のような夏の一日。夜通しつけていたエアコンのおかげで部屋は快適な温度に保たれています。

しかし、家を一歩出ればそこは灼熱。家との温度差を感じた体は副交感神経を優位に働かせ、体の内側に熱がこもらないようにするために心臓の動きをゆっくりにして発熱を抑え、暑くなりすぎると交感神経が働いて発汗を促します。

そして、冷房の効いた電車に乗ると、交感神経の働きによって血管を収縮させて熱を逃がさないようにし、滝のように出ていた汗がおさまってきます。

満員電車で隣り合わせた人の肘が運悪く自分の背中をグイグイ押して痛い、などという不快な目にあうと交感神経が働きすぎてしまってイライラを募らせる……なんていうこともあるかもしれません。

このように、今いる場所の暑さや寒さ、快・不快、環境などに合わせて自律神経は交感神経と副交感神経を自動的に切り替えて対応しています。

一日の中の大きな動きとしては、太陽が昇る時間帯には交感神経が優位に働き、日が沈んでからは副交感神経が優位に働きますが、その中でも、目の前で起きている出来事や感情によって交感神経と副交感神経が自然と切り替わりながら一日を過ごしているのです。

交感神経と副交感神経の働き

交感神経	特徴	副交感神経
アクティブモード	特徴	リラックスモード
●体に必要なエネルギーをつくる ●体全体に血液を送る	働き	●睡眠中などに成長ホルモンをつくる ●腸の蠕動《ぜんどう》運動を促す
起床後から日中、体をアクティブモードにする	活発に働く時間帯	夕方から夜、体をリラックスモードにする
●秋から冬によく働く ●寒くなると鳥肌や血管の収縮で熱が逃げないようにしたり、心臓を動かし熱を作り出す ●暑くなりすぎたとき発汗を促す ●高気圧に覆われ晴れた日に活発に働く	活発に働く季節や天候	●春から夏によく働く ●暖かくなると心臓の動きをゆっくりにして体内の発熱を抑える ●低気圧が近づき朝からくもりや雨の日に活発に働く

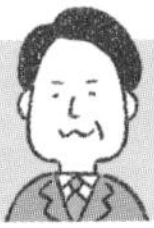

気圧が安定して暖かく過ごしやすい日は、
自律神経のバランスも整いやすいです。

1日の自律神経の変化

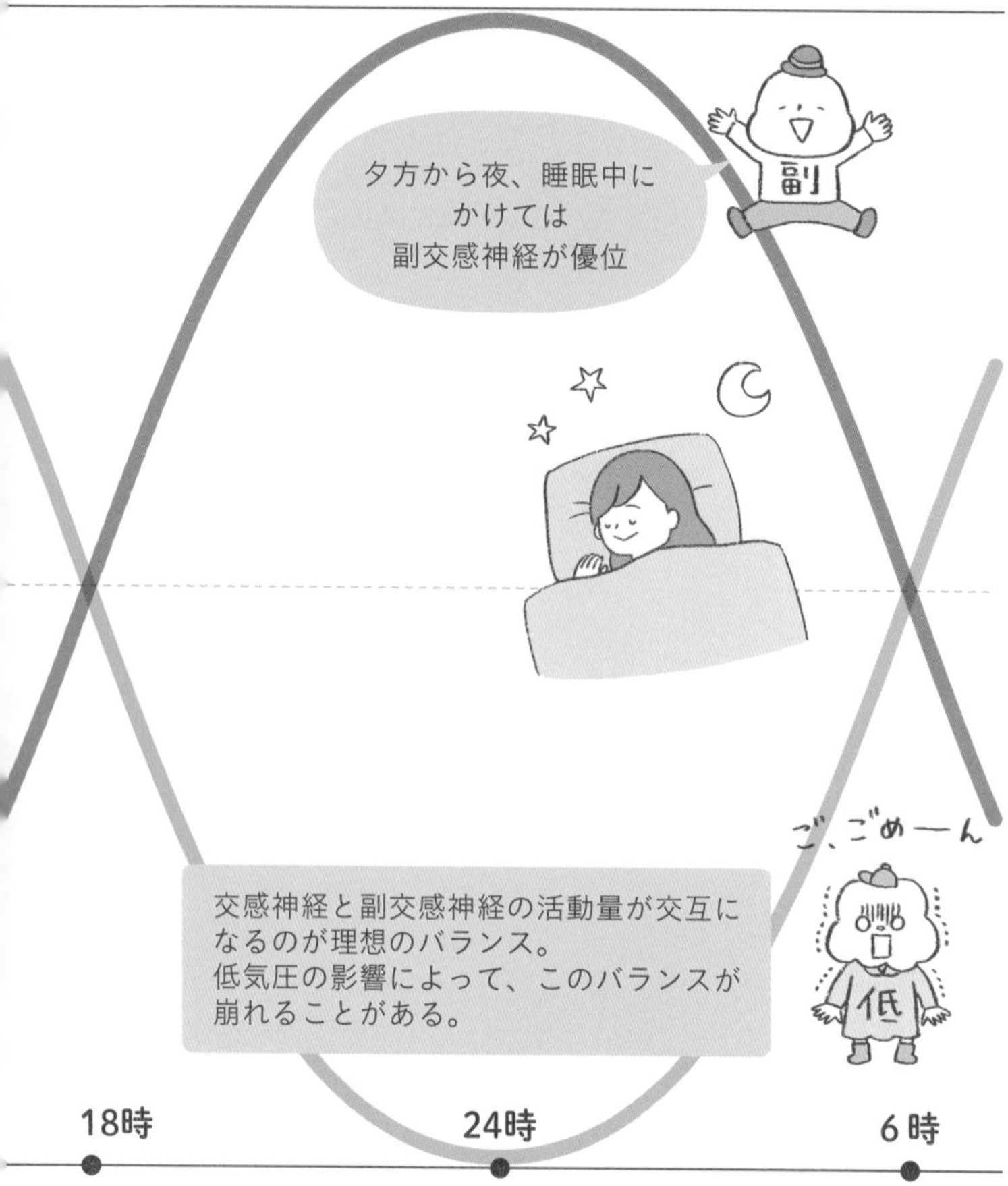
夕方から夜、睡眠中に
かけては
副交感神経が優位
副
ご、ごめーん
低
交感神経と副交感神経の活動量が交互になるのが理想のバランス。
低気圧の影響によって、このバランスが崩れることがある。
18時
24時
6時

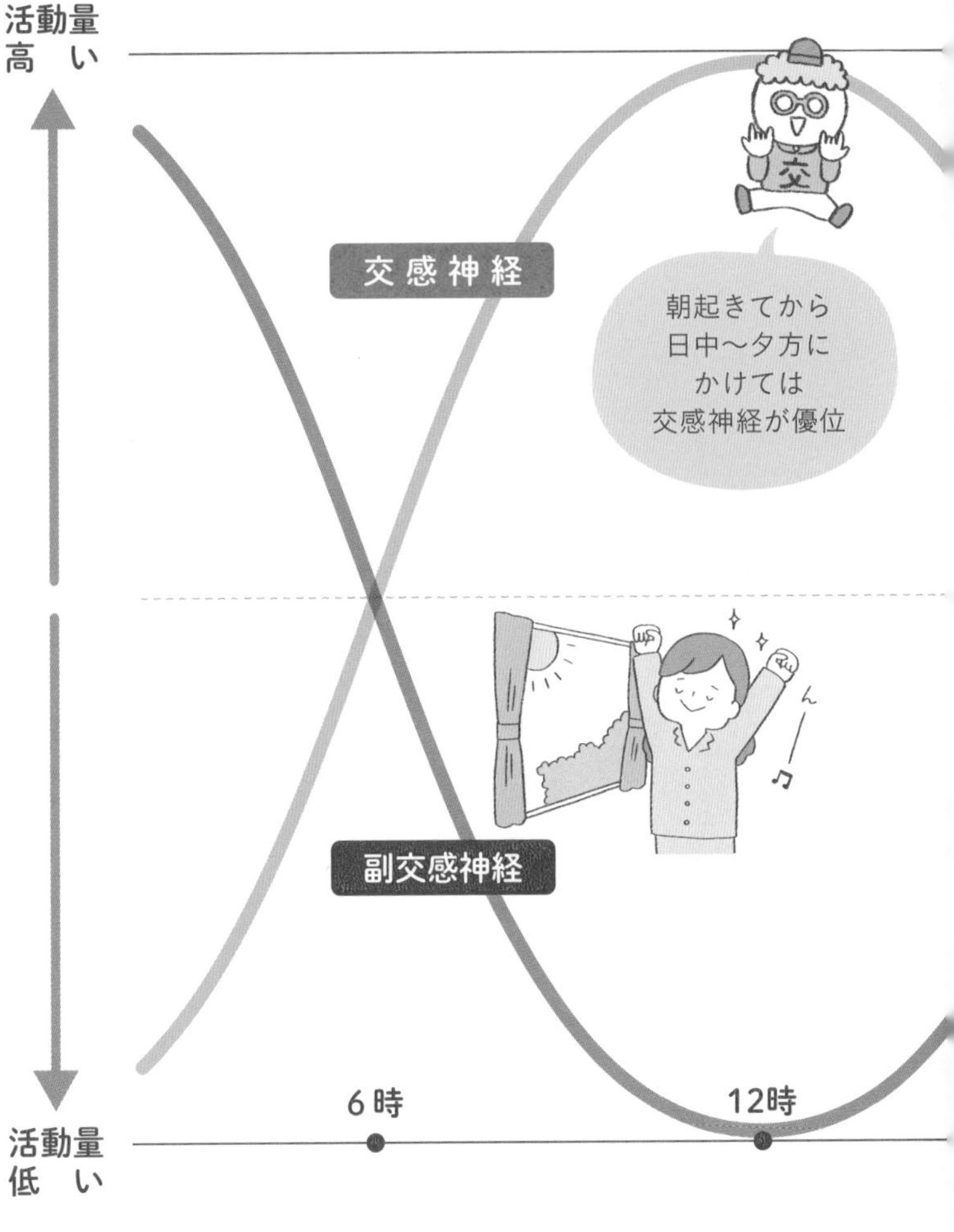

活動量
高い
交
交感神経
朝起きてから
日中〜夕方に
かけては
交感神経が優位
ん――♪
副交感神経
6時
12時
活動量
低い

季節によっても自律神経の働きは変化する

66ページのグラフにあるように、暑さ寒さと密接に関係している自律神経は、季節によってもその働き方が変化します。


春から夏までは、副交感神経が優位。

気温が上昇する季節は、体内の発熱を抑える必要があるため、心臓の動きをゆっくりにさせる副交感神経が働きます。

秋から冬までは、交感神経が優位。

寒い季節は、体内から熱が逃げないように血管を収縮させたり、心臓の動きを早めて熱を作り出すために交感神経が働きます。

季節と自律神経の働きだけを見ると、「夏は活動的になって気分も上がるのに、リラックスモードの副交感神経が優位なの？」と感じるかもしれません。夏に活動的になるその理由は、気圧と気温の安定、そして、わくわくする予定にあります。

夏はゲリラ豪雨をのぞけば、上空を高気圧が覆っていて気圧は安定していま す。気温が高くて一日をアクティブに過ごすとヘトヘトにはなりますが、朝晩の寒暖差が激しいということもありません。

変化が苦手な自律神経にとって、気圧と気温の変化が少ない夏は、自律神経が安定しやすく、トータルパワーが高まることによって活動的になれるのです。

ただし、夏を活動的に過ごしすぎて自分を労ることを忘れてしまうと、秋以降にその反動がやってきます。**季節の特徴を知り、次の季節のために早め早めに準備していくことが、大きく体調を崩すことなく、1年を通して元気でいるための秘訣**ということを覚えておきましょう。

天気が安定しない季節の変わり目は自律神経が疲弊しがち

冬から春へ、暖かくなるのが待ち遠しいのに、毎年なんだか体調を崩しがち。

夏から秋へ、暑さがやわらいで体はラクなはずなのに、気分が落ち込む。

季節が移り変わる時期に限って、風邪をひいたり、眠りが浅くなって疲れが抜けなかったり、気分が安定しなかったりでモヤモヤ、イライラ……。


「今日から夏です！」と宣言でもしてくれれば救われる人はたくさんいるのに、実際はそうではありませんよね。

季節は暑い日と寒い日、あるいは、晴れと雨を繰り返しながら徐々に移り変わっていきます。

気温とストレスで自律神経はお疲れ気味

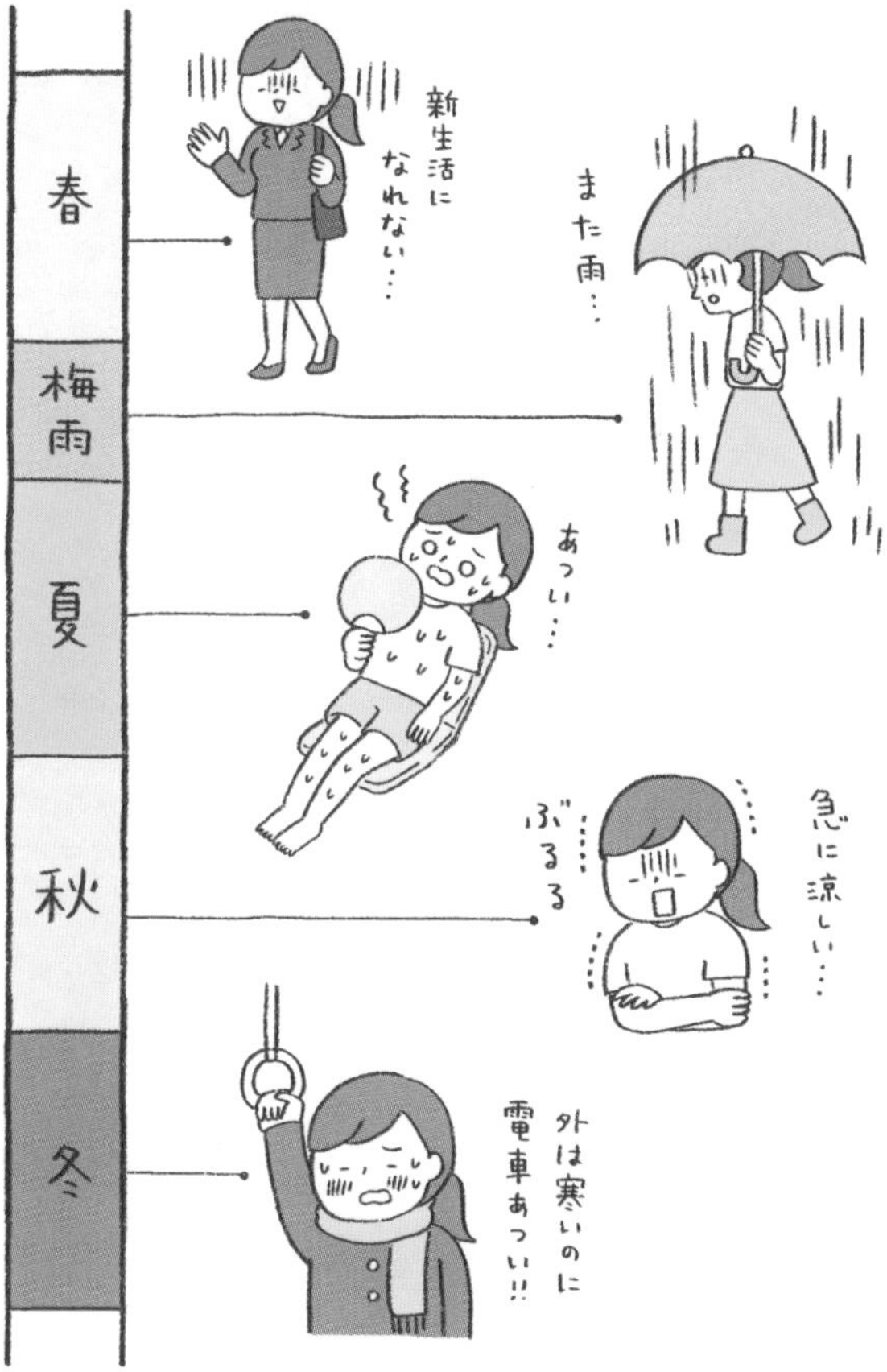

1年間の天気と自律神経の変化

季節によっても交感神経と副交感神経の活動量は変化します。春、夏は副交感神経が優位。秋、冬は交感神経が優位というバランスです。ただ、季節の変わり目や天気によって、この自律神経が崩れがちになります。

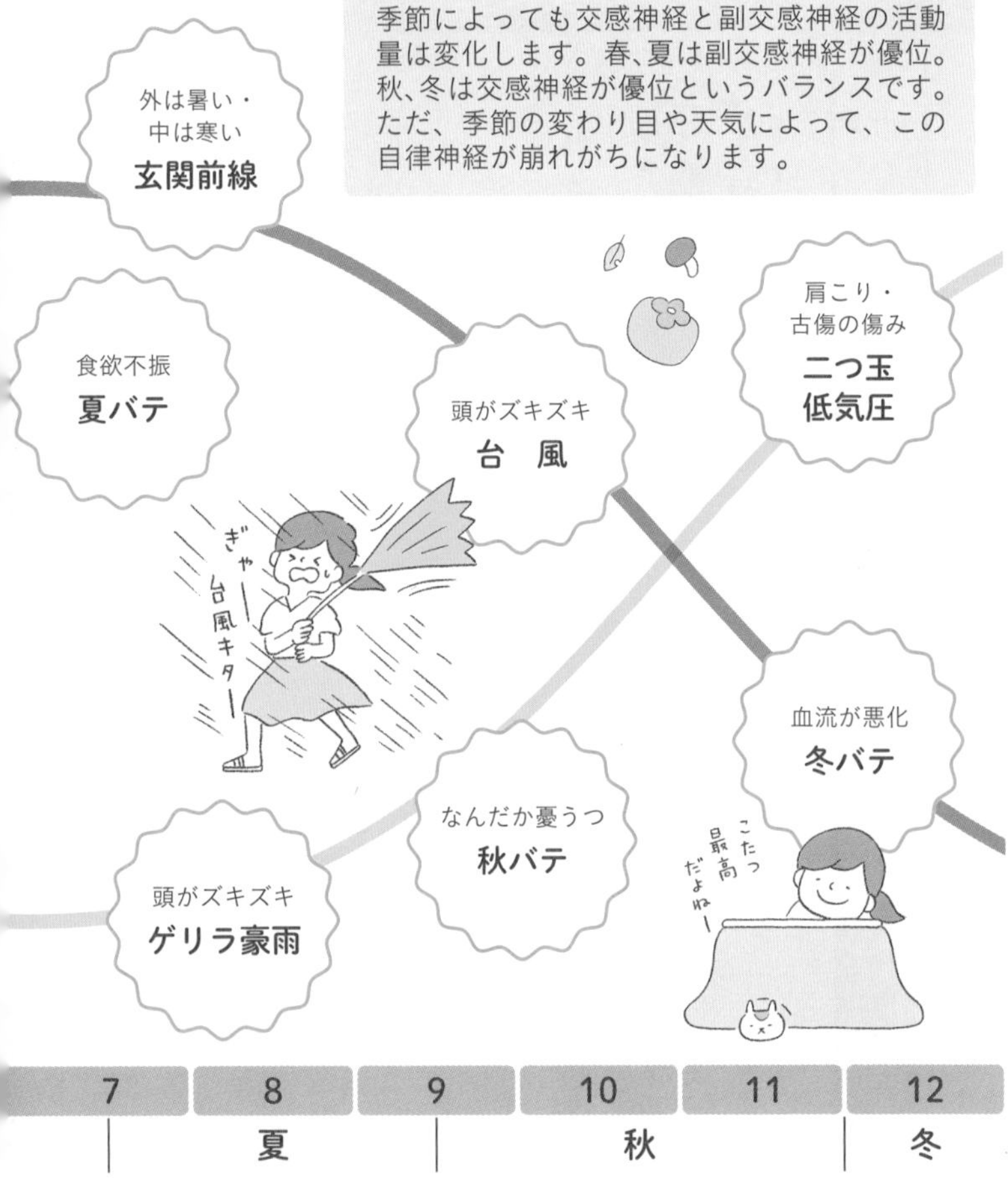

低気圧は
1年に100回
やってくるー
低
外は寒い・
中は暑い
玄関前線
ぽか
ぽか
交感神経
HOT
気圧の変化と
寒さのWパンチ
南岸低気圧
副交感神経
気温と気圧が
激しく変化
三寒四温
むくみ・
眠気・疲労
梅雨バテ
1
2
3
4
5
6
冬
春
梅雨

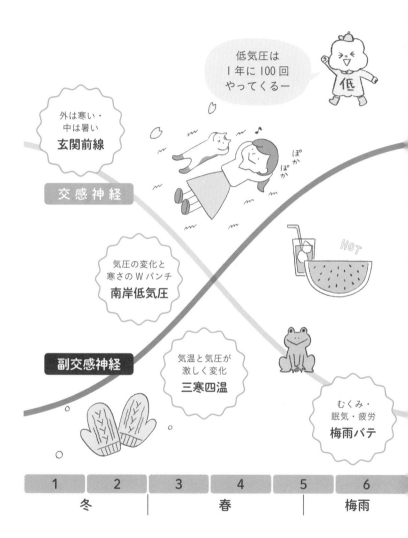

冬から春など、異なる季節の空気と空気がせめぎ合うところには「停滞前線」が発生します。その名の通り、停滞して動かず地上に雨を降らせ、季節の変わり目に天気をぐずつかせます。

このぐずつく天気には名前があって、春から夏へと季節が移り変わるときの「梅雨」、夏から秋への「秋霖《しゅうりん》」、秋から冬への「山茶花《さざんか》梅雨」、冬から春への「菜種梅雨」と、季節にちなんだネーミングになっています。

日本の四季は、大小の梅雨によってつながれている。だから、季節の変わり目には体調が安定しにくいのです。

自律神経にとっては、季節の変わり目により多くの労働を強いられることになり、いってみれば疲弊した状態に陥ります。

その結果、自律神経のトータルパワーが低くなったりバランスが崩れたりして、頭痛、肩こり、便秘など、病院へ行っても診断のつかない不調、いわゆる不定愁訴が出やすくなってしまいます。

〝次の季節に体を馴染ませている間〟が低気圧女子と男子はとても苦手。

その理由のもうひとつが、自律神経とも深く関わっている「基礎代謝」です。基礎代謝とは、生命を維持するために、体を休めているときにも心臓を動かし、体温を維持するのに必要なエネルギーのこと。

この基礎代謝も年間を通して一定ではなく、自律神経の働きとともに季節によって変化します。

外気温の高い春から夏は、体温維持のために生み出すエネルギー（熱）が少なくてすみ、リラックスモードである副交感神経の働きによって体全体の活動量が抑えられているため、基礎代謝は低くなります。

寒くなる秋から冬は体温を一定にキープするために、体内でたくさんのエネルギーを生み出す必要があり、アクティブモードである交感神経が強く働くことで基礎代謝は高くなります。

自分では意識することのない基礎代謝ですが、実は、体感として誰もが感じ取っています。

基礎代謝の低い夏では、20度という気温は、少し涼しく感じます。

基礎代謝の高い冬では、20度といったら、かなり暖かく感じます。

同じ気温でも感じ方に差があるのは、基礎代謝の違いによるものだったのです。

そして、この基礎代謝の季節による違いが冬から春、夏から秋へ季節が移り変わるとき、私たちを悩ませます。

たとえば、冬の間は交感神経の働きで体の熱を逃がさないようにしつつ、基礎代謝を高めてエネルギーを生み出しています。

でも、2月のある日、「春一番」とともに日中の気温が23度まで一気に上昇！冬対応の体は必死に暑さに対応しようと副交感神経をせっせと働かせますが、いかんせん基礎代謝が高いので、5月の20度は快適でも冬の20度超えはとても暑く感じ、コートの中は汗ばむほどです。

ところが一転。夜になるとひとケタまで気温は急降下。

ついさっきまで春がきたと思っていたのに、季節は真冬に逆戻り。

自律神経は大忙しで、対応に大わらわです。

こんなことが、季節が移り変わる間、何度も繰り返されます。

これ以上の説明をしなくても、体が悲鳴を上げている様子が目に浮かびますね。

季節が夏から秋、秋から冬へと向かうときにも、体の内側では同じようなことが起こっていますが、どちらかというと、春から夏へ、寒さから暑さへと体を馴染ませている時期のほうが不調を感じる人が多いようです。

これには、自律神経の特性が関連していると考えることもできます。

自律神経とひと言で表現していますが、実は、交感神経と副交感神経で働きが違うだけではなく、体の中でも異なるルートで働いています。

交感神経は、脊髄《せきずい》の末端にある胸髄《きょうずい》（胸のあたり）や腰髄《ようずい》（腰のあたり）か

ら出ていて、体が危険を察知したときなどには素早く反応します。対する副交感神経は主に脳の中枢から出ていて、じわじわと時間をかけて反応します。

一瞬にして緊張することはあっても、一瞬でリラックスはできませんね。マッサージでもアロマの香りでも、あぁ心地よいなと感じてからゆっくりと緊張がほぐれていくことからも、それぞれの働きがわかると思います。

先ほどの話に戻すと、春から夏は副交感神経の働きが高まりますが、季節が体に馴染むのにもじんわりと時間がかかり、これが体調を崩しやすい原因になっているとも考えられます。

また、副交感神経はその出発点やルートなどのために、五感からの刺激や感情による影響を受けやすいのですが、季節の変わり目にはそれぞれの梅雨があり、不快な感情を抱きがちです。

ポリヴェーガル理論という新しい自律神経の捉え方では、人との交流が減り、感情が動く機会が少ないと、自律神経の一種である腹側迷走神経の働きが落ちてしまうともいわれます。

季節の変わり目の梅雨の時期は、出歩く機会や人との約束が減ってしまうことで、副交感神経がうまく働かないということもまた、体調に影響を与えていると考えられます。

ここからは余談ですが、基礎代謝や自律神経の働きによって、食欲も影響を受けています。

秋から冬にかけて、体は交感神経の働きで心臓の動きを早め基礎代謝を高めているので、エネルギーのもととなる食べ物をたくさん必要とします。

だから「食欲の秋」は必然であって、おいしいものがたくさんある味覚の秋に食べるのを我慢するなんて、本当はしないほうがいいのです。

さらにいうと、基礎代謝の低い夏の間はさっぱりとカロリーの低い食べ物を好みますが、秋から冬はカロリーの高いものが食べたくなります。

たとえば、夏の冷やしうどんは、大根おろしにすだちを利かせてさっぱりいただくのに対し、冬は鍋焼きうどんのように味付けも濃いめでたくさんの具材が欲しくなります。

体のメカニズムから考えれば、冬は夏に比べてカロリーの高いものを食べても基礎代謝が高いので太りにくいといえます。頭で考えるより、本能に従ったほうが健康でいられそうですね。

低気圧がくると いつもより酸素が少ない状態になる

あるデータによれば、成人の3人に1人が低気圧不調に悩まされているとされ、天気によって体調に影響が出る人は日本国内に約1000万人いるといわれています。

台風などで低気圧が発生すると、SNSでは「#片頭痛」「#やる気出ない」「#低気圧のせい」などの言葉が飛び交います。

敵を制するためには、敵を知ることから。

低気圧不調で悩む私たちにとって、最重要キーワードである低気圧について、さらに掘り下げていきましょう。

山頂でパンパンに膨らんだお菓子の画像を見たことがないでしょうか。

あれこそが、まさに、低気圧のときに私たちの体に起こるむくみの正体です。

お菓子の袋も人間の体も、常に外側と内側の圧力を均等に保とうとします。

平地では圧力のバランスが取れていますが、山頂に近づくほど空気が薄くなり、圧力は弱ります（＝低気圧）。

袋の外側からかかる圧力が弱まった分、袋の中にあった空気を外に逃したいのですが、出口がないために袋はパンパンに膨らみます。

人間の体では、気圧が低くなると、細胞などに含まれる水分が外側へと向かうので、体がむくみます。


気圧とは空気の重さのこと。

低気圧のとき空気は薄くなります。

気圧が低いと体はむくむ

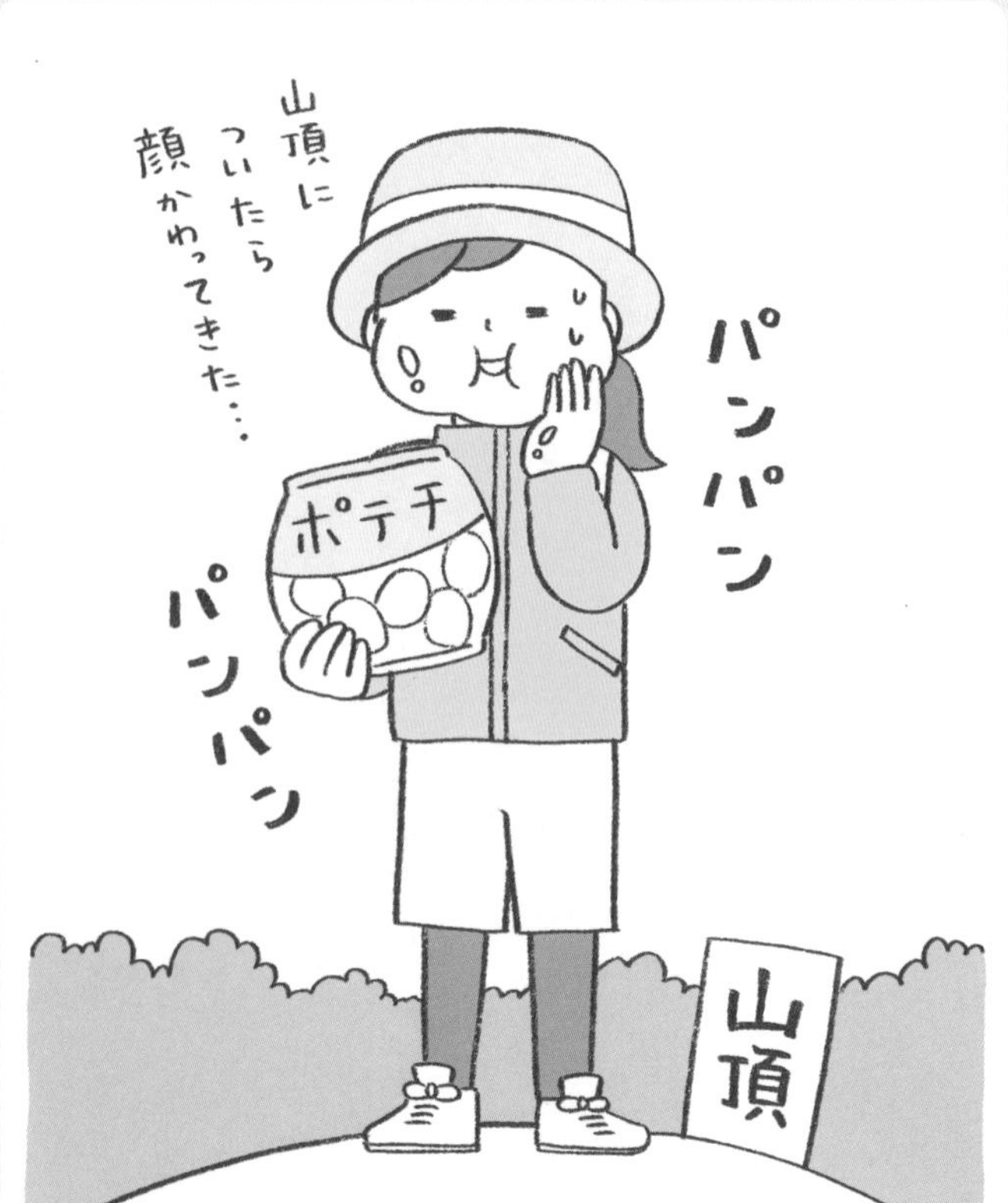
山頂についたら顔かわってきた…
パンパン
パンパン
ポテチ
山頂

酸素の少ない場所で活発に行動するのは危険と判断した体は、副交感神経を働かせ、体をリラックスモードへと導きます。

すると、なんだかやる気が起こらない、眠い、だるいなど、高山病にも似た症状に見舞われる人が出てきます。

最近の研究では、気圧の変化を耳の奥の内耳がキャッチすると一時的に交感神経が刺激され、頭痛や関節痛、古傷の痛みといった、痛み系の症状が現れることもわかってきています。

このように、低気圧女子のさまざまな不調の引き金となる低気圧ですが、なぜ、低気圧のときは雨や雪が降るのか知っていますか。

簡単に説明すると、

海水や地表の空気が暖められる

↓

暖かい空気は軽いので上へ向かう
↓
上昇気流が発生し、上空で冷やされ雲ができる
↓
雲の粒が大きくなり上昇気流が支えきれなくなると雨として降ってくる

ということが起こっています。

空気が上に移動すると、地表の空気量（酸素）が減り、気圧も下がります。
反対に高気圧は、上空の空気が下降気流によって下りてくるために空気の量が増えて気圧が上がります。

天気図を見れば、常にどこかに低気圧が存在しているようにも思えますが、低気圧女子が注目すべきは、H（High の略、高気圧）とL（Low の略、低気圧）をグルグル取り巻く等圧線の幅です。

台風の気圧変化のイメージ

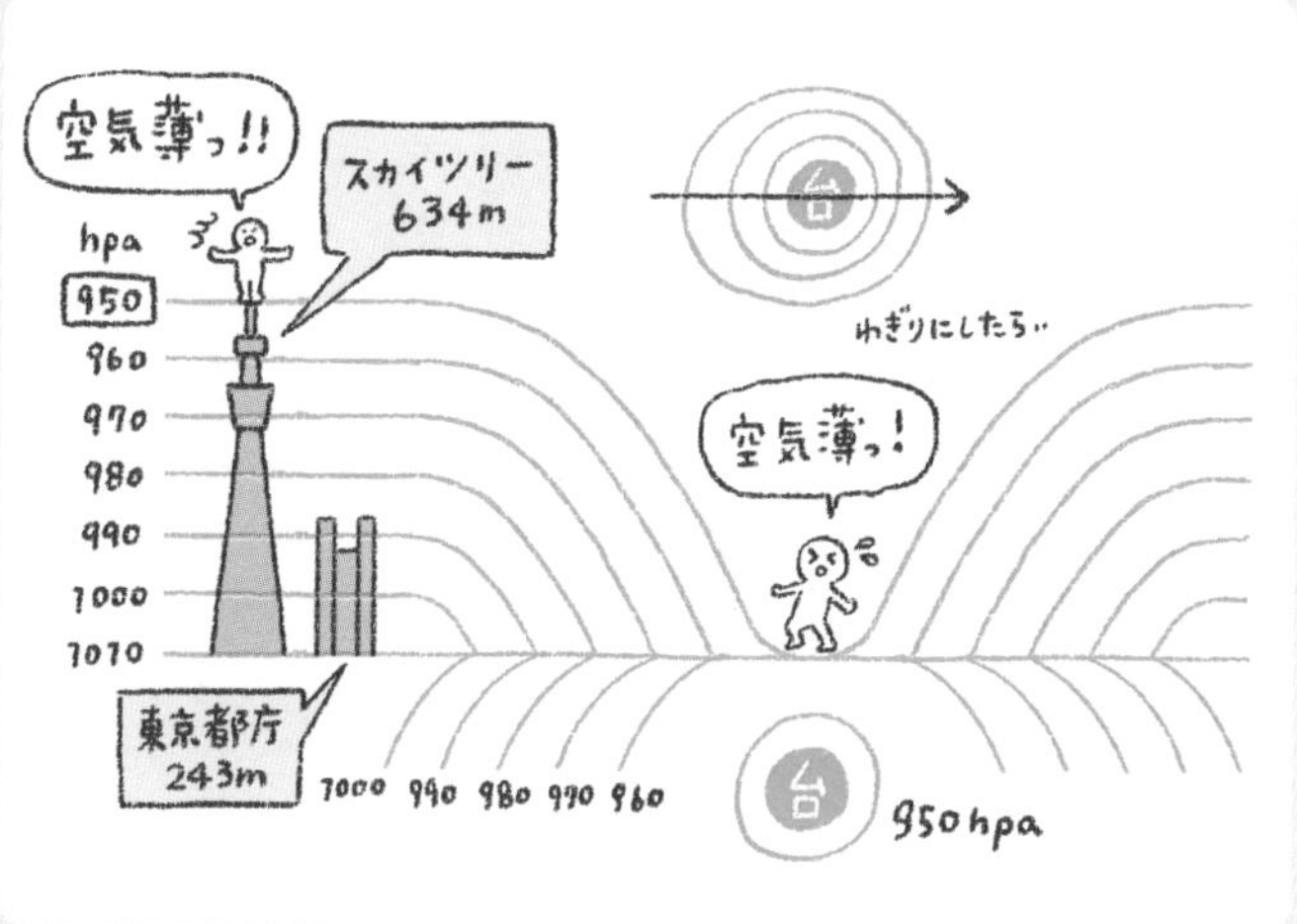

台風を輪切りしてみましょう。気圧が低くなるというのは、空気の薄い標高の高いところに行くのと同じです。中心気圧が950ヘクトパスカルの大型台風がやってきたとします。これは普段のスカイツリーの頂上に匹敵する気圧。つまり、台風がきた日は、短時間でスカイツリーの頂上に移動したのと同じことが起こっています。地上にいても、空気量が減り、気圧の変化の影響を受けるので、体調不良を起こしやすいのです。

等圧線の幅は気圧差の大小を表しています。

間隔が広いほど気圧差は緩やかで、風がおだやかになります。

反対に、等圧線の間隔が狭いときは気圧差が大きく、風が強く吹き荒れます。


等圧線を陸地に置き換えると、高気圧は山のような高い場所、低気圧は谷底のような低い場所といえます。

高気圧の等圧線は数も少なく緩やかなことがほとんどで、ピクニック気分で登れる小高い山がイメージ。

低気圧も等圧線が緩やかなら自力で這い上がれるくらいの谷ですが、グルグルの等圧線ともなれば、救助を必要とするほど深いすり鉢状の谷底にズドーンと突き落とされるくらいのインパクトがあります。


Lを囲むグルグルの等圧線。これが天気図に出現したら、要注意です！

高気圧と低気圧のイメージ

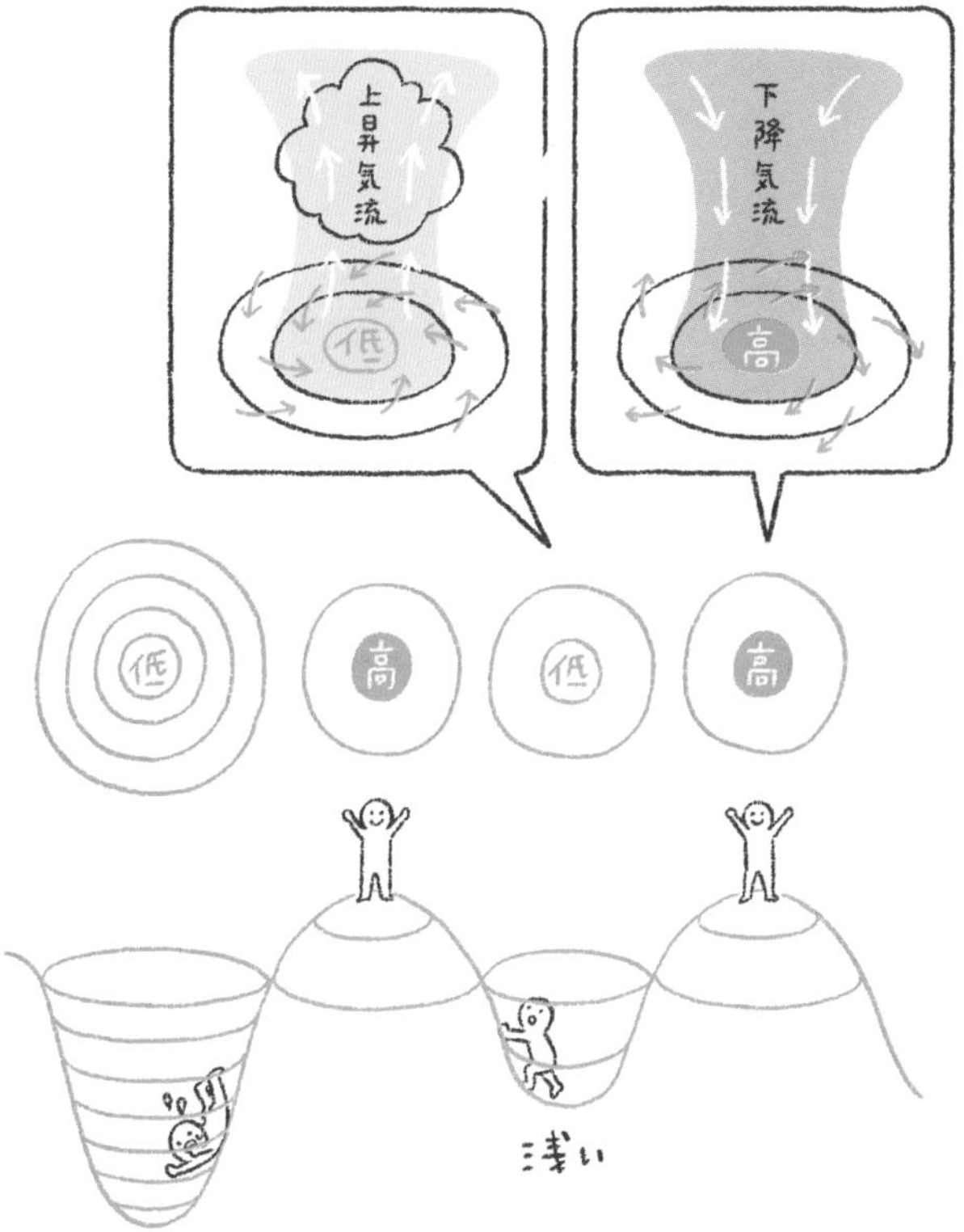

自律神経が乱れると血流が悪くなり不調が出る

自律神経が担っている働きのうち、もっとも重要なのが血流の調整です。体の隅々にまで質のいい血液が流れてこそ、真の意味で健康だといえるからです。

よく知られているように、血液は細胞に酸素や栄養素を運び、不要となった老廃物を回収するという大事な役割があります。**37兆個ともいわれる全身の細胞一つ一つに質のいい血液を届けるためには、自律神経の働きが安定していることが絶対条件。**

アクティブモードの交感神経がメインで働いているとき、血管は収縮します。

反対に、リラックスモードの副交感神経がメインで働いているとき、血管は拡張します。

血管は、収縮と拡張を繰り返すことでその柔軟性を保っています。

しかし、年齢とともに副交感神経の働きが弱ったり、常に緊張状態で交感神経ばかりが亢進したりすると、血管は収縮した状態が長くなり、結果、血液の流れが悪くなってしまいます。

さまざまな疾患や痛みの根本的原因は血流障害にあります。

血流が悪くなると、顔色がさえない、冷え性がひどくなる、代謝が滞って太りやすくなるなど美容的な悩みにも直結しますし、消化不良を起こしたり、寝ても疲れが抜けなかったり、肩こりや頭痛などが重症化したりするといった不調にも見舞われてしまいます。

血流のよい状態では体のさまざまな機能が正常に働きやすくなるため、自律神経の負担が減るといったメリットもあります。

低気圧頭痛はどうして起きる？どうやったら治る？

慢性頭痛に悩む人は全国におよそ4000万人。
30代女性の5人に1人が片頭痛持ち。
片頭痛で悩む人は男性より女性のほうが3倍以上も多い。

さまざまなデータが示す通り、頭痛に悩む女性はかなりの数にのぼります。
世代別で見ると、20〜40代の女性に頭痛持ちが多いというデータもあります。

頭痛には大きく分けて、「片頭痛」と「緊張型頭痛」の2種類があります。
こめかみや側頭部が脈打つようにズキズキと痛むのが片頭痛。

頭頂部をベルトで締めつけられるようにキリキリと痛むのが緊張型頭痛の特徴です。

片頭痛にしろ緊張型頭痛にしろ、その痛みの原因は血流障害にあります。**鍵を握るのは血液循環で、血液循環をコントロールするのが自律神経です。**

片頭痛は低気圧不調の代表的な症状であり、最近では、「低気圧頭痛」という言葉も普通に使われるようになりました。

低気圧頭痛は、副交感神経が優位になり血管が拡張しているときに起こります。

血管が開いているなら、血液もドバドバ流れて血流はよくなりそうなのになぜ？　と思うかもしれませんね。

でも、くもりや雨の日はさまざまな理由によって血管が開きっぱなしになると、それはそれで血液の流れが悪くなり、頭痛の引き金になってしまうのです。

低気圧頭痛の原因はいくつか考えられますが、最初に低気圧の影響から考えていきましょう。

そもそも、低気圧の接近中や雨が降っているときは、空気中の水分が多く、発汗しにくくなります。すると水分代謝がうまくいかない、いわゆる水はけの悪い状態になります。

水分代謝がうまくいかない＝血液がうまく流れていないということ。

雨の日は、副交感神経の働きや体内に溜まった余分な水分によって、血管は拡張しているのに血液循環が悪くなるのは、そこを流れる血液がドロドロになってしまっているから。

川幅は十分にあるけれど、流れはゆるゆるとしているドブ川のようなイメージです。

なぜドブ川になってしまうかというと、くもりや雨の日は汗をかきにくいことに関連して、水分補給がおろそかになりがち。
血液も水分ですから、外から入ってくる水分が不足するとドロドロになってしまうのです。

さらに、低気圧の接近中や通過中は、リラックスモードの副交感神経が働きやすく、動くのが億劫になりがちです。
すると、血液を送るポンプの役割を果たすふくらはぎの筋肉も刺激されず、より一層、血液の流れが悪くなるという悪循環に!

歩いたり動いたりすることで交感神経が刺激され、血管が収縮して血液循環もよくなっていくのですが、それをせずに家の中でじっとしていると、開きっぱなしになった血管が周囲の神経を刺激し、それが頭痛を誘発するというケースもあります。

また、気圧の変化をキャッチするのは、耳にある内耳という器官ですが、内耳はリンパ液で満たされており、水分代謝がうまくいかない水はけの悪い状態になると、内耳周辺の神経を圧迫し、これが頭痛まではいかなくても、耳鳴りやめまいを引き起こす原因になることもあります。

台風の発生や接近にともなって片頭痛が起こる「台風頭痛」も低気圧頭痛のひとつといえるでしょう。

台風の発生によって気圧が1ヘクトパスカル低下すると、海面が約1センチ上昇します。人間の体も約60％が水分ですから、その影響は避けられません。

台風がいよいよ接近してくると、12〜24時間で気圧が20〜30ヘクトパスカル低下するようなことが起こります。すると、体内の水分調整をする自律神経の働きが追いつかず、台風頭痛といった不調を招くことになります。

人によっては、関東に住んでいるのに、沖縄の南の海上で台風が発生したのと同時に片頭痛が起こりそうな前兆を感じ取ったり、軽い痛みを感じたりする場合もあるようです。この場合は、気圧よりも気温の変化による影響が大きいと考えるのが自然かもしれません。

南海上で台風が発生すると本州付近では高気圧が強まることがよくあり、猛暑になったり、残暑がぶり返すことがあるのです。急な暑さによって副交感神経が優位になり、その結果、片頭痛や倦怠感が生じてしまうと考えられます。

「緊張型頭痛」は、頭をベルトで締めつけられるように痛んだり、後頭部から首筋にかけて重たい痛みを感じたりするのが特徴です。

気象条件では、低気圧が通過したあとに寒気が流れ込み、急激に気温が下がったときに交感神経の働きが急に高まることで、緊張型頭痛を引き起こすことが考えられます。

冬型の気圧配置で厳しい寒さが続くようなときなど、寒さと関連して起こることも多いようです。

気象条件以外の主な原因としては、身体的・精神的ストレスです。ストレスもまた交感神経を高めてしまう大きな要因であり、血管が収縮した状態が続いてしまうことが緊張型頭痛を発生させると考えられます。

最近のよくある傾向としては、スマホやパソコン操作で前屈みの姿勢が続くと、交感神経がたくさん通っている体の前面を圧迫するような形になり、また、呼吸も浅くなります。

そのどちらもが交感神経を上げることにつながります。

交感神経が優位になると血管が収縮し、血液の質そのものに問題がなかったとしても、血液の流れをせき止めてしまうために血流障害が起こります。

ずっと同じ姿勢を続けていると、首や肩の筋肉がこり固まりますが、ここでも血流はせき止められて血流障害が起こっています。

加えて、筋肉の中に疲労物質が溜まっていき、それが周囲の神経を刺激することで痛みを発生させたり、歯の食いしばりなどで側頭部の筋肉がこってしまったりする場合にも、緊張型頭痛の原因になることがあります。

環境の変化や人間関係による精神的なストレスが強いときも、神経や筋肉は緊張した状態となり、肩こりなどと同じように疲労物質が溜まったり、脳の痛みの調整がうまくいかなくなったりして頭痛を引き起こすこともあるようです。

緊張型頭痛の原因は、急激な寒さと交感神経を昂らせるストレスにあると覚えておきましょう。

現代人は、天気だけでなく移動中の気圧変化でも体がボロボロに

私たちが悩まされる気圧の変化は、「天気」だけではありません。

低気圧がくるのと同じくらい、気圧変化が起きるものがあります。

特に、勤務先のオフィスや自宅がビルの高層階にある人や、各地を飛び回っている出張が多い人は要注意。

気圧の説明をするのに、山頂でパンパンに膨らむお菓子の袋の話をしましたよね。

でも、現代社会では山登りをせずとも、これと同じ現象が日常的に起こっているのです。

その代表的なものが「高層ビル」。

自宅や会社が高層階にある人は、毎日、エレベーターの昇降による気圧変化にさらされており、一日に何度も行ったり来たりを繰り返していると、じわじわと自律神経を乱す要因になります。

高層ビルやタワーマンションに設置された高速エレベーターに乗ると、耳にツンとした痛みを感じる「耳ツン現象」に見舞われたり、耳が詰まったりしますよね。

これこそが気圧の変化によるもので、鼓膜の内側と外側の圧力差によって生じます。

フロア1階分の高さは、一般的に4メートル程度。

気圧は、地上からの高さが10メートル上がるごとに1ヘクトパスカル下降します。

単純計算ですが、10階の高さは約40メートルで気圧は4ヘクトパスカル低下します。

フロアが10階上がるごとに気圧低下は倍になるので、20階なら8ヘクトパスカル、30階なら12ヘクトパスカルも気圧が低下する計算になります。

1ヘクトパスカルの気圧低下で不調を訴える人もいるのに、わずか数秒の間にこれだけ急激に気圧が変化すれば、体調によっては片頭痛が起こる日もあるでしょうし、気圧の低下によって副交感神経が働き、だるさを覚えたり、やる気を奪われたりすることも十分考えられます。

エレベーターだけではありません。

上下に移動するエレベーターは気圧の変化がイメージしやすかったと思いますが、高速で移動する新幹線などの横移動や縦と横が組み合わさった飛行機、高低差の大きい地下鉄での移動でも気圧の変化を受けることになります。

出張などで各地を飛び回っている人もまた、現代ならではの気圧変化にさらされているといえるでしょう。

エレベーターと同様に、飛行機の上昇中や下降中、新幹線がトンネルを出入りするときなどに、耳の圧力調整がうまくいかず、耳ツン現象を起こすことがありますよね。

乗り物の速度、トンネルの幅なども関係するため気圧変化を数値で示すのは難しいですが、わずか数秒でビルの高層階へ瞬間移動するくらいの負担が体にかかっている、とイメージしてください。

乗り物での高速移動は、気圧変化をキャッチするセンサーの役割を持つ内耳を酷使します。

このため自律神経の乱れが生じることもありますし、ずっと座ったままの姿勢が血行不良の原因となり、自律神経のバランスを崩してしまうこともあります。

また、出張の多い方は、出発地と目的地の天候の違いによる気圧変化や寒暖差に直面することがよくあると思います。

移動の車内で気圧変化を調整してきた自律神経は、すでに働きすぎの状態なのに、晴れたエリアから雨のエリアに移動という悪条件が重なれば、自律神経の疲労度はとんでもないことに！

移動前と移動後の気温差も自律神経にダメージを与えます。

旅行などで移動するのは楽しいものだけれど、半面、自律神経には負担がかかるということを知っておき、自律神経のアンバランスをリセットする行動を心がけることが不調を寄せつけないための心構えになります。

高層ビルや出張での自律神経サポート法は、2章でくわしく紹介しているので、そちらを参考にしてください。

低気圧不調を卒業するには自律神経の〝総合力〟が鍵

自律神経には交感神経と副交感神経があり、それぞれの働きについては理解していただけたと思います。

すでにお伝えしたように、自律神経はどちらかが優位に働いている間、もう一方はお休みするというような関係ではなく、常に両方が働いていて、その時間帯や環境、目の前の出来事によってその出力が増えたり減ったりを繰り返しているというイメージです。

交感神経と副交感神経の理想のバランスは「1：1」〜「1：1・5」。

副交感神経は年齢とともにその働きが弱まっていきますが、理想だけをいえば両方同じくらいか副交感神経がやや優位に働くくらいの状態が不調を寄せつけないベストバランスです。

さらに理想を追い求めると、**ただバランスが取れているだけではなく、どちらもが高いレベルで働き、交感神経と副交感神経の活動量を足した「トータルパワー（総合力）」の高い状態がベスト。**

元気がいっぱい詰まったビーカーの低い位置で両者が働いていても、つかみ取れる元気の量は少ないですよね。

ところが、高い位置で自律神経が働いていれば、元気の量は十分なうえに元気のストックもたくさんあります。

ただし、このトータルパワーを常に高い位置で働かせ続けるのは簡単ではありません。

自律神経のトータルパワーを車のガソリンにたとえると、トータルパワーが高いとき、交感神経と副交感神経、それぞれのガソリンは満タンです。走り出しも快適なら、ガタガタ道に足元を取られることなくガンガン進んでいけます。

しかし、ここが自律神経のおもしろいところで、どれだけ快適な道中であっても、運転に集中しているときは緊張もしているし、疲れもストレスも溜まります。

つまり、何日も前から楽しみにしているような予定や好きなことに没頭している時間であったとしても、常にストレスは背中合わせ。

そして、夢中になっているときはこのストレスの存在に気づきにくく、心から楽しいと思っていたとしても、小さな隙間からガソリンがチョロチョロと漏れ出してしまっていることがよくあります。

すると、気づかぬうちにトータルパワーが下がってしまい、「ここ最近、好きなことしかしていないはずなのに、なんだか調子が上がらない」といったモヤモヤ不調を抱えることになったりします。

さらに、それが運悪く季節の変わり目に重なった場合には、頭痛、歯痛、便秘・下痢など、人それぞれ持っているウィークポイントに不調が現れやすくなることが予想されます。

低気圧不調を遠ざけて、毎日を元気に過ごすためにも、まずは、次のページの「自律神経のバランス診断」に取り組んで、自分のトータルパワーがどれくらいなのかを知ることから始めましょう。

＼ あなたのタイプはどれ？ ／

自律神経のバランス診断

Q1 眠りについて

□ 横になったら、だいたいすぐに眠れる	AB（共に+1）
□ 夜にしっかり眠っても、昼間はぼんやりと眠い	A（Aに+1）
□ なかなか寝つけない	B（Bに+1）
□ 寝つきが悪く、寝ても途中で目が覚める	-AB（共に-1）

Q2 仕事や勉強、家事などについて

□ やりがいを感じ、それを結果に結びつけられると感じている	AB
□ おっくうになって眠くなったり、なかなかやる気が起きない	A
□ できなかったときのことを考えると不安なので、集中して取り組む	B
□ やれないことに対して不安を覚えるが、体がついていかない	-AB

Q3 食欲について

□ 時間がくるとお腹が減り、おいしく食べられる	AB
□ すぐにお腹が減って、お腹が鳴る	A
□ 仕事などに集中しているとお腹がすかない	B
□ 食べたくない、もしくはお腹がすいていないのに、食べることをやめられない	-AB

Q4 食後の状態について

□ 胃もたれなどほとんどしない	AB
□ 食べてもすぐにお腹が減る	A
□ 食後よく胃もたれする	B
□ 食事の前後に胃が痛くなることが多い	-AB

Q5 何か解決しなければいけないことがあるとき

□ すぐにどうすればいいのか考えがまとまり、行動できる	AB
□ いつの間にかほかのことを考えてしまうなど、考えがまとまらない	A
□ 息を詰めて考えこんだり、考えすぎて不安になる	B
□ 考えようとしても集中できず、やる気も起こらない	-AB

Q6 日頃の疲労度について

□ それなりに疲れるが、眠ればリセットできる	AB
□ すぐに眠くなり眠れるが、昼間もややだるい	A
□ 疲れは抜けにくいが、仕事になるとがんばれる	B
□ 何をするにもおっくうなほど、常に疲れを感じる	-AB

自律神経がどんな状況にあるのか確認することが大切です。
10個の質問に対して、4つの解答の中から
もっとも当てはまるもの1つに☑をしましょう。

Q9 体重増加について

- □ 長い間、体重は大きく変動していない　AB
- □ ついつい食べすぎて太りやすい　A
- □ ストレスがあると体重が増えやすい　B
- □ 1年で体重が5kg以上増減した　-AB

Q10 今の自分について

- □ 活気に満ちあふれ、心身ともに幸せだと感じている　AB
- □ 大きなトラブルもなく、どちらかといえば幸せなほうだと思う　A
- □ 日々、刺激を受けることで、充実していると感じる　B
- □ 漠然と不安を感じる、憂うつ感が抜けない　-AB

Q7 メンタルについて

- □ 仕事中は気が張っているが、家に帰れば切り替えられる　AB
- □ 特にストレスは感じず、ぼーっとしていることが多い　A
- □ 1日を通して心がほぐれない　B
- □ 強い不安感や恐怖感があったり、逆に考えるのが嫌で眠りたくなる　-AB

Q8 手足の冷えについて

- □ 年間を通して特に冷えを感じない　AB
- □ 冷えは感じず、常にぽかぽかして眠くなることが多い　A
- □ 湯上がりでも少したつと手足が冷えてしまう　B
- □ 眠れないほど手足が冷たく、顔色も悪い　-AB

診断結果

☑がついたAとBは、1つ1点として計算します。ABは両方1点ずつ加算、-ABは両方1点ずつ減点してください。Aは副交感神経、Bは交感神経が働いている状態を表しています。

	A	B
合計	点	点

AとBともに8点以上
➡ 総合力ばっちりタイプ

Aが7点以下、Bが8点以上
➡ ストレスタイプ

Aが8点以上、Bが7点以下
➡ おっとりタイプ

AとBともに7点以下
➡ ぐったりお疲れタイプ

自律神経のバランス　タイプ別診断

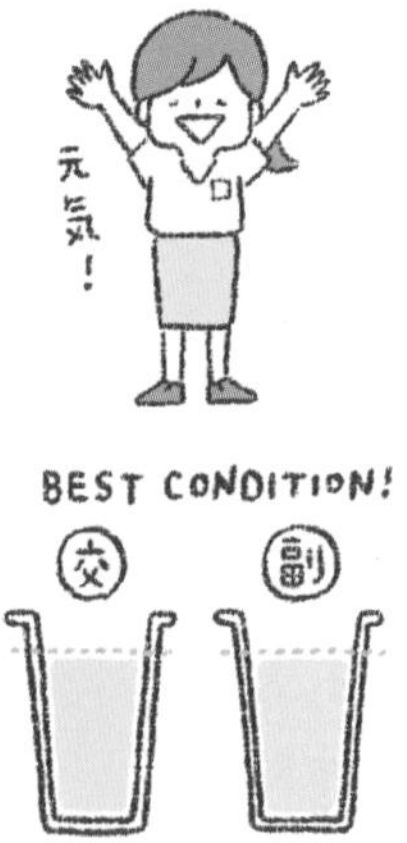

両方が
高いレベルで機能

総合力ばっちり（タイプ）

交感神経と副交感神経の働きがよく、理想的な状態。血流もよく健康。多少の気温・気圧の変化では不調は起こりにくい。

副交感神経 → 高

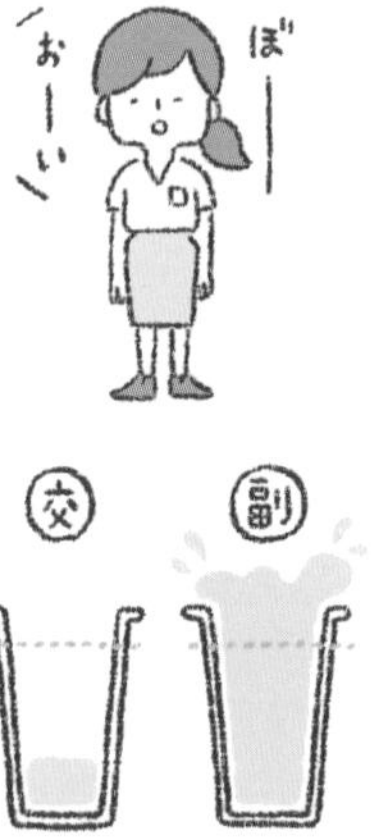

副交感神経が強く働く

おっとり（タイプ）

血液を押し出す力が弱く、血流や代謝が悪くなりがち。リラックスしすぎてぼんやりしている時間が長く、なかなかやる気が起こらない。

高

交感神経が強く働く
ストレス タイプ

行動的だけど、イライラしがち。血管が収縮して血流が悪く、全身の細胞に栄養が行き届かず太りやすい。低気圧による頭痛、肩こりが悩み。

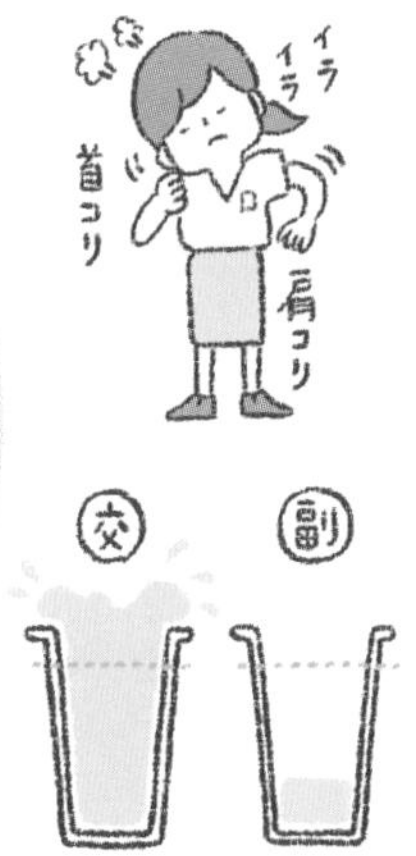

交感神経

低 ← 副交感神経

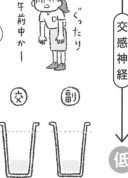

両方のレベルが低い
ぐったりお疲れ タイプ

常に疲れを感じていたり、眠りの質が悪かったり、便秘がちだったり。さまざまな不調を抱え、気温・気圧の変化にもめっぽう弱い。

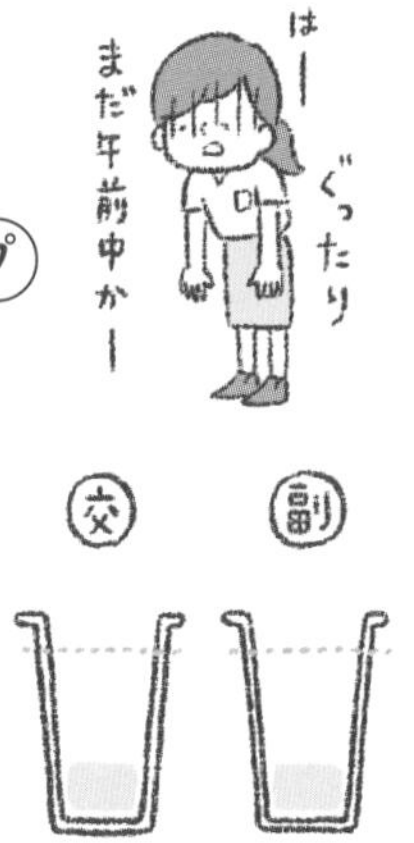

交感神経

低

あなたの自律神経の総合力は、どのタイプでしたか？

「総合力ばっちりタイプ」以外は、自律神経のバランスが乱れているため、天気の影響を受けやすい状態です。


現代人は、交感神経が強く働く「ストレスタイプ」が圧倒的に多く、特に女性は40代以降から副交感神経の働きが落ちてくるため、このタイプに当てはまる人が多く見られます。

また、コロナ禍などで活動量が減ったことの影響もあり、交感神経と副交感神経の両方の働きが落ちている「ぐったりタイプ」も増加傾向にあります。


診断結果は今の自分を表すものではありますが、その結果にがっかりしなくても大丈夫。

何もしなければ自律神経はそのままですが、呼吸や動作などを意識的に変えていくことで自律神経の働きをよくして、トータルパワーを上げていくことは誰にでもできます！

気軽な気持ちでまずは、診断に取り組んでみましょう。

2章では自律神経の総合力を底上げする方法を紹介していくので、低気圧不調の軽減を目指し、取り入れやすいものから試してみてくださいね。


自律神経は24時間働き続けているため、自分自身で常に変化するガソリン量を把握することができません。その時々でこまめにリセットする習慣づけがとっても大切。

緊張したら空を見上げる。やる気の出ないときは笑顔で「さぁ、やるぞ」と声に出してみる。たったこれだけのことでも、自律神経のバランスを整え、トータルパワーを高めることができます。

こういったことが習慣づいてくると、気づいたときには、「あれ？ 今年の冬はなんだか元気だぞ」といったように、自分自身に変化が起こっているはず。常にガソリン満タンでいられるよう、セルフコントロールをしていきましょう。

2章

天気を味方にするための自律神経サポート

「目指せ！　脱・低気圧不調」をキーワードに
今日からできることを集めました。
己をよく知るためのセルフチェック表と、
〝自律神経の総合力をアップ〟させて
気圧の変化に打たれ強い私になるための
毎日の過ごし方をアドバイス。
半年後、１年後にはお天気に振り回されない
３６５日元気な私に変身しましょう！

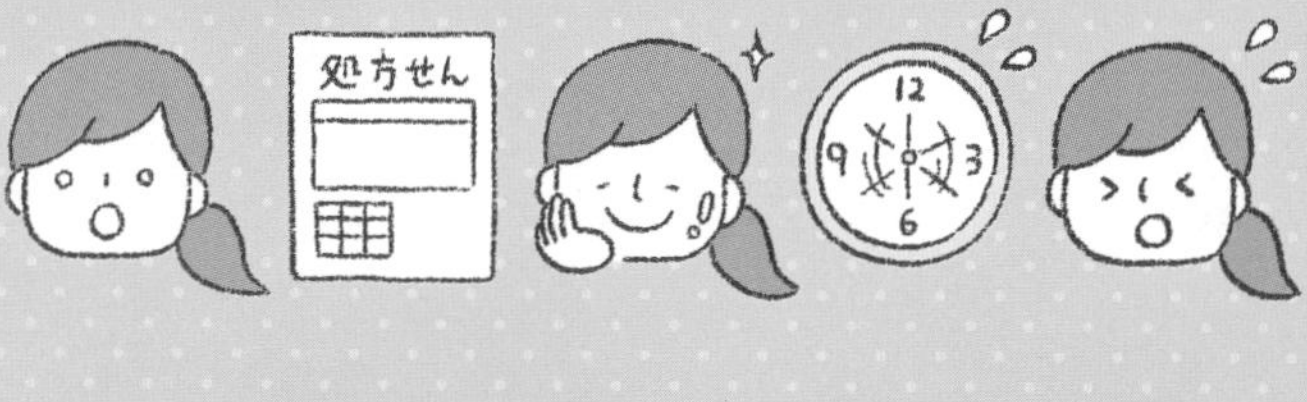

自分の傾向を知ることが来年のあなたの財産になる

「雨が降るとやる気が起きない」
「台風が発生すると頭痛がする」
すでにそういった自己分析ができている人でも、雨のたびに毎回同じような症状に見舞われているわけではないと思います。

これにも自律神経が関係しています。

同じひとりの人間であったとしても、生活リズムが整っていて自律神経の総合力が高い時期、ストレスなどの影響を受けて総合力が下がっている時期、女性の場合、そこにホルモンバランスも関係して自律神経のバランスはその時々によって異なります。

そしてこの違いが気象病の現れ方にも大きく影響しているのです。


天気は予報できるもの。

さらに「どんな天気で、どんな体調のときに、どんな症状が出るか」がわかれば、自分の体調も予報できます。

気象病の予防にもっとも役立つものが、自己分析です。

巻末にセルフチェック表を用意しました。

自分は頭痛持ちだから仕方がないと諦めている人も、巻末の「天気とカラダのセルフチェック表」を使い、「どんな気象条件において」「どのような生活環境のときに」頭痛が起こるのかを探ってみましょう。


「午後から天気が崩れるときに頭痛がするけど、雨が降り出すと案外平気」

「片頭痛が頻繁に起きている時期は、首・肩こりがひどい時期と重なる」

といった、これまでには気づかなかった傾向が浮かび上がってきます。

そこがわかれば、朝の天気予報で「今日は午後から雨模様。傘を持ってお出かけください」という声が聞こえてきたら、今日は要注意日だと事前に知ることができたり、週間天気で自分の苦手な天気が続きそうなときは、ストレッチを念入りにして血流を良くすることで、対策や予防策をとることができます。

さらにセルフチェック表をつけることで、同じ気象条件でもストレスが溜まっているとき、あるいは、生理と重なったときに頭痛が起こりやすいなど、自分の弱点を知ることができます。

苦手な気象条件と弱点が重なることが前もって把握できるようになれば、早め早めに対策を取れるようになります。

頭痛などの症状も最小限に抑えることだって不可能ではなくなります。

最低1カ月、できれば1年、セルフチェック表の記入を続けましょう。

1年間続けることができれば、季節ごとの傾向を把握することも、より詳細な苦手な気象条件と弱点の組み合わせを浮き彫りにすることも可能になります。

セルフチェック表の使い方は次のページを参考にしてください。

セルフチェック表の縦軸（自律神経のバランスが乱れる原因）と横軸（お天気条件）にはフリースペースを設けてありますので、ご自身に合う条件を書き込んで自由にお使いください。

たとえば、お仕事の時間が一定ではない方は縦軸に「夜勤」としたり、お酒が好きな方なら「飲酒」や「深酒」、ストレスの原因が明確な方なら「対人関係」「○○の業務」などより具体的に書いてもいいでしょう。

セルフチェック表の横軸は、気になる気象条件、たとえば「強風」「朝の冷え込み」「台風」といったことを書き込んで活用してください。

例

天気とカラダのセルフチェック表

季節：秋 9、10、11月

季節や月

セルフチェックをする月や季節を記入します。1カ月ごとに使ってもいいですし、春、夏、秋、冬に分けて、3カ月ごとに記入することもできます。自分が使いやすい期間を記入してください。

横軸はお天気の条件

横軸は、お天気の様子を表しています。その日の天気予報で見たマークに当てはまる欄に症状を記入していきます。雪の場合は傘マークのところに記入してください。いちばん右端の空欄は苦手なお天気条件を入れていきましょう。天気予報のマークの解説は380ページにあります。

自分が苦手なお天気条件

たとえば風が強い日、雷ややませ、台風など苦手なお天気条件を入れてみましょう。

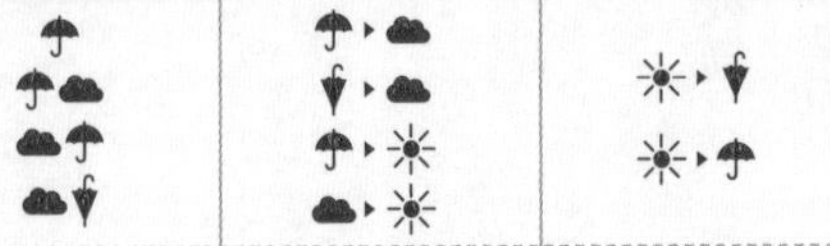

1日ぐずぐず	午前中まで雨や雪 午後から晴れ	天気急変 （天気予報マークに傘がなくても雨が降った日）	風が強い日
低気圧 湿度高い	気圧上昇 気温上昇・急低下	気温・気圧急変化 ゲリラ豪雨など	

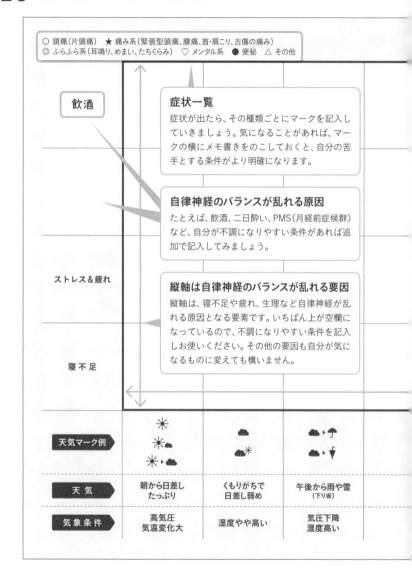

○ 頭痛（片頭痛）　★ 痛み系（緊張型頭痛、腰痛、首・肩こり、古傷の痛み）
◎ ふらふら系（耳鳴り、めまい、たちくらみ）　♡ メンタル系　● 便秘　△ その他

飲酒

症状一覧

症状が出たら、その種類ごとにマークを記入していきましょう。気になることがあれば、マークの横にメモ書きをのこしておくと、自分の苦手とする条件がより明確になります。

自律神経のバランスが乱れる原因

たとえば、飲酒、二日酔い、PMS（月経前症候群）など、自分が不調になりやすい条件があれば追加で記入してみましょう。

ストレス＆疲れ

縦軸は自律神経のバランスが乱れる要因

縦軸は、寝不足や疲れ、生理など自律神経が乱れる原因となる要素です。いちばん上が空欄になっているので、不調になりやすい条件を記入しお使いください。その他の要因も自分が気になるものに変えても構いません。

寝不足

天気マーク例			
天気	朝から日差したっぷり	くもりがちで日差し弱め	午後から雨や雪（下り坂）
気象条件	高気圧 気温変化大	湿度やや高い	気圧下降 湿度高い

例

天気とカラダのセルフチェック表

季節：(秋) 9、10、11月

> 自律神経の乱れの条件×天気の条件＝いつ自分が具合悪くなるのかを把握しておくことが、低気圧不調を卒業する最初のステップです。

	○			
	♡ ♡ ♡ ♡ ◎	○（午後には治った）	○	◎（耳鳴り） ◎ ◎
	♡ ♡		○（ゲリラ豪雨） ○（ゲリラ） ○	
	☂ / ☂☁ / ☁☂ / ☁🌂	☂▸☁ / 🌂▸☁ / ☂▸☀ / ☁▸☀	☀▸🌂 / ☀▸☂	強風
	1日ぐずぐず	午前中まで雨や雪 午後から晴れ	天気急変（天気予報マークに☂🌂がなくても雨が降った日）	
	低気圧 湿度高い	気圧上昇 気温上昇・急低下	気温・気圧急変化 ゲリラ豪雨など	

疲れが溜まっていて雨の日は、朝からやる気が出ないことが多かった

風が強い日には耳鳴りの症状が起こることがわかった

予期せぬ大雨、特にゲリラ豪雨の直前に頭が痛くなることがわかった

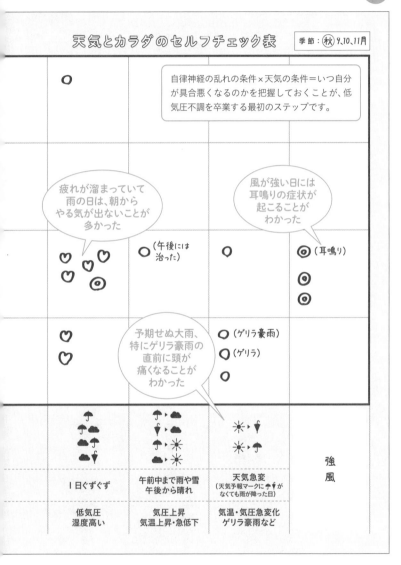

○ 頭痛（片頭痛）　★ 痛み系（緊張型頭痛、腰痛、首・肩こり、古傷の痛み）
◎ ふらふら系（耳鳴り、めまい、たちくらみ）　♡ メンタル系　● 便秘　△ その他

深酒			○（雨が降る前に頭の右側が痛くなってきた） ○ △（むくみ）	
生理中		♡（眠くてやる気が出なかった） ★（腰痛） ●	○ △（朝からむくみ）	
ストレス&疲れ				
寝不足			○	
天気マーク例				
天気	朝から日差したっぷり	くもりがちで日差し弱め	午後から雨や雪（下り坂）	
気象条件	高気圧 気温変化大	湿度やや高い	気圧下降 湿度高い	

生理1〜2日目は眠気がひどかった

低気圧女子の自覚がある3名の方に、実際にセルフチェック表をつけてもらいました。

低気圧×寝不足＝吐き気をともなう片頭痛（S・Kさん　30代　営業職）

雨の日に片頭痛が起きる日と片頭痛に吐き気がともなう日があることに気づいてはいたけれど、そこにどんな違いがあるのかまでは把握できていなかった。セルフチェック表をつけてみると、吐き気がともなう片頭痛は、決まって寝不足の日に起きていることを発見。以来、翌日が雨予報の日には、日付が変わる前に眠るようにすることで吐き気はなくなり、片頭痛の痛みも以前より感じにくくなった。

秋になるとやる気減退（H・Nさん　30代　事務職）

夏の終わり、肌に感じる風が涼しくなるごとに、出かけたくない、人にも会いたくない、やる気が出ないという状態になる。夏の終わりから腸活に励むことで、1年後、以前ほどの気分の落ち込みはなくなり、仕事への支障もだいぶ減らせた。

手術痕が痛むと数時間後に雨が降る（M・Yさん 40代 主婦）

帝王切開の傷痕が時折シクシクと痛むことが気になっていた。生理前の頭痛と手術痕の痛みが重なった日に低気圧が接近していることに気づき、生理前×低気圧の接近が手術痕の痛みを引き起こしていたことがわかった。低気圧が近づくときは、ゆっくりと行動することを心がけたら、症状も少しずつ緩和してきている。

このように傾向がわかれば、対策ができます。

1年かけた手間は、次の年のあなたの財産となります。

毎日をきちんと埋められなかったとしても、がんばって続けてみるようにしてくださいね。

低気圧に影響されにくい〝打たれ強い体〟になろう

「天気とカラダのセルフチェック表」で自分の傾向を探りつつ、〝低気圧に振り回されない、打たれ強い体質〟に近づくためには、自律神経の総合力（トータルパワー）の底上げが欠かせません。

交感神経と副交感神経はシーソーのような100対0の関係ではありません。交感神経も副交感神経も高いレベル（ガソリン満タン状態）で活動している状態が理想的。

いくら両者のバランスがとれていても、そのレベルがどちらも低ければ、元気もやる気も湧き上がってはきません。

継続的にセルフチェック表をつけて、自分のウィークポイントを明らかにしていくことは、どういった気象条件と生活環境が重なったときに、より体調に気を配ればいいのかという、気をつけるべきターゲットを絞る作業。

対して自律神経の総合力の底上げは、体の土台をしっかり築いて、気象病の症状そのものが起こる回数を減らしていくというイメージです。

交感神経が高まったときに副交感神経の働きが弱いと、交感神経の過活動によって生じる痛みを抑えることができません。しかし、両者が高いレベルで働いていれば、痛みの程度も軽くなります。

大切なのは、針が振り切る前に対処すること。

気象条件によって交感神経が強く働いたとしても、その針がメーターを振り切る前に副交感神経がバランスを取ってくれれば、体の不調は減るのです。

自律神経の総合力を上げるには「腸活」が手っ取り早い

自律神経の総合力を高いレベルでキープするには腸活が近道です。

自律神経と腸は互いに作用しあう関係にあり、この関係が気象病にも深く関わっています。

健康とは、全身に質のいい血液が行き届いている状態です。

そして、**全身の血流をコントロールしているのが自律神経、質のいい血液を作るのが腸。**

つまり、両者が本来の力を発揮してこそ、健康な体が維持できるのです。

交感神経ばかりが働いてしまうと血管は収縮した状態が続き、血液の流れがせき止められてしまいます。副交感神経が働きすぎれば血管は拡張してドブ川のように流れが悪くなります。

こういった状態が低気圧の接近や通過にともなう、頭痛、腰痛、歯痛などの痛みを引き起こす要因にもなっているのです。

血流の悪さに加えて、荒れた腸内環境から質のよくない血液しか送り出せなくなると、さらに血流は悪化し、全身の細胞が必要とする酸素や栄養を届けることができず、体調は悪化するという負のスパイラルに陥ってしまいます。

季節の変わり目などストレスの大きい時期は便秘がちになることがあります。

便秘の原因は、乱れた食生活、睡眠不足、運動不足などさまざま考えられますが、排便を促す腸の蠕動運動が弱まることも大きな要因です。

蠕動運動は副交感神経が主導権を握るため、夜の時間帯に活発になります。

しかし、春先など環境の変わりやすい時期は、緊張などのストレスから交感神経が活発に働き、蠕動運動をさまたげることが便秘につながります。

また、春や秋など季節の変わり目は、暖かい日と寒い日が交互にやってきて、その寒暖差に体が対応しきれず、自律神経の総合力が弱まるために便秘になることも考えられます。

腸は、体に入ってきた栄養を取りこみ、全身に新鮮な血液を送り出す重要な器官です。

しかし、自律神経のバランスが乱れたり、総合力が落ちている人の腸はむくんだ状態の「むくみ腸」であることが多く、むくみ腸からはドロドロの血液しか送ることができません。交感神経が過度に高まったときや環境が変わったときには、腸の動きが鈍り、下痢や便秘になる人も多いでしょう。

腸の動きが鈍ると、体中の細胞に必要な栄養素を行きわたらせることができません。体は100%の力を発揮できず、なんだかだるい、顔色がさえない、むくみがとれない、痩せにくいなど、多くの女性が抱える悩みに直結します。

さらに腸は、体の免疫機能の70%を担当しています。

むくみ腸など不健康な腸によって免疫機能が低下すると、春は花粉症、梅雨は梅雨アレルギー、冬はインフルエンザなどの季節病を発症しやすくなります。

幸せホルモンと呼ばれるセロトニンも、9割が腸でつくられています。

セロトニンが不足すると、春先に多いうつ病、秋から冬にかけての季節性感情障害といったメンタル面にも影響が出ます。

すべての血管に沿うようにして全身に張り巡らされている自律神経ですが、その働きを目で見ることはできませんし、血液の流れを止めたり、心臓の動きを止めるのが不可能なように、自分の意思で動かすこともできません。

自律神経は、私たちが遊んでいてもうたた寝していても、気温が上がれば自動的に副交感神経を働かせて発汗を促すなど、命に関わる体の重要な機能を24時間無休で、意思とは無関係なレベルでコントロールしています。

では、自律神経と密接な関係にある腸はどうでしょうか。

腸の活動の司令塔は自律神経ですが、食事によって腸内環境を整えることができたり、外的刺激によって蠕動運動（うんちを肛門へ送りだすためのポンプのような働き）を促したりもできます。

自律神経と腸は互いに作用しあう関係ですから、腸内環境がよくなれば、自律神経の総合力が上がり、高いレベルで働かせることができるようになります。

腸内環境をよくするためには、食物繊維が欠かせません。

食生活への意識を少しだけ高めて、食物繊維の摂取量を増やす生活を心がけましょう。

食物繊維は野菜、果物、納豆、切り干し大根、もち麦や大麦、抹茶など身近な食材からとることができますが、もし、食材を揃える時間がなかったり、食事の準備そのものがストレスとなるくらいなら、そこは自分を甘やかし、食物繊維のサプリメントを活用しましょう。腸にストレスは大敵です。

また、善玉菌のエサとなる乳酸菌をとることも腸内環境の改善に必須。

ヨーグルト、納豆、キムチなどの発酵食品をいつもの食事に1品加える心がけがあるといいでしょう。

ヨーグルトは、同じメーカーのヨーグルトを食べ続けるよりも時々メーカーを変えたり、夜に食べるとより効果的。

今より腸にやさしい生活を。

これで自律神経の働きも変わってきます。

「雨の日」「晴れの日」と天気別に行動を変えてみよう

頭痛、肩こり、イライラ、むくみ、古傷の痛みなどの気象病の症状を改善するためには、その原因である血流をよくする必要があります。

血流をよくするには、自律神経の働きをサポートすることが大切。

まずは、雨の日、晴れの日などの天気に合わせて行動を変えてみましょう。

くもり空や雨降りの日は、やる気が起こらずボーッとしがち。それは、副交感神経が強く働くせい。この場合、意識的に交感神経を上げて、バランスをとることが大事です。

晴れの日は、行動的になる分、交感神経が優位になり、自律神経が乱れて血流が悪化しがち。副交感神経をサポートする意識を持ちましょう。

また、天気別に行動を変えるだけでなく、台風や急な天気の変化にも対応できるように、そもそもの自律神経の総合力（トータルパワー）を上げることも重要です。

自律神経の総合力を引き上げるのも乱すのも、ささいな心がけや行動次第。

次のページからは天気別の行動のヒントや自律神経の総合力を上げるための朝・昼・夜の過ごし方を紹介していきます。

無理に全部やろうとしなくてＯＫです。できることから実践して「自律神経を喜ぶ日常」へとシフトさせていきましょう。

緩やかにでも天気とうまくつきあっていく体に変化していくはずですが、それでも症状が出てしまった場合のために、頭痛やめまいなどの症状別対処法も載せています。参考にしてくださいね。

くもり&雨の日の自律神経サポート

雨の日こそ、動こう

雨の日は動きたくなくても、あえて動く。嫌でも動く。すると活発な行動が自律神経に作用し、交感神経がON！　調子が上がってきます。**また、雨の日は、早起きして、30分前起床しましょう**。くもりや雨の日は交感神経が上がらず、気分が乗らず、ダラダラしがちです。朝のダラダラ気分を朝のうちにリセットできないと、自律神経は乱れたままで、グダグダの1日に。朝食をつくったり、鏡の前に立ってメイクや髪のセットを始めたりと、行動的に過ごすことで交感神経をしっかり働かせることができます。

リズミカルにいつもより早歩きする

行動はメンタルに作用します。ズーンと落ち込みがちなぐずついた天気の日は副交感神経が優位になって、交感神経がなかなか働きません。そんなときこそ、**背筋を伸ばし、いつもより大またで、リズミカルに颯爽と歩きましょう**。雨の日は、ガンガン歩ける靴のチョイスを優先させてみて。それが嫌なら、おしゃれなレインシューズを新調するのも手です。くもりや雨の日だけど、早起きできなかった日は特に、朝の通勤・通学時の早歩きで、交感神経のスイッチをしっかり入れておきましょう。

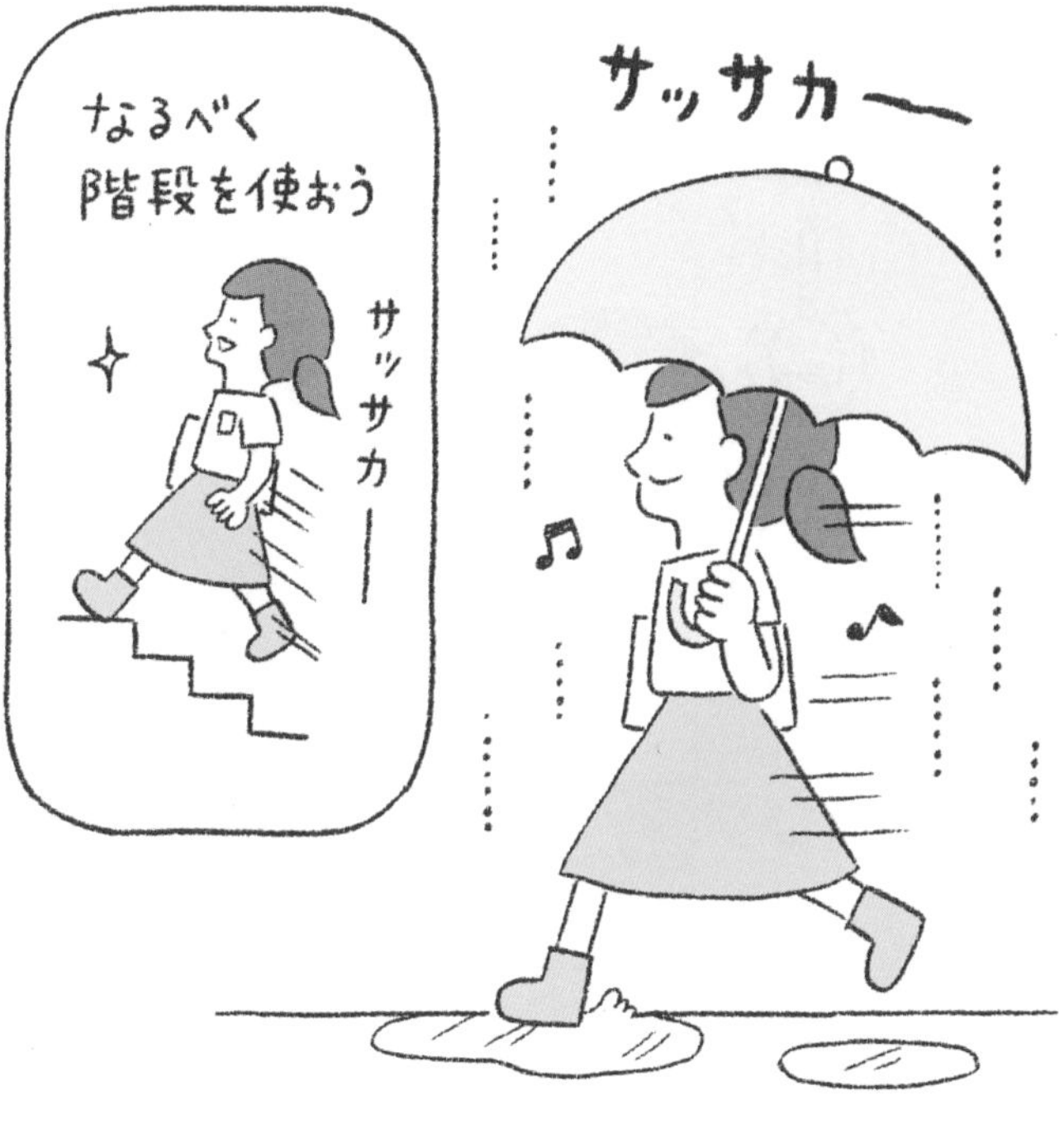
なるべく
階段を使おう
サッサカー
サッサカー

電車の中では、立つ！

雨の日は省エネ禁止です。体にラクはさせないで、とにかく運動量を上げましょう。そのほうが、結果的に1日元気な体で過ごすことができます。雨の日に運動量をアップするのはなかなか大変なので、電車通勤・通学している人は、電車内で立つようにしましょう。背筋をピンと伸ばして座っていられるならまだいいですが、座ってうたた寝をすれば、副交感神経が優位になりすぎます。これではせっかくの早起きも台なしです。**ぐずついた天気の日は車内で立つ**。そう決めてしまったほうが、体もラクになるのです。

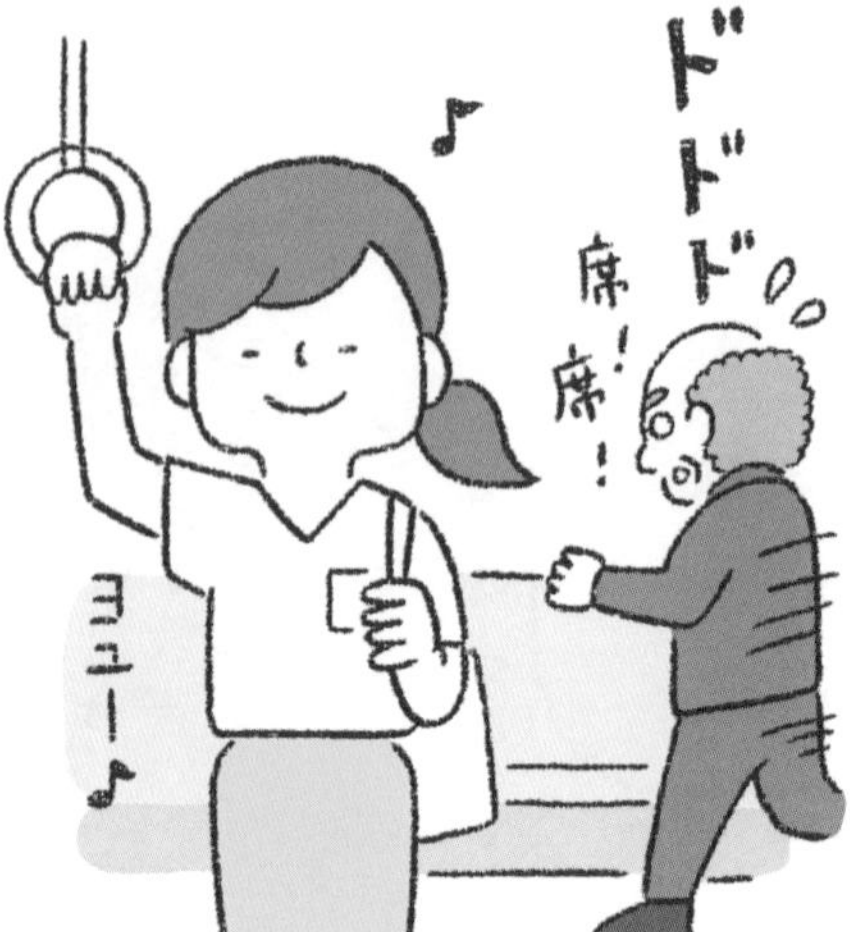

スマホチェックは、ほどほどに

副交感神経が優位になる雨の日は、気温も低く、末端まで血液が流れにくくなり、血行不良に陥りがちです。そのため、片頭痛やめまいなどの症状が現れやすくなります。そんなときにスマホを長時間見続けていると、眼精疲労やスマホ首によって首周辺の筋肉が緊張し、頭痛や肩こり、首こりなど不快な症状に見舞われます。**低気圧の日にスマホ利用で目や首を酷使すると、ただでさえ片頭痛が起きやすいのに、さらにその症状を悪化させかねません**。雨の日は、スマホやパソコンなどの作業はほどほどにして、首こり、肩こりがひどくならないようこまめにストレッチしましょう。

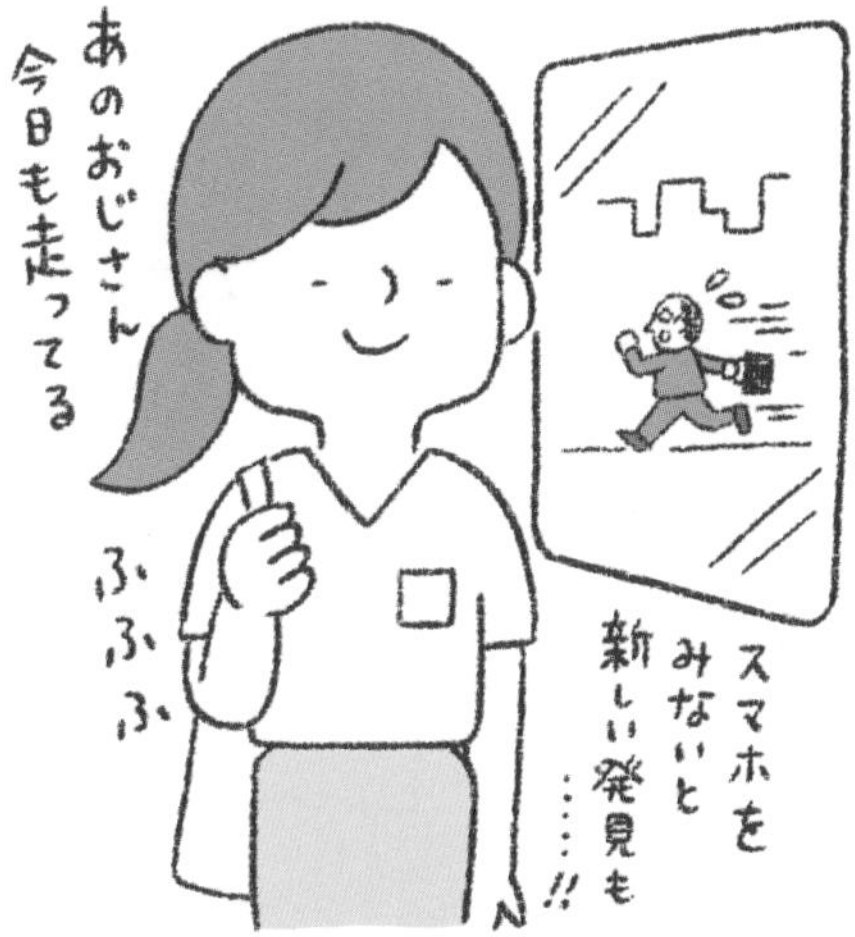
あのおじさん今日も走ってる
ふふふ
スマホをみないと新しい発見も……!!

暖色系の服を選んで、気分を上げる

目隠しをして赤い部屋に入り、自律神経を測定したら交感神経がアップした、という研究結果があります。繰り返しになりますが、くもりや雨の日は交感神経がなかなか上がりません。そこで、**雨の日は赤やピンク、オレンジ、黄色などの明るい色の服や下着を身に着けてみましょう**。たったそれだけで元気になれます。バッグやポーチ、筆記用具など、日中に目に入りやすい小物を暖色系に替えるのも効果大です。色の力を借りて、交感神経をサポートしましょう。

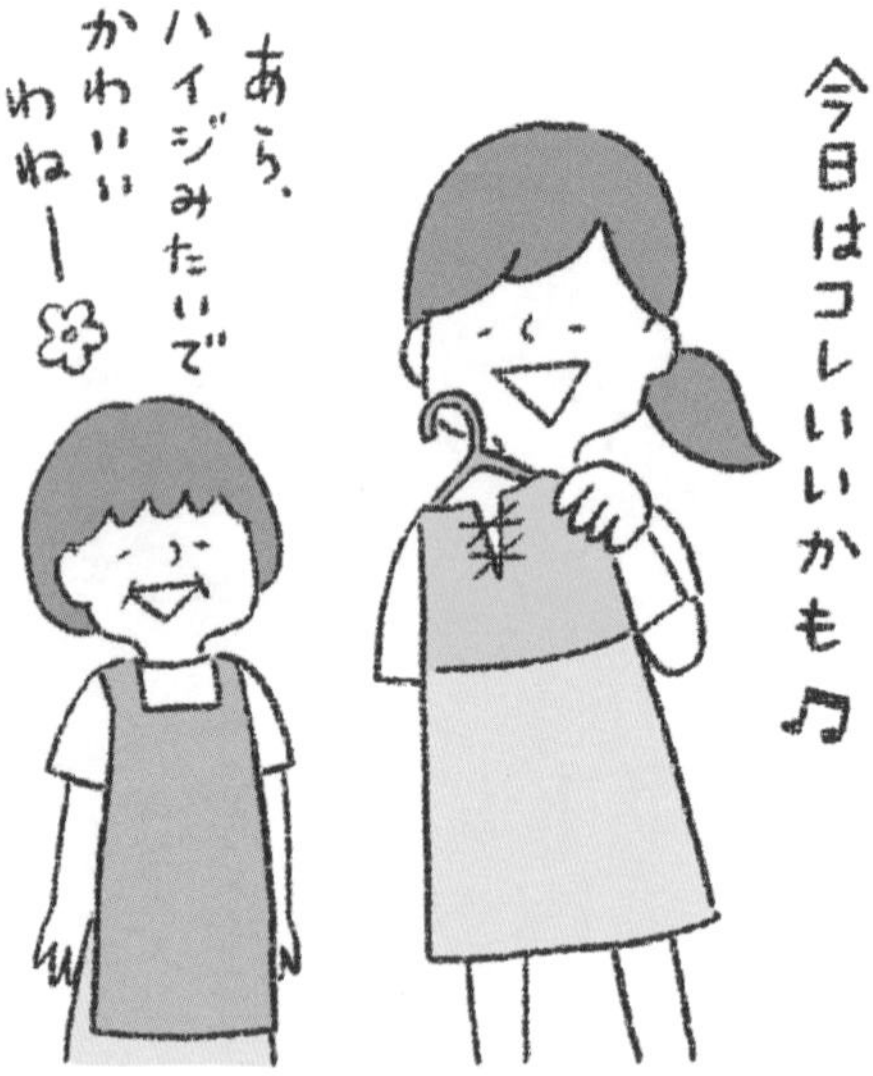
今日はコレいいかも♫
あら、ハイジみたいでかわいいわねー

着替えを用意して出かける

雨で濡れたり、汗で湿気を含んだ衣服、不快ですよね。濡れた衣服が肌に触れる不快感がストレスとなり、自律神経を乱します。低気圧で自律神経が安定しないときにストレスが加わることで自律神経に余計な負担をかけてしまいます。

雨が降っている日や雨が降りそうな日のために、**あらかじめ会社に着替えを置いておいたり、着替えられるように服や靴下、下着を持参しましょう**。その安心感がストレスを遠ざけ、実際に着替えれば気分もスッキリ！

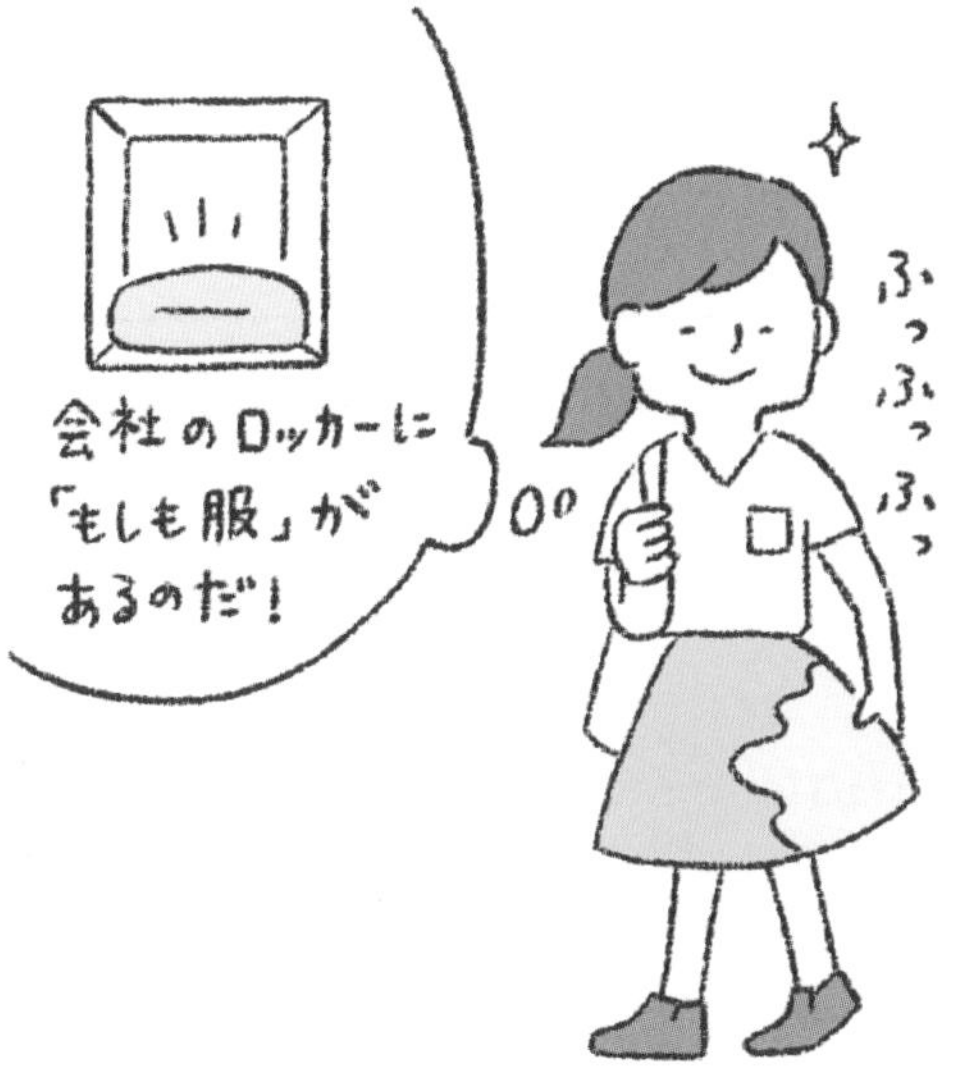
会社のロッカーに
「もしも服」が
あるのだ！
ふっ
ふっ
ふっ

晴れ
の日の
自律神経サポート

晴れの日は、“ゆっくり”

高気圧が上空を覆う晴天の日は、気分も前向き。活動的になり、放っておいても交感神経はがんばって働きます。でもそこで、朝はバタバタ慌てて身支度、駅までの道をトレーニングのように駆け抜けていれば、交感神経ばかりを刺激することに。気持ちが焦ると心の余裕が失われ、あっという間にイライラモードに。晴れの日は自律神経のバランスから考えても、焦って得することはひとつもなし。**深呼吸をよくして、意識的にゆっくり行動しましょう**。交感神経を静めてあげる行動が鍵。

のんびりタイムは短めに

暖かな陽気に誘われて、カフェや木陰で休憩タイム。ボーッと時間を過ごすうちに、体内では副交感神経が優位になり始め、午後のやる気を奪っていきます。**のんびりしすぎは電池切れのもと**。休憩時間後にも予定のある人は、ボーッとするのは短時間にとどめましょう。

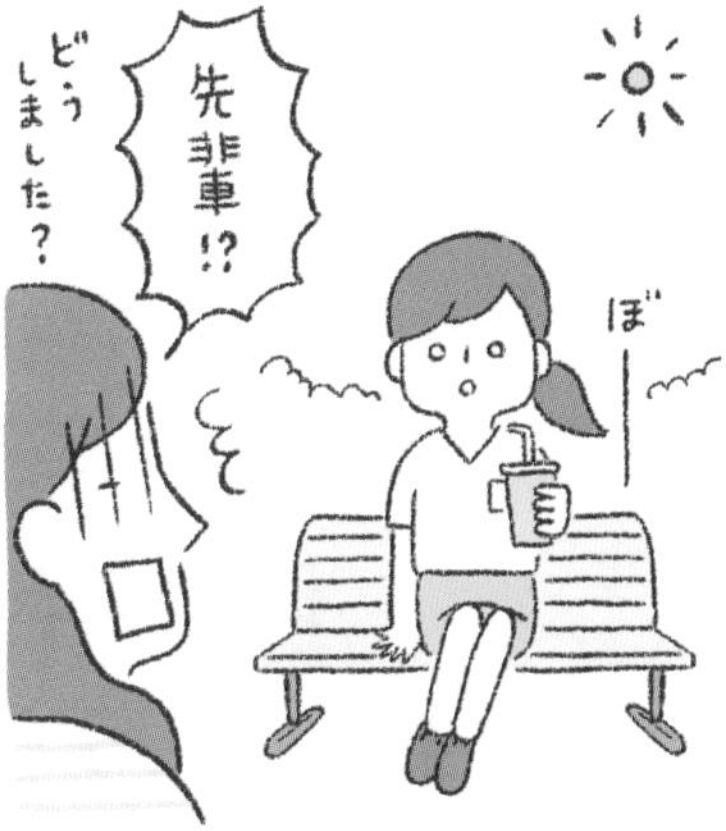
どうしました？
先輩!?
ぼー

寒色系の服を着て、リラックス

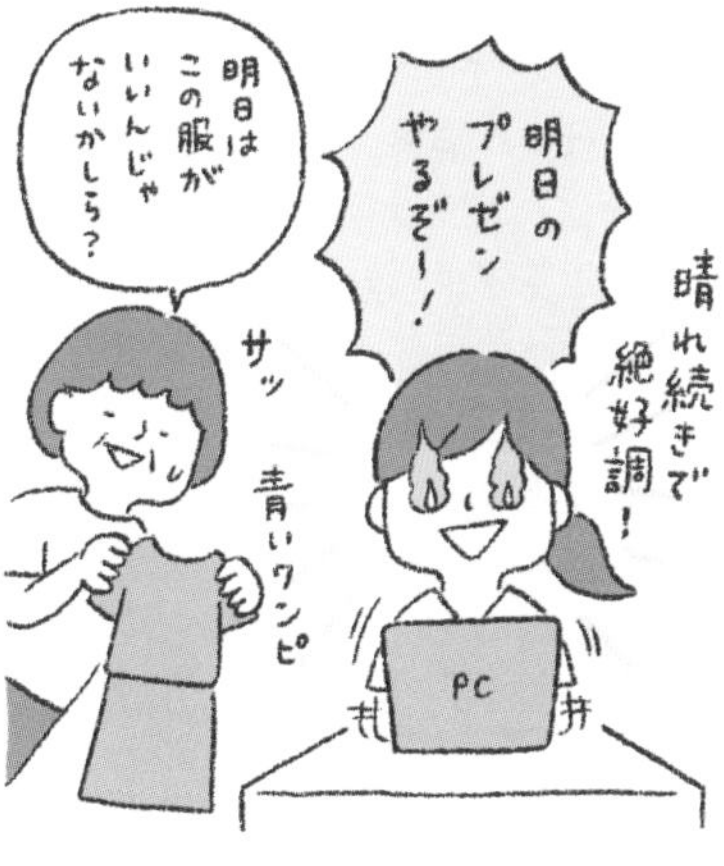
明日はこの服がいいんじゃないかしら？
明日のプレゼンやるぞー！
晴れ続きで絶好調！
サッ
青いワンピ
PC

青、水色、白、グレーなどの寒色系の服は、着ているだけで副交感神経に働きかけてくれます。緊張する会議がある、人前で発言する機会があるなど、交感神経が振り切れることが予想される日は、寒色系の服を味方につけて。ソワソワ**焦る気持ちを服の色で落ち着かせましょう**。

朝の行動で

自律神経の総合力をアップ

就寝中は、副交感神経がかんばる時間帯。目覚めたら、活動モードの交感神経にバトンタッチしたいのですが、この切り替えがうまくいかない人が多いのです。

朝、自律神経の切り替えがうまくいかないと、一日中、調子が出ないで終わる確率が高いことが研究でわかっています。交感神経をＯＮにする朝の行動は、かなり大事です。

のびのび体操で、体のスイッチをON

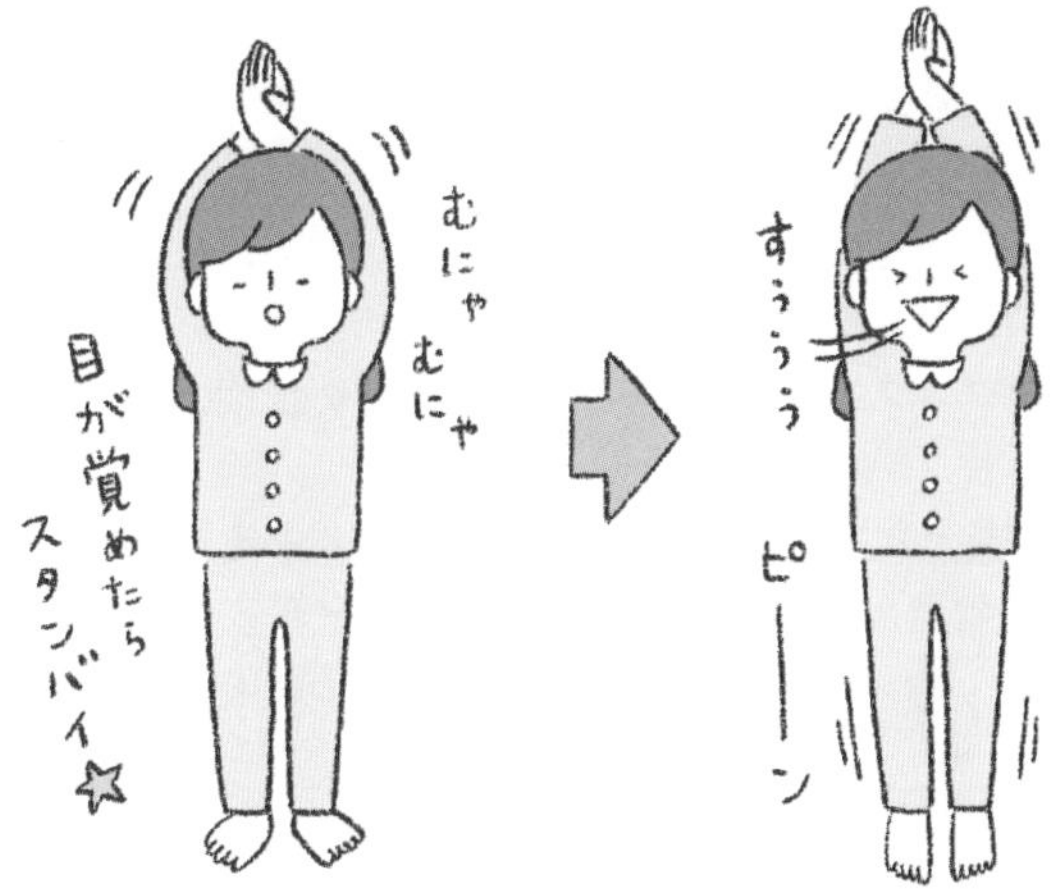
目が覚めたらスタンバイ☆
むにゃむにゃ
すううう
のびるーー
きもちいい～
ピーーン

❶ 頭の上で手をクロスさせる
ベッドや布団で寝たまま行います。まず仰向けになり、頭の上で手をクロスさせ、手のひらを合わせます。

❷ 息を吸いながら、伸びる
合わせた手のひらを肩甲骨からググッと引き上げるイメージで、息を吸いながら体を気持ちよく伸ばします。

朝の目覚めは快適ですか？　目覚まし時計のスヌーズ機能で、寝ているのか起きているのか宙ぶらりんな状態のまま、朝の10分20分をムダに過ごしてはいませんか？
その10分20分を朝のゆとりに回せれば、1日を気持ちよくスタートできます。そのためにも「寝起きストレッチ」。体の細胞を目覚めさせ、気持ちが前向きになり、布団から出るのがラクになりますよ。

小林先生アドバイス

**自律神経にとっても、早起きは三文の徳。
ストレッチが快適な目覚めを手助けします。**

お水を１杯、一気に飲み干す

布団から出たら、まっすぐキッチンへ。軽く口をゆすいで口腔内の雑菌をクリアにしてから、コップ１杯の水をゴクゴクと一気に飲み干します。水の温度はお好みでＯＫです。

胃に溜まった水が重みになって、胃の下にある腸にドボンと刺激を与えます。それが腸に朝を知らせるスイッチになり、腸も目覚めて活動を開始します！

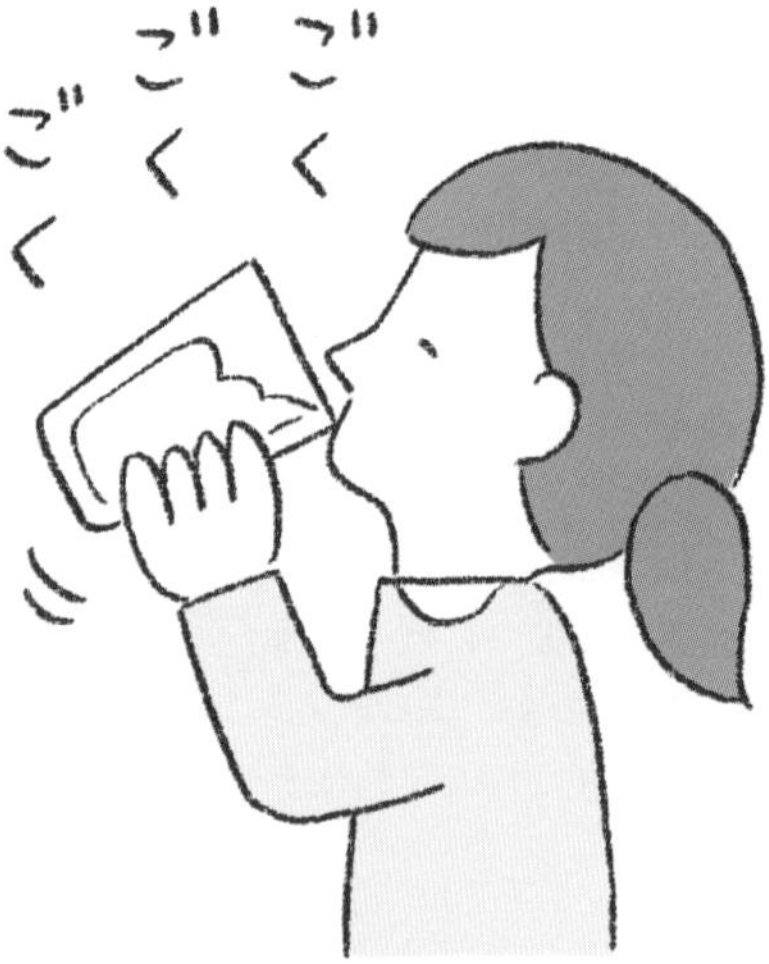

朝ごはんをちゃんと食べる

朝食は1日の食事の中で、いちばんボリュームがあってもいいくらいです。朝食をとる習慣のない人は、ヨーグルトだけやバナナだけでもいいので、食べることから始めましょう。

食べることで体内時計が正常になり、眠っていた交感神経も動き出します。**血流もよくなって、体の調子が整うので、日中のパフォーマンス力もアップします。**

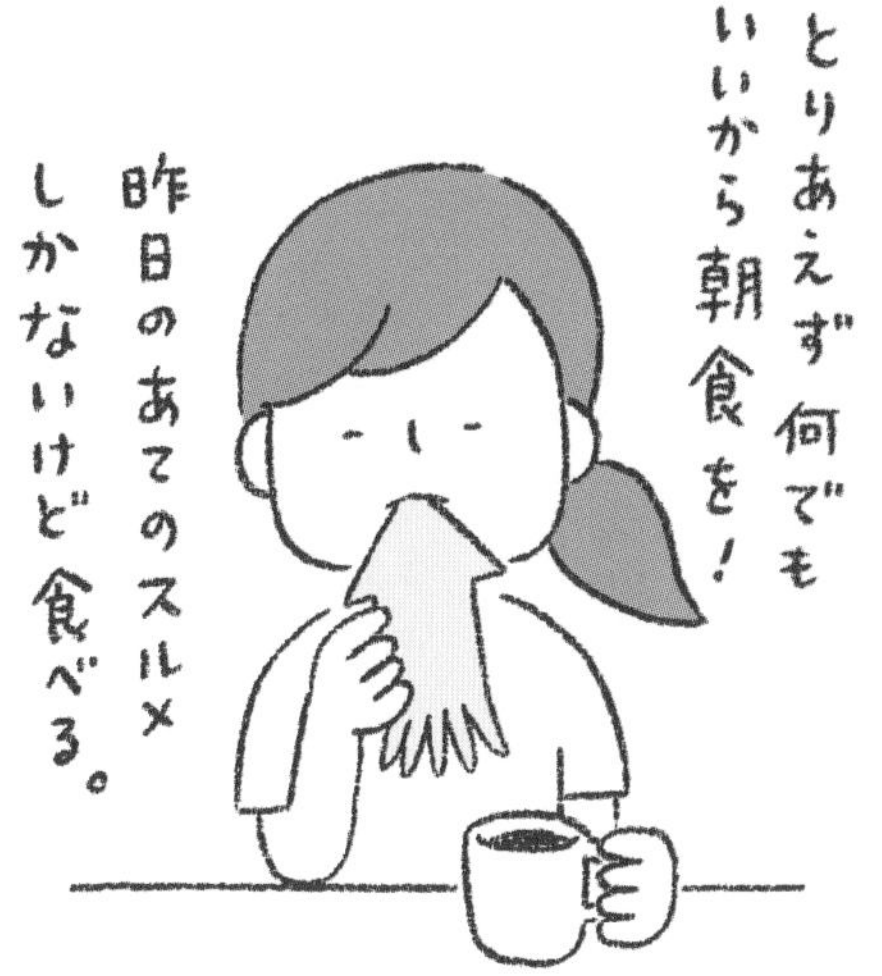
とりあえず何でもいいから朝食を！
昨日のあてのスルメしかないけど食べる。

日中の行動で

自律神経の総合力をアップ

学校や会社など、昼間は集中したり緊張したり、ストレスのかかる環境に身を置く人が多いでしょう。ノートをとったりパソコンに向かうとき、猫背になると呼吸が浅くなります。集中、緊張、浅い呼吸、これらはすべて交感神経をさらに働かせる要因に。交感神経はちょっとしたことでも過剰に働くものだから、日中は体をリラックスさせるアプローチが必要になります。

30分〜1時間に1回は体を動かす

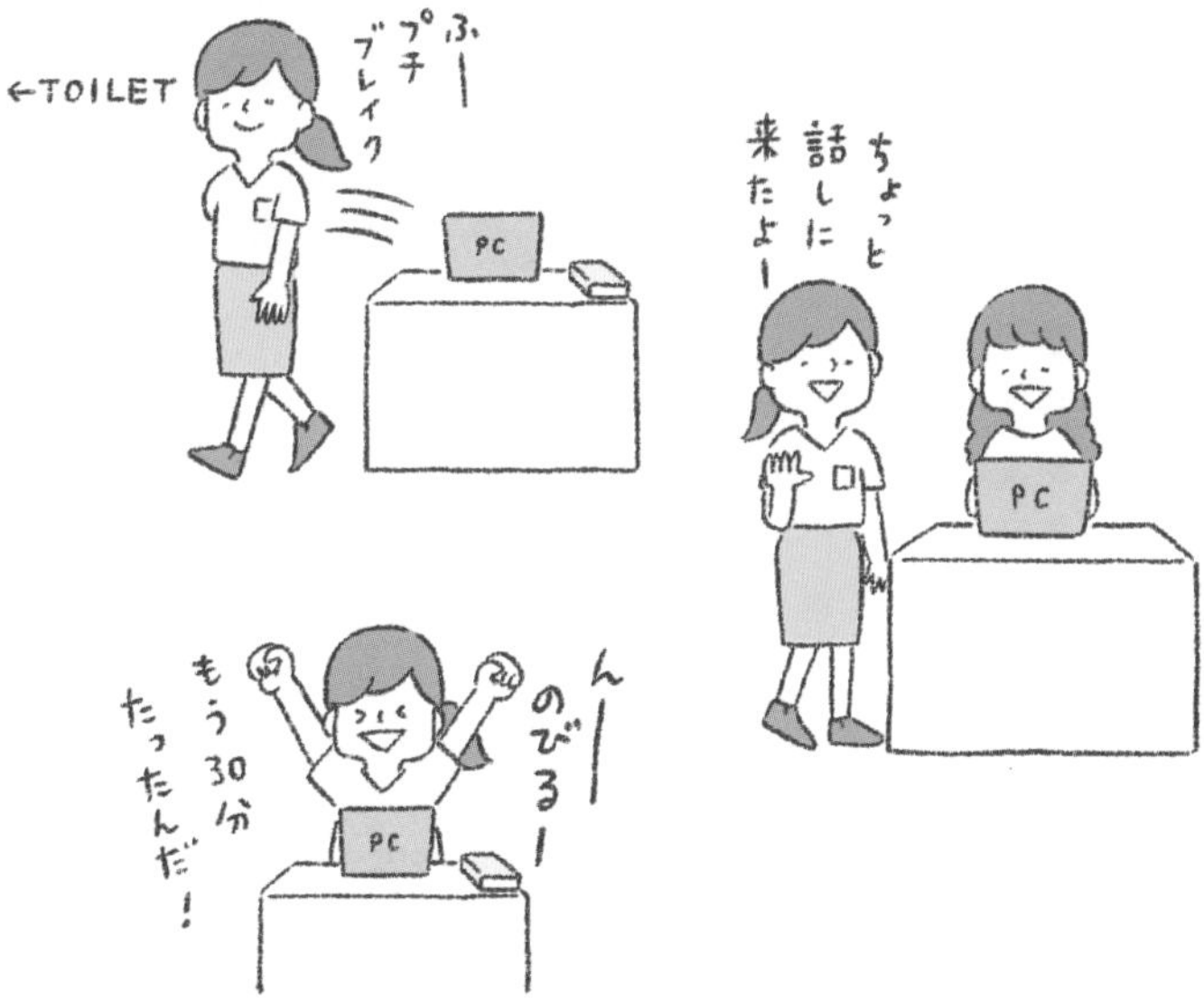
←TOILET
ふー
プチブレイク
PC
ちょっと話しに来たよー
PC
もう30分たったんだ！
んーのびるー
PC

仕事で集中が続いたり、時間に追われるストレスにさらされ続けると、交感神経のメーターが振り切れてしまいます。すると、ちょっとしたことにもイライラするなど心の余裕が失われ、それがときには、対人関係のトラブルにまで発展することも。交感神経の暴走を食い止めるために、短い休憩をとりましょう。スマホのタイマー機能などを活用し、できれば30分、長くても1時間に1回は、プチ・ブレイクタイムをとるようにしましょう。席から立って少し歩く、座ったまま体を伸ばす、それだけでかまいません。

小林先生アドバイス

プチ休憩に自律神経を整える146〜151ページのエクササイズを取り入れると効果的です。

\ ブラブラエクササイズ❶ /

腕を大きく前後に気持ちよくスイング

❶腕の力を抜いて、足を肩幅に開いてまっすぐに立つ。
❷体幹（体の中心）がブレないように意識しながら、胴体を右、左と前後させ、その動きに引っ張られるように腕を前後にスイングさせる。
※振り子の要領で、腕は自然に動くのに任せます。

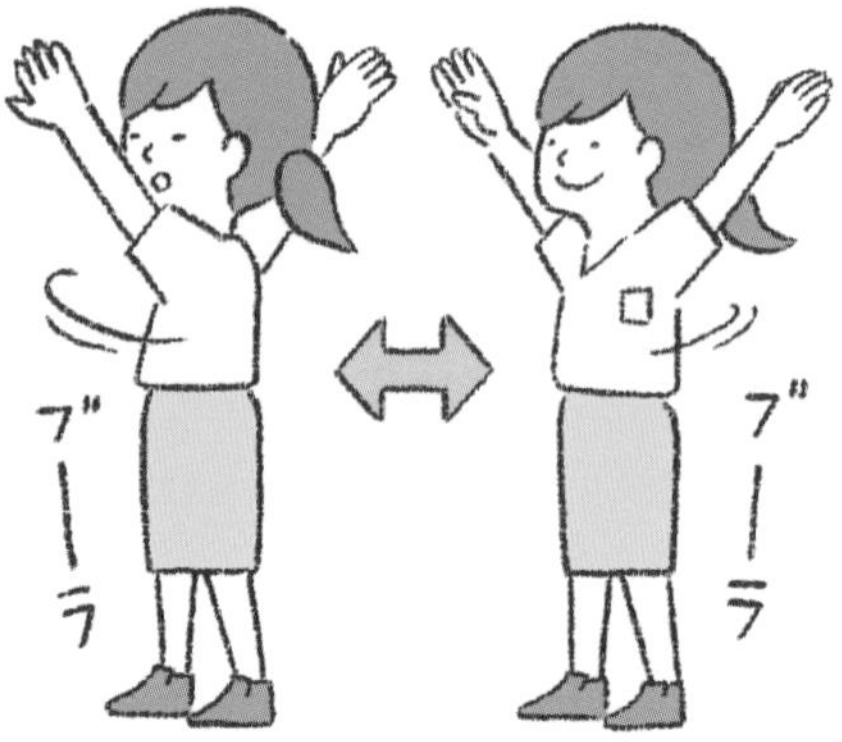

\ ブラブラエクササイズ❷ /

腕を左右交互に大きく振り上げる

❶腕の力を抜いて、足を肩幅に開いてまっすぐに立つ。
❷体幹（体の中心）を軸にして胴体を左右に揺すり、その動きに連動する形で腕を左右に大きく振り上げる。
※腕が先行して動くのはＮＧ。体幹の動きに引っ張られるように腕を振り上げます。

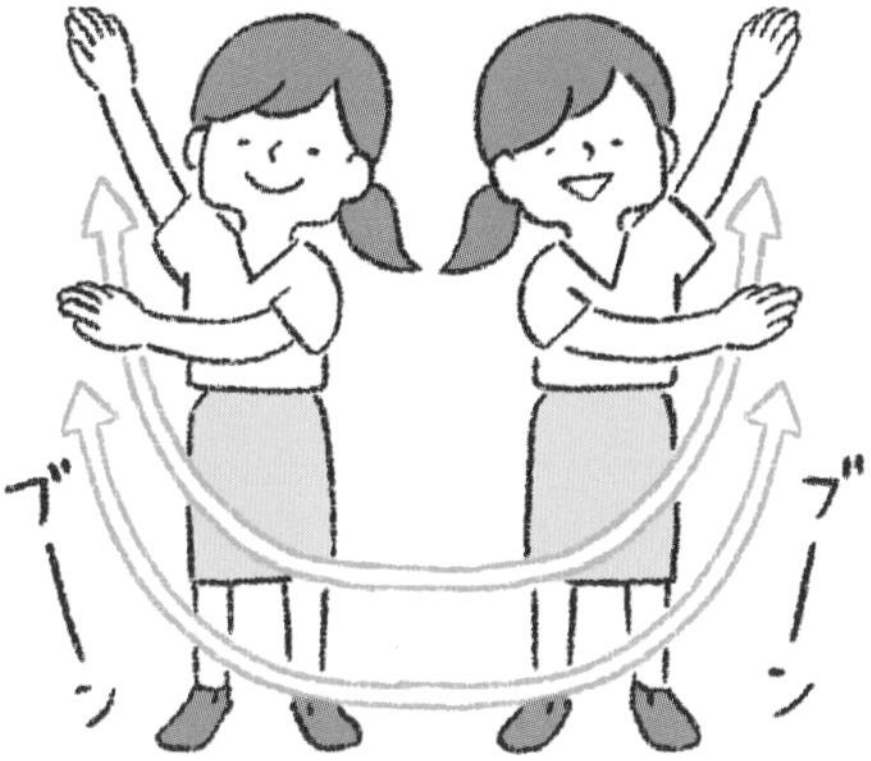

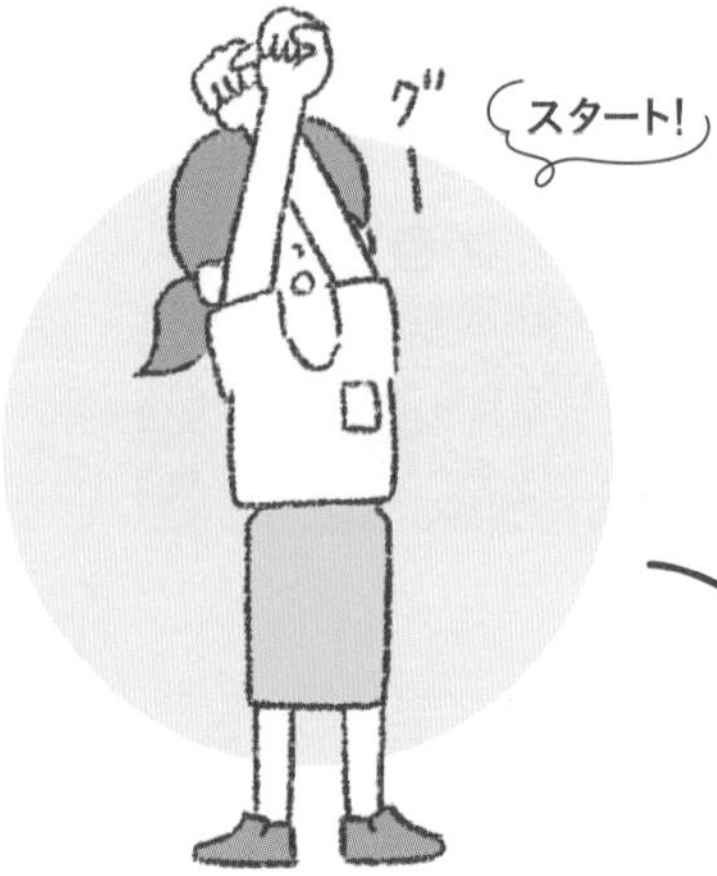

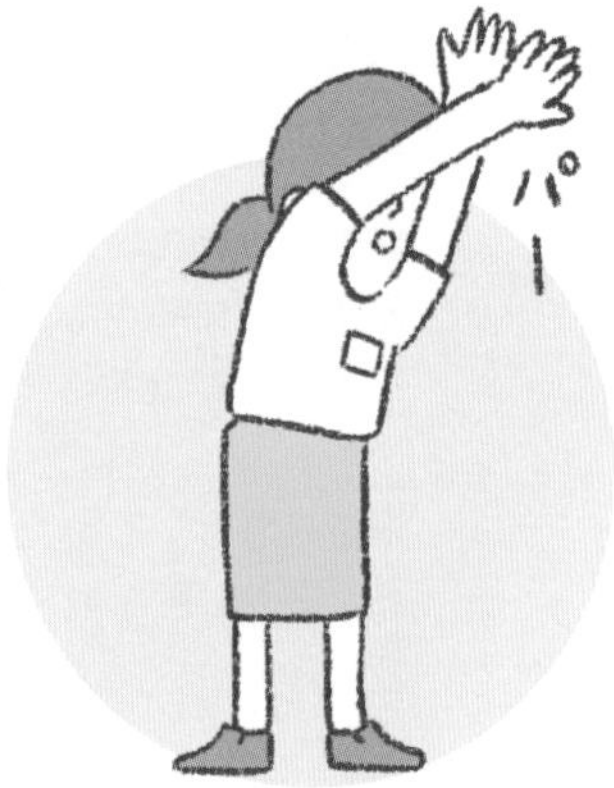

グーパー体回し

グーパーしながら
体をぐるり一周

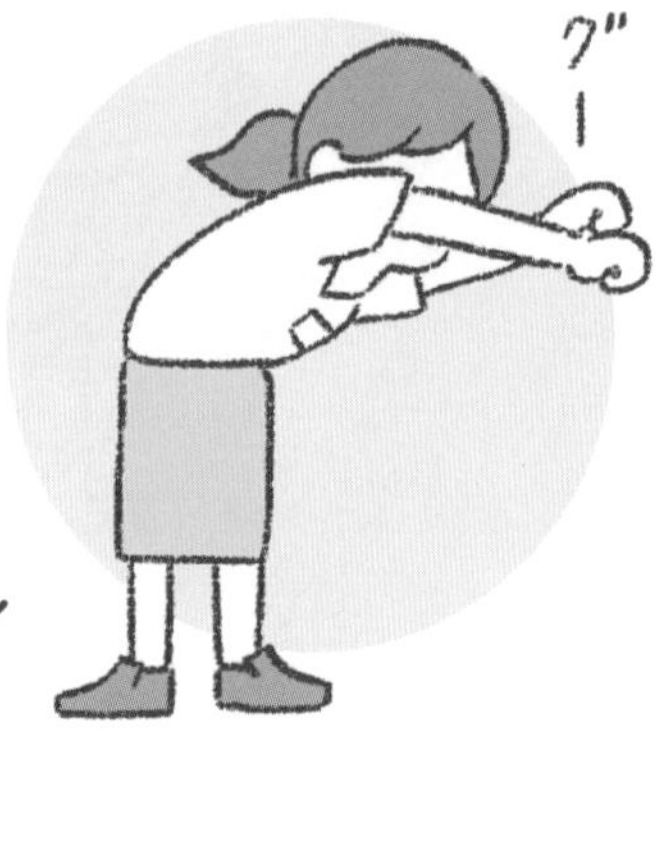

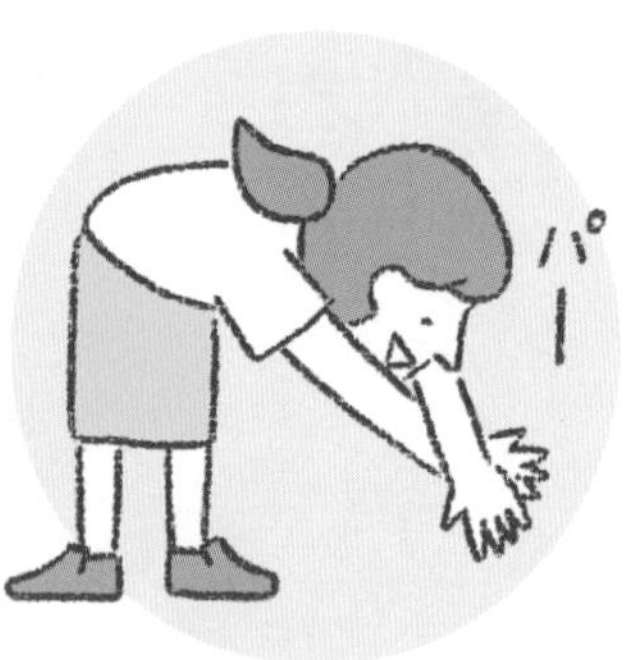

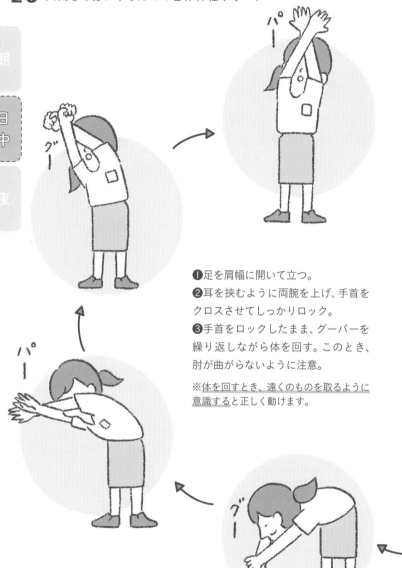

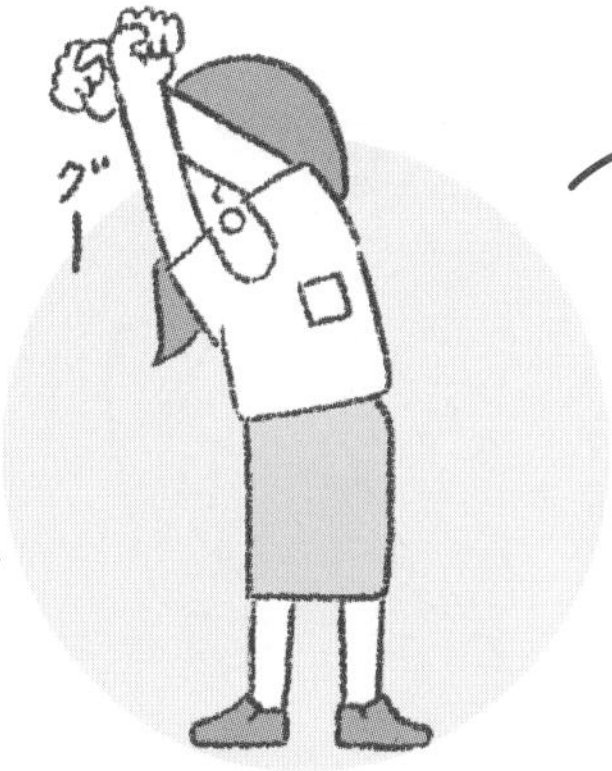

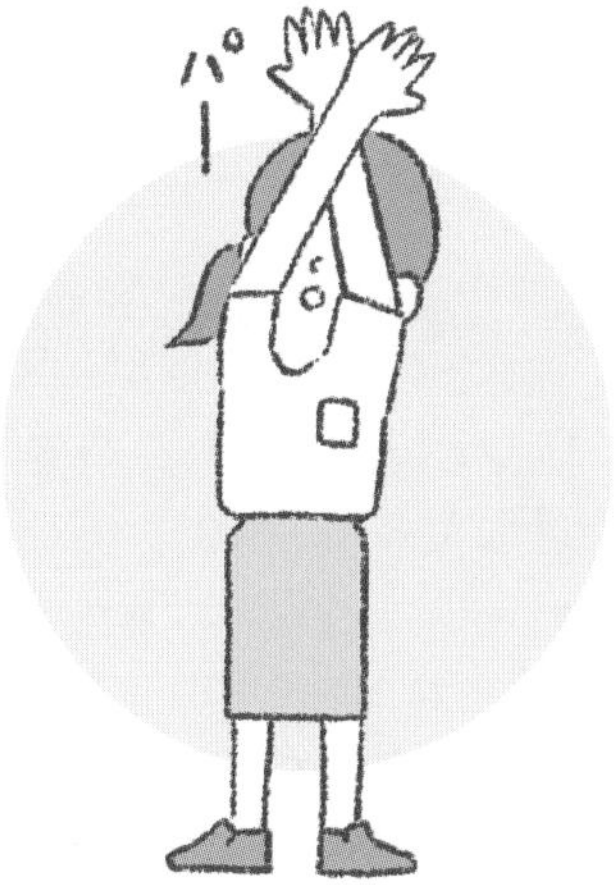

❶足を肩幅に開いて立つ。
❷耳を挟むように両腕を上げ、手首をクロスさせてしっかりロック。
❸手首をロックしたまま、グーパーを繰り返しながら体を回す。このとき、肘が曲がらないように注意。

※体を回すとき、遠くのものを取るように意識すると正しく動けます。

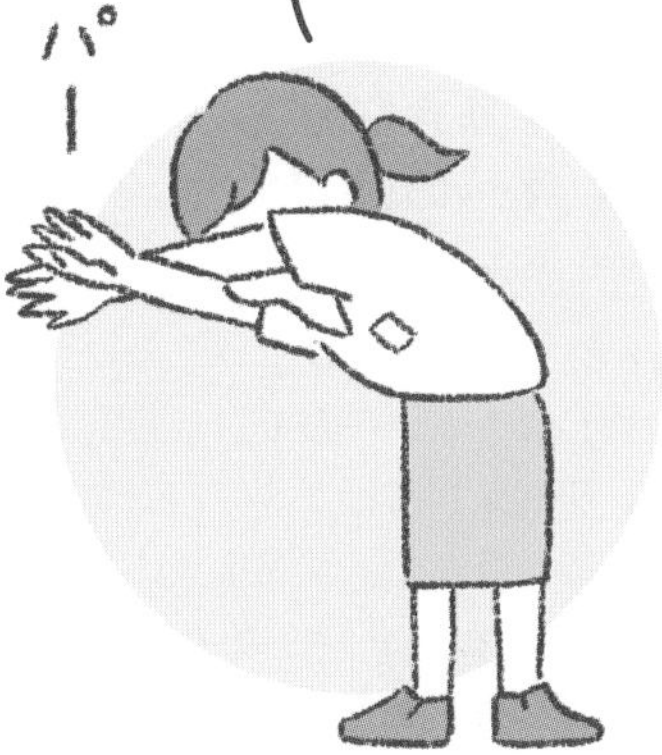

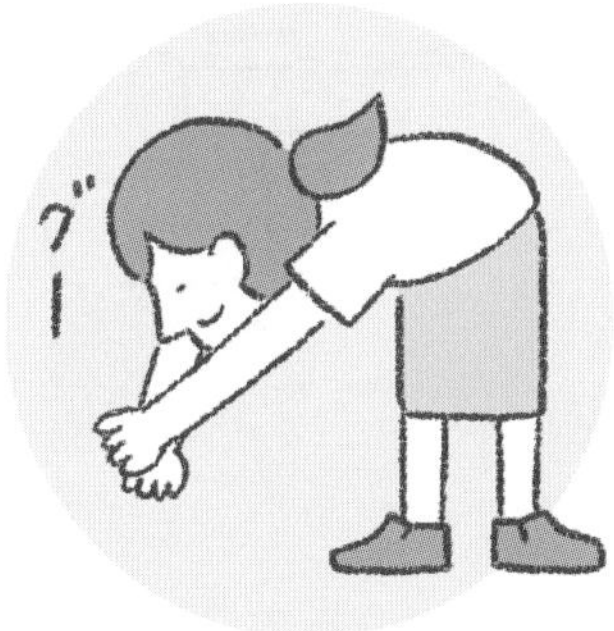

エクササイズ！

ふくらはぎマッサージ

リンパと血液の流れを促してすっきり

足首から膝に向けて、指先を添える程度のやさしい力でマッサージ。リンパや血液の流れがよくなるイメージを持ちながら行う。
※血流悪化予防に、デスクワークなど座っている時間が長い人に特におすすめ。

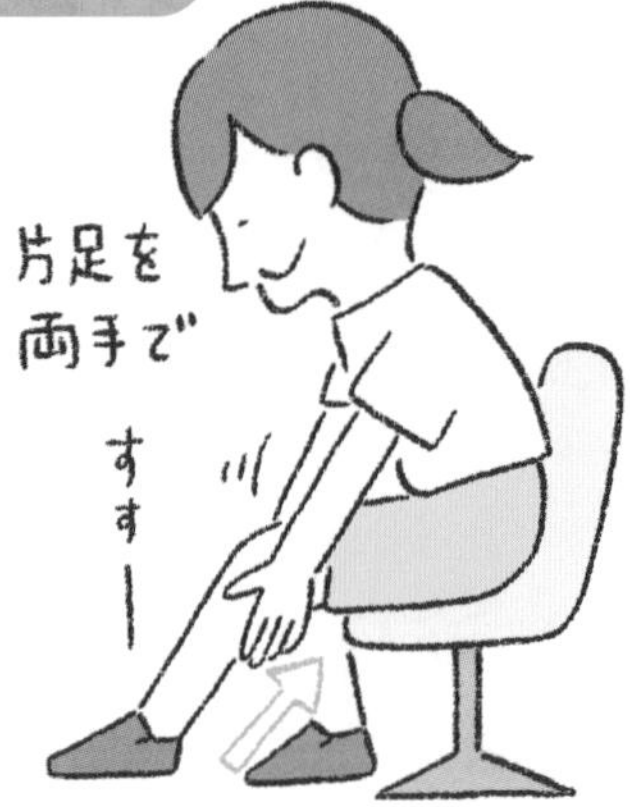

指先ひっぱりストレッチ

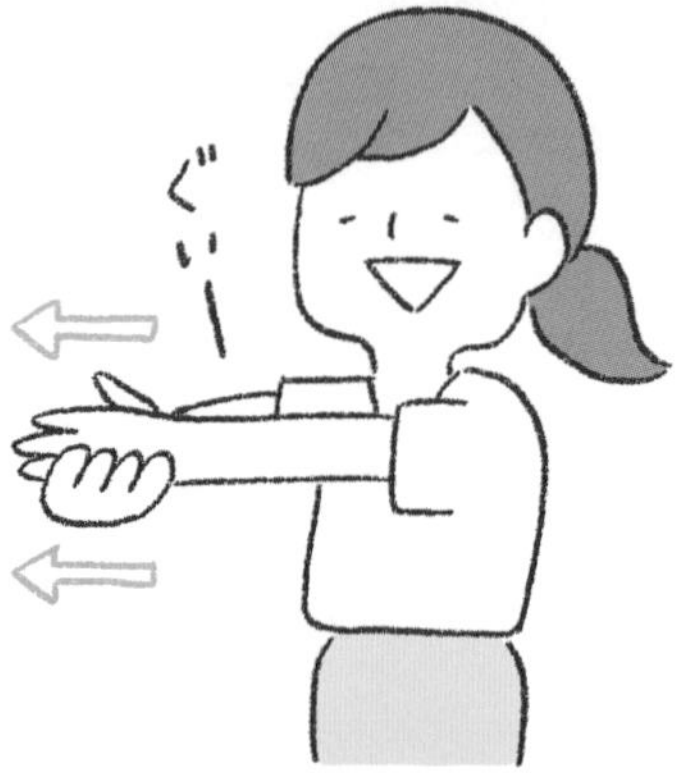

地味な動きながら上半身への効果大！

伸ばした腕の指先をつかみ、肩が気持ちよく伸びているのを感じるくらいの力で引っ張る。左右交互に行う。
※とても簡単に、周囲を気にせず行えるストレッチながら、腕、背中、わき腹と広範囲にアプローチできます。

座ったままできる

手首揺らし

手首ゆらゆらで副交感神経アップ

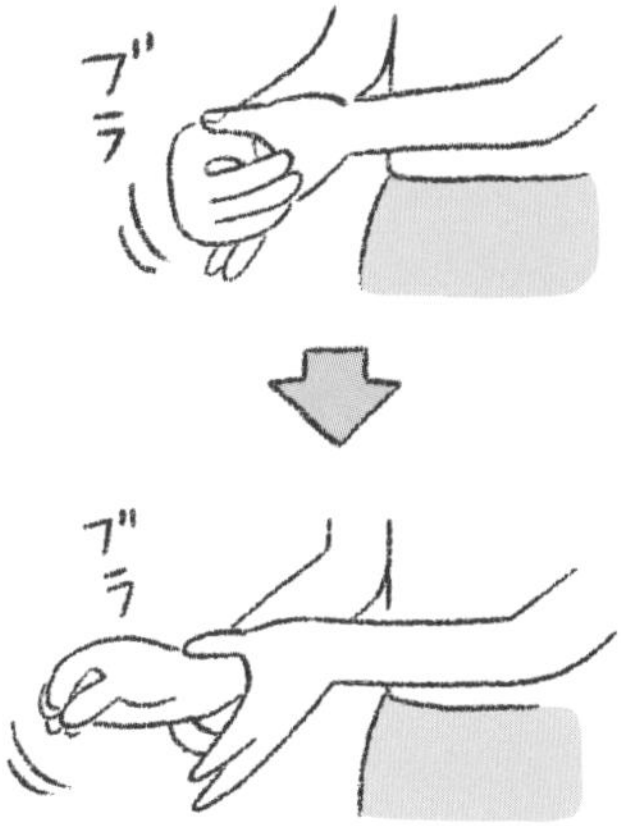

❶ピンポン玉をやさしく包みこむイメージで、手を軽く握る。
❷反対の手を手首に添えてサポートし、手首を内→外→内→外とゆらゆら揺らす。※時間の目安は、左右30秒ずつくらい。わずか1分ででき、効果の高いエクササイズです。

上体伸ばし

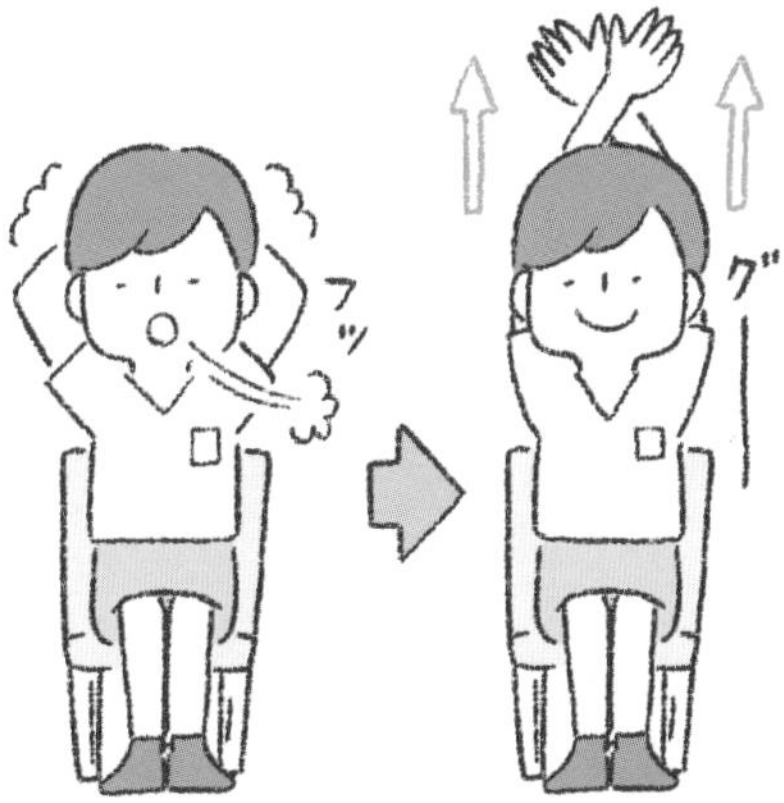

肩周辺の緊張を一気に緩めてラクに

❶両手を上に伸ばし、手首を交差させてロック。
❷息を吸って4つ数えながら、肩甲骨から伸び上がる。
❸息を吐き、一気に脱力。
※普通に伸びをするよりも全身に酸素が行きわたり、リフレッシュ効果が高いです。

こまめに水を飲む

胃腸への刺激で副交感神経を高める

交感神経が高まりがちな日中は、血流が悪くなりやすいです。

手軽に副交感神経を働かせる方法が水を飲むことです。とても簡単です。少量でいいので、水をこまめに摂取することは便秘の予防やむくみ防止にもなります。また、仕事で緊張してしまっているときも交感神経が優位になり、軽い脱水状態になることで、血流が悪化しがちです。緊張を落ち着かせたいときにも、水を飲みましょう。

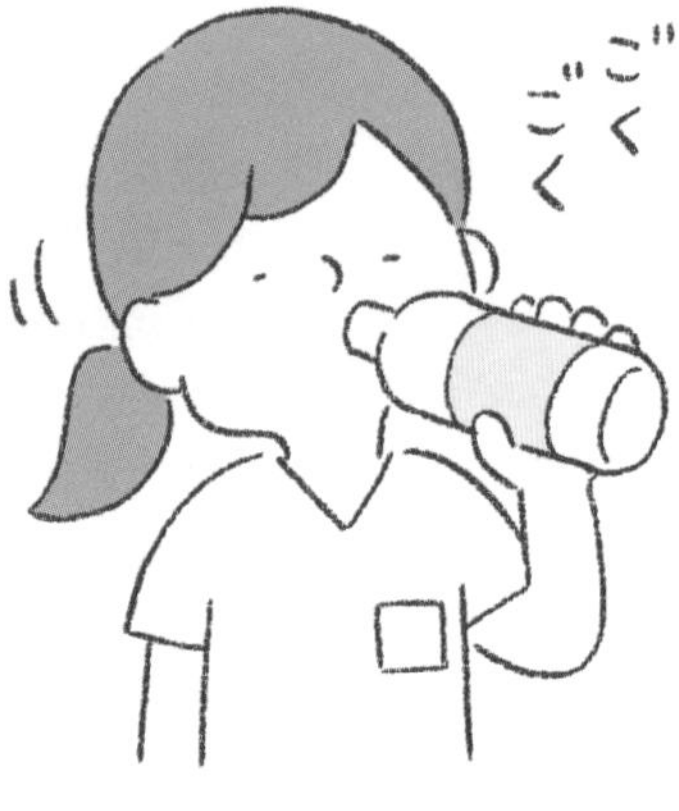

空を見上げる

下より上を、天井より空を見る

上空を見上げるリラックス効果に加え、上を見ると自然と深い呼吸になります。**空が見えればいちばんですが、見えない場所でも効果はあります**。考えごとをしているとき、エレベーターでの移動中、ひとりの時間にふと見上げるクセをつけましょう。

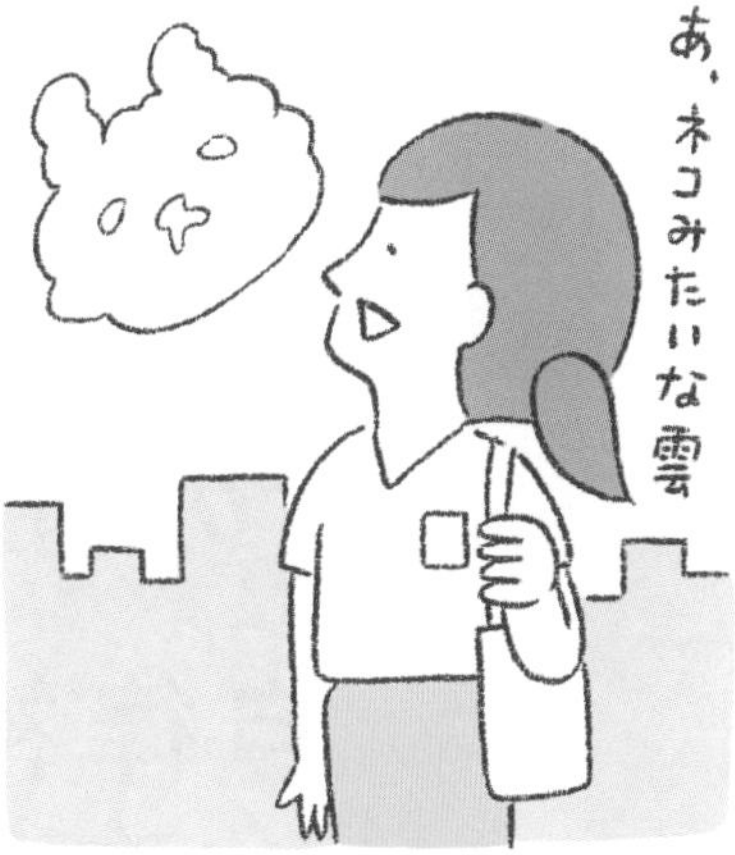

鏡でにっこり

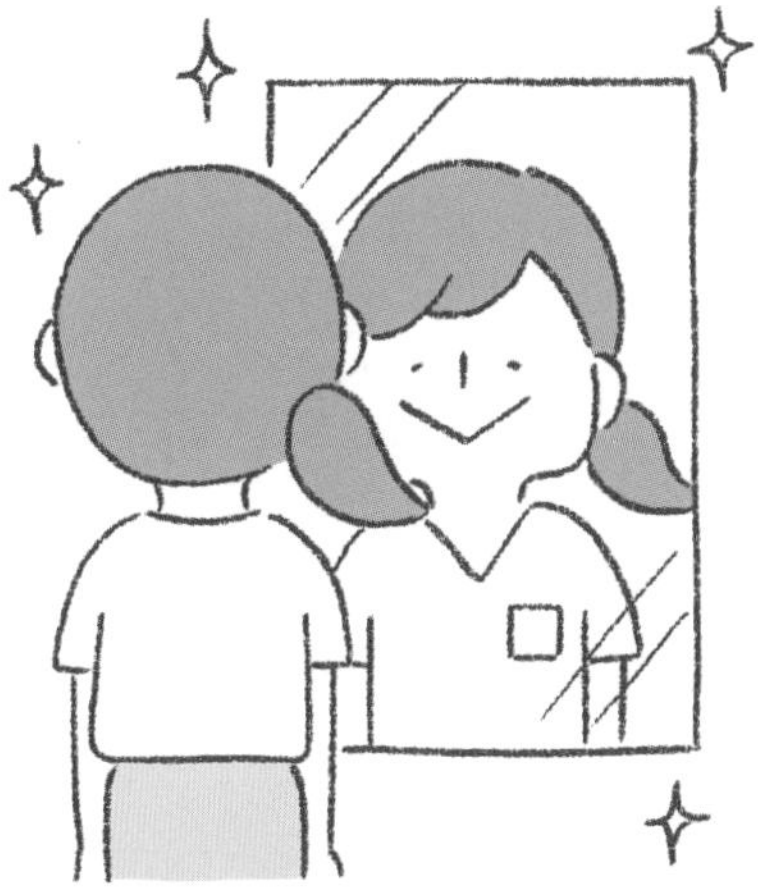

つくり笑いでもリラックスできる

心と体はつながっているというのは本当で、**口角をキュッと上げて笑顔をつくるだけで、副交感神経を刺激することができます**。鏡を見たら、にっこり。

眉間にしわを寄せるより、口角キュッで仕事の能率もアップしますよ。

夜の行動で

自律神経の総合力をアップ

夜は、日中にめいっぱい働いた交感神経を徐々に休ませて、副交感神経の働きを高め、心身ともに質のいい眠りへの準備をしていく時間帯。質のいい睡眠は自律神経のバランスを整えるのに欠かせませんし、寝ている間に体のメンテナンスがしっかり行われることで、日中を元気に過ごすことができるのです。だから、1にも2にも、リラックス。太陽が沈んでからはゆったりとした気持ちで過ごすようにしていきましょう。

1：2呼吸法

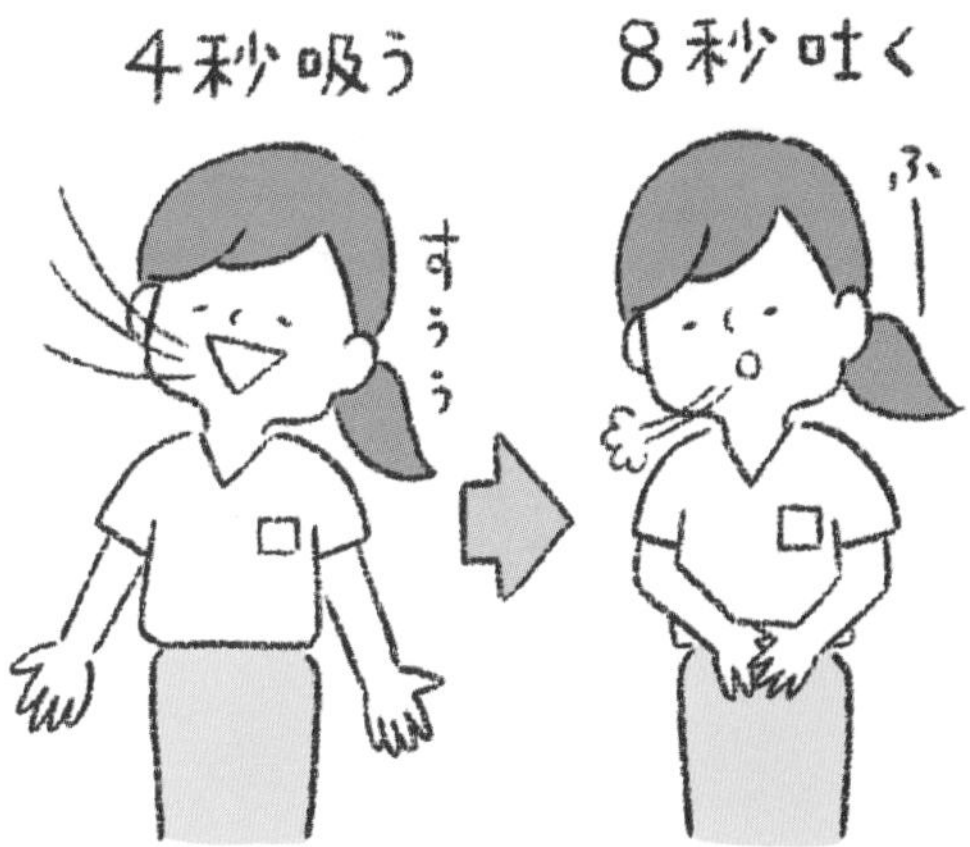

吐く息長めで全身の緊張が緩む

４秒吸って８秒吐くなど、だいたい１：２のリズムになるように深呼吸します。集中、緊張、焦り、イライラなど交感神経が働いているとき、呼吸は浅くなりがち。だから、意識的にゆったりとした呼吸を取り入れて、副交感神経を高めます。

日中は交感神経が優位ですが、夜に向けて副交感神経の働きを高めていきたいところ。呼吸はどこでも気軽にできるいちばんいい自律神経サポート法です。仕事が終わった後や帰りの電車やバスの移動時、帰宅後の玄関などで取り入れてみてください。目を閉じるとさらにリラックス効果が高まります。

自律神経は規則正しいリズムが大好きです。余裕があれば「1：2呼吸法」を３回繰り返してみましょう。

ぬるめのお湯で全身浴→半身浴

血流をスムーズに。よい眠りへといざなう

さまざまな入浴法を試した結果、39～40度のぬるめのお湯で、**最初の5分は肩まで、次の10分は半身浴をする入浴法**が、交感神経から副交感神経への切り替えがもっともスムーズだとわかりました。お湯の温度が熱すぎると、副交感神経へスイッチできません。

よりリラックスしたい場合には、目から入る情報を遮断できる「消灯入浴」やアロマなど香りによる癒やしも効果的です。

お風呂から上がったら、水を1杯。水分補給をお忘れなく。

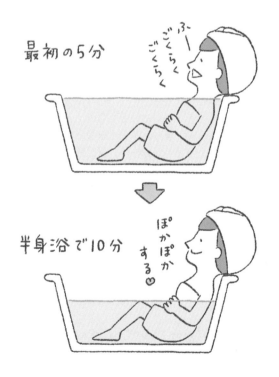

指先タッピング

やさしくトントンで眠りの質を上げる

ベッドに入ったら、さらに**副交感神経を優位にする指先タッピング**で、眠りに入りやすい態勢を整えましょう。やり方は簡単。人差し指、中指、薬指の腹を使って、おでこからあごまでトントントントンとやさしいリズムとタッチでタッピングします。時間の目安はそれぞれ30秒程度。[おでこ→眉の上・眉間→こめかみ→目の下・頬→鼻の下→あご]の順番で行います。力加減は、肌に触れる程度。強すぎる刺激は逆効果なので要注意。

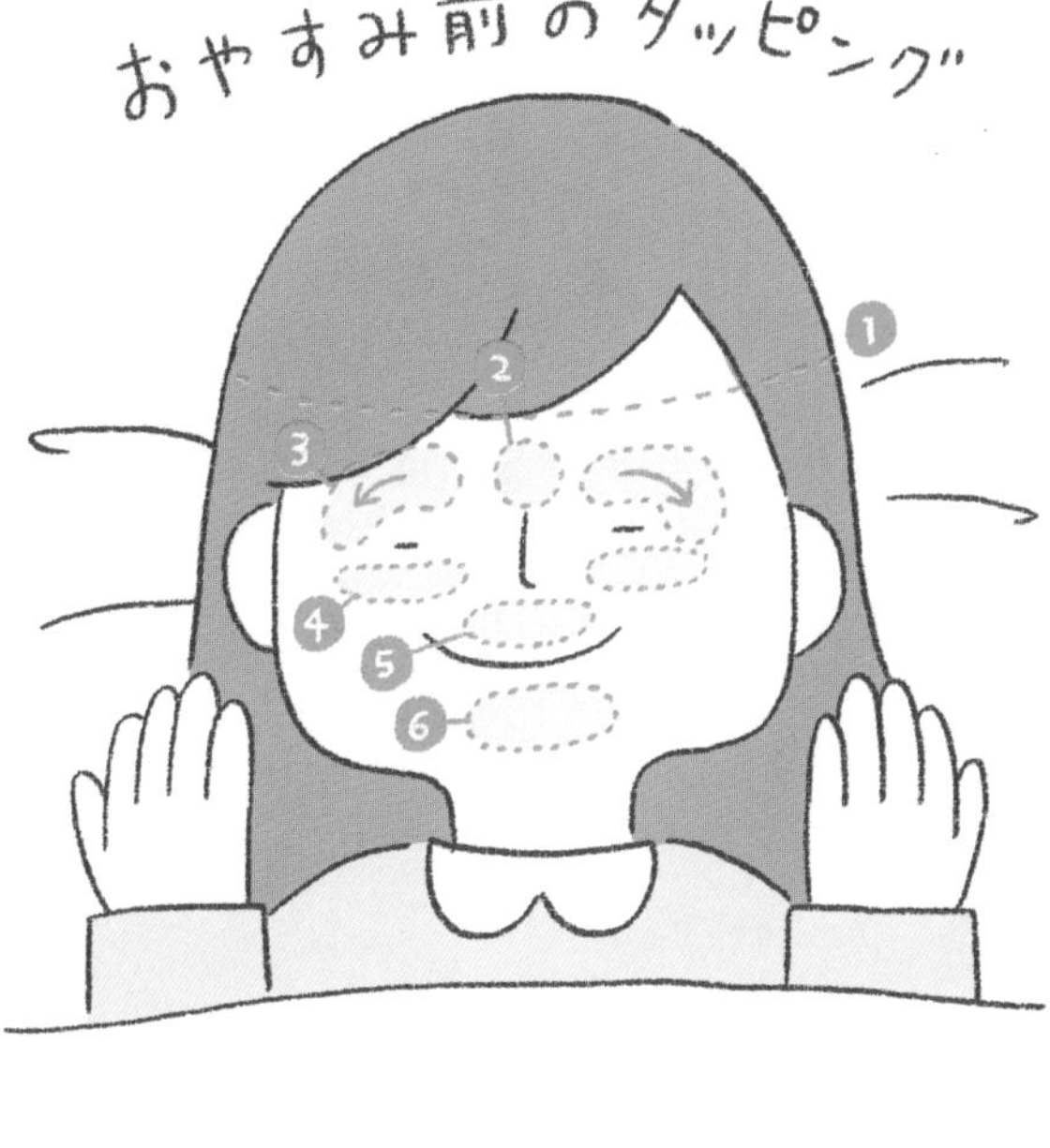

それでも低気圧不調が出てしまったら症状別に対処しよう

日頃から自律神経の働きを意識して、高いレベルでバランスが取れるようになっていくと、気象に関連した不調はかなり軽減されるはずです。
でも、そうはいっても、忙しさから対策が後手に回ったり、強いストレスを抱えていて対策どころではなかったりとなかなか。

調子のいい日ばかりではないからこそ、自分の弱点に生じやすい不調がどうして起こるのか、その原因やメカニズムを知って、どうすれば症状が緩和するのかという知識を蓄えておくことが、３６５日を少しでも快適に過ごすためには必要です。

次のページからは、気象病のお悩みトップ3に入る頭痛、日常生活と密接に関わるめまい・耳鳴り、多くの人が悩む首こり・肩こり、秋から冬にかけて気分が落ち込む季節性感情障害について解説していきます。

さらに、気象とは少し離れますが、気圧変化という意味では気象病と同じかそれ以上に体に与える影響が大きいと考えられる、高層オフィスで働いたり高層階に住んでいる人向けの〝通勤高山病〟、飛行機、新幹線での移動が多い人向けの〝出張低気圧〟についても取り上げます。

各項目には、お悩みの軽減に役立つ［処方せん］をつけました。

気になる症状は、その方の弱点でもあるので、これをきっかけにできることから取り組んで、少しでも弱点が克服できるように日々の生活に取り入れてみてください。

ぐずつく天気と気温の
上昇でズキズキ

片頭痛

特　徴

- 頭の片側、または、両側がズキズキと痛む。
- 片頭痛が起こる数時間前から直前に、目の前がキラキラする、生あくびが出る、ギザギザ模様が見えるなど、その人なりの前兆がある場合も。
- 体を動かすと、ズキズキがより一層ひどくなる。
- ゲリラ豪雨のような急な悪天候、急激な気温上昇、台風など低気圧の接近時にズキズキ痛む。

対処法

- 動くと痛みが増すので静かに過ごす。
- 血行促進はズキズキ悪化のもと。
入浴は控えて、シャワーだけに。
- こめかみを冷やして血管の拡張を抑え、痛みをやわらげる。
- パソコンやスマホはオフにして、音や光の刺激を遠ざける。
- 可能なら、うす暗くした部屋で横になって体を休める。
- コーヒーなどのカフェインを摂取すると症状がやわらぐ。

片頭痛で悩むのは、男性より女性のほうが圧倒的に多いといわれています。30代に限ってみれば、片頭痛で悩む女性は男性の4倍近くになるというデータも。低気圧不調のいちばんの悩みも、やはり、片頭痛です。

片頭痛は、何らかの原因によって拡張した脳の血管が神経を刺激し、それがズキズキとした痛みとなって現れます。

脳の血管を拡張させる原因のひとつが、お天気です。お天気的にいえば、気温が上がった日も、気圧が下がった日も、起こり得るのが片頭痛。敵はなかなか手強いのです。

気温が上がったときは体調も安定すると考えがちですが、体は急な変化に対応するのが苦手。よって、不調も起こります。

低気圧の接近前は南風の影響で、前日と比べてグッと気温が上がります。

すると、体内の発熱を抑えようと副交感神経が強く働き、血管が拡張します。広がった血管が神経を刺激すればズキズキと痛む片頭痛に。

気圧が下がったときも、副交感神経が優位に働き、血管が拡張します。最近の研究では、気圧の変化をキャッチするセンサーが耳の奥の内耳にあることも分かっています。また、台風が接近する前の、気圧が標準大気圧（1013ヘクトパスカル）よりも6～10ヘクトパスカル下がったときにもっとも片頭痛の発症する頻度が高いという報告もあります。

片頭痛が発生する頻度は月に2～4回くらいが一般的で、月15回を超えると慢性片頭痛と呼ばれるようになります。

片頭痛が起こる前に、目の前がキラキラするなどの予兆を感じる人も多くいます。

できれば、その時点で音や光など外部からの刺激をできるだけ遠ざけるのが得策。

スマホやパソコンは画面からの強い光が刺激となるので、片頭痛の予兆を感じ始めたら極力見る時間を少なくすることが予防策になります。

それでもズキズキが始まってしまったら、カーテンを引いた薄暗い部屋で、横になって休むのがいちばんです。

目から入る光の刺激が頭痛をよりひどくすることがあるので、横になれない場合でも、目を閉じて静かに過ごすようにしたいもの。

目の疲れについては、片頭痛のないときは目元を温めて血行をよくすることが眼精疲労からくる頭痛の予防に役立ちますが、片頭痛が起きているときは目元を温めるのは血流を促進するので逆効果。

片頭痛の対処法

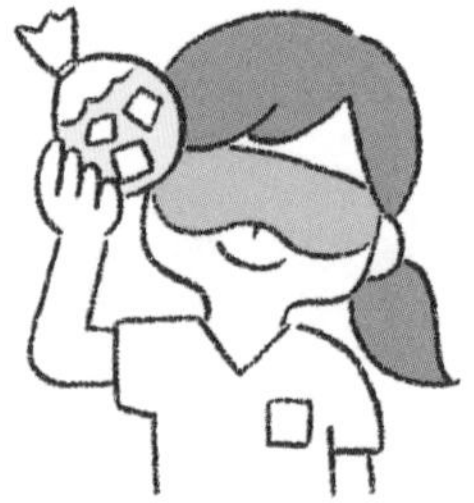
アイマスクをつけて
こめかみを冷やす

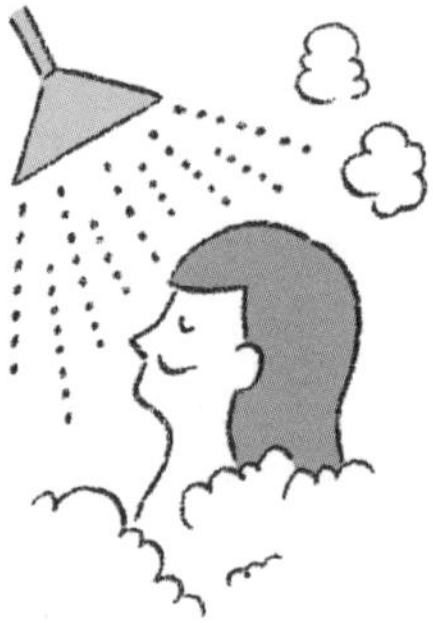
シャワーだけ!

片頭痛が起きたら、横になって目を閉じ、体を休めるのがいちばんです。このとき「動く」「温める」「入浴する」などの血行促進するような行動はＮＧ。痛みを緩和するためには、「冷やす」「カフェインを摂取する」といった血管を収縮させる対処をしましょう。
片頭痛持ちの人は水分不足で血行不良が起きている可能性があります。こまめに水分をとることを意識してみてください。

こめかみを冷やして血管の拡張を抑えるようにすると、片頭痛の痛みがやわらぐことがあります。

同様に、入浴で体を温めると全身の血行を促進してしまうので、片頭痛のある日の入浴は控え、シャワーだけですませるようにします。

また、吐き気をともなうほどひどい片頭痛のときを除き、コーヒーや緑茶など、血管の収縮作用があるカフェインを含む飲み物を飲むことで、症状が緩和することがあります。

片頭痛持ちの人はそうでない人と比べ、水分不足が片頭痛を誘因することも。日頃からこまめな水分補給を心がけることは片頭痛対策にもなるうえ、お水を飲むことで副交感神経が刺激され、リラックス効果も得られますよ。

頭をギューッと締めつけられる

緊張型
頭痛

特　徴

- こめかみをぐるりと一周するように、頭全体が痛む。
- 目の疲れ、肩こりや首こりが原因となることも多い。
- 朝晩の冷え込み、急激な気温低下、
  気圧の変化時に頭が締めつけられるように痛む。

対処法

- ぬるめのお湯にのんびりつかる。首や肩を温める。
- ウォーキングなどの軽めの運動をして血行を促進させる。
- ストレスを手放す。
- マッサージなどで首・肩こりをほぐす。

緊張型頭痛の大きな原因は、ストレスだといわれています。

ストレスとひと言でいっても範囲は広く、家庭や職場の環境や人間関係などからくる精神的ストレスもあれば、長時間、同じ姿勢を続けることによって起こる筋肉の緊張からくる身体的ストレスもあります。

また、ジメッとした空気が体にまとわりついたり、強風にさらされたりなど、不快だと感じる状況がストレスを生むこともありますし、ゲリラ豪雨のような天気の急変も体にとっては大きなストレスになります。

お天気的な要因がないときに起こる緊張型頭痛は、首・肩周辺の筋肉のこわばりが大きな原因です。

メカニズムとしては、長時間、同じ姿勢でいたことによって首・肩周辺の筋肉が収縮↓その部分の血流が悪くなり、肩こりや首こりが発生↓後頭部へつながる筋肉が緊張し、そこから広がるように頭全体が痛む、というイメージです。

もともと肩こりや首こりがある人の場合は、気温が下がったり気圧が急変化した際、交感神経の働きによって血管が収縮してさらに血流が悪くなり、これが引き金となって緊張型頭痛を発症することが考えられます。

天気の急変そのものをストレスに感じる場合には、より一層、交感神経の働きを高めてしまうこともあるかもしれません。

そのくらい、ストレスというのは厄介なのです。

ストレスが積み重なればそれが不眠につながり、寝不足は頭痛を悪化させる要因にもなります。

環境や人間関係におけるストレスは、その原因を根っこから断ち切ることができればいいのですが、現実的にはなかなか難しいと言わざるを得ません。

そうであるならば、自分なりのストレス解消法を持っておくことが解決策への近道です。

ストレス解消法として手軽に取り入れられて、かつ、高い効果を望めるのが、入浴とお散歩です。

入浴では、お湯につかって気持ちいいと感じることだけでも緊張が緩み、リラックス効果が得られます。

さらに、好きな香りの入浴剤を使うことでリラックス効果を高めることができるでしょう。

疲れすぎてもう何も考えたくないというときは、バスルームの電気を消して「消灯入浴」を試してみてください。

目から入ってくる情報が遮断され、ポチャンというお湯の音やお湯が肌に当たる感覚などに自然と意識を向けることができ、瞑想に近いリラックス効果が

緊張型頭痛の対処法

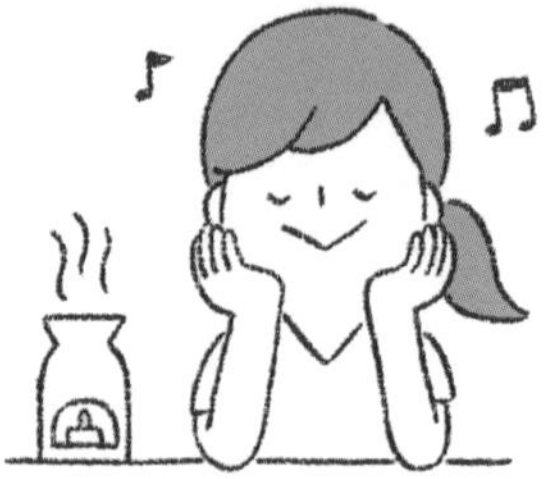
アロマをたいたり
音楽をきく

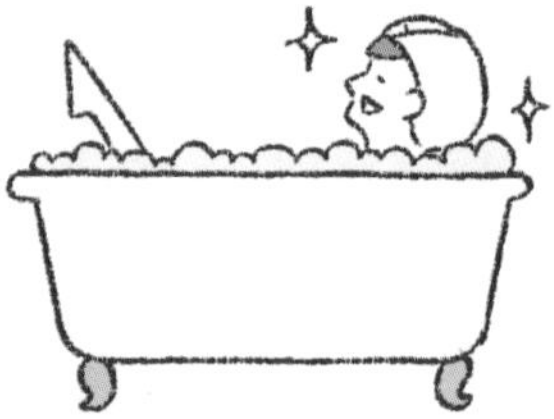
お風呂につかって
血行促進

緊張型頭痛が起きたときは、片頭痛とは逆で血管を拡張するための対処が必要です。肩の力を抜きのんびりリラックスできることを取り入れてみましょう。アロマや音楽、好きな入浴剤を入れるなど、五感に心地いい刺激を与えてみましょう。

また、首・肩こりがひどいと緊張型頭痛が起きやすくなります。梅雨やゲリラ豪雨など、自分の苦手な天気が多い時期はなるべくマッサージを念入りに。首・肩こりの予防をしておきましょう。

得られることでしょう。

最近では、浴槽に浮かべられるライトなどもあるようですので、ぼーっと光を見つめて頭を空っぽにする、なんていうのもいいかもしれません。

お散歩は、がんばらなくてもいいので、一定のリズムで歩くことを心がけましょう。リズム運動によって副交感神経が刺激され、全身の緊張を解くことにつながります。

もちろん、歩いているうちに頭痛が気にならなくなり、歩くことが心地よくなってきたら、ウォーキングと呼べるくらいサッサと速いテンポで歩いても構いませんが、息が上がるほどがんばってしまうと交感神経のスイッチが入ってしまうので、疲れているときは笑顔で談笑できるくらいのペースで歩くのがおすすめです。

入浴もお散歩も血流を促進して肩こり・首こりの予防と改善に役立ち、ストレスを手放すのにもうってつけです。

クラクラ、キーン、
意外につらい不快感

めまい・耳鳴り

特　徴

- 周囲がグルグル回って見えるのは「回転性のめまい」。
- 足元がふわふわするのは「浮動性のめまい」。
- 耳の中でキーンと音がしたり、
  水の中にいるように音がこもって聞こえる。

対処法

- ストレスの軽減、睡眠の質を上げる。
- 耳のマッサージで、耳周辺のツボを刺激。
- 自律神経の総合力をアップさせる。

気圧の変化を感じ取るセンサーは耳の奥にある「内耳」だといわれ、自律神経の働きとも深く関連しています。

低気圧が接近すると水はけが悪くなり、体がむくみがちになりますよね。むくみの正体は体に溜まった余計な水分ですが、内耳に溜まっているリンパ液も水分なので、内耳にもむくみが生じます。

この内耳のむくみが、内耳の役割である平衡感覚を狂わせた結果めまいが発生したり、リンパ液が増えすぎたことによって耳鳴りや耳が詰まったような感覚が起きたりすると考えられています。

また、自律神経がアンバランスな状態になると、全身の血流が悪くなります。すると、耳周辺の血流も滞ることになり、これがめまいや耳鳴りの原因になっていることも考えられます。

むくみによる体への影響は、その人のウィークポイントに出やすい傾向があ

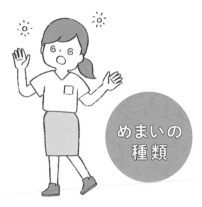

めまいの種類

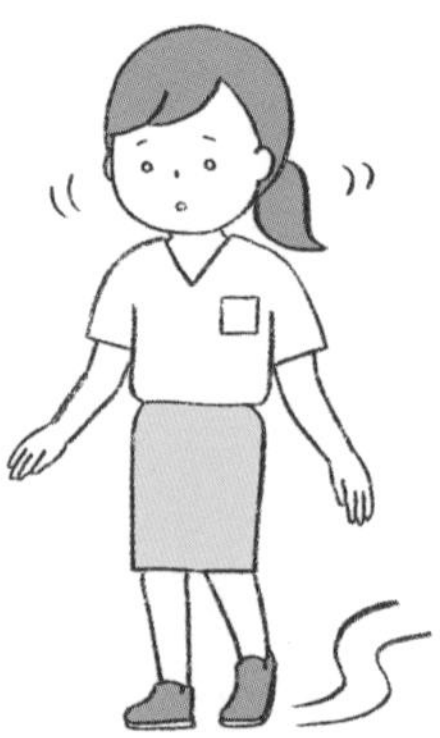

浮動性めまい

ストレスや疲労が原因で自律神経が乱れることで、ふわふわと浮いたような感覚になり、まっすぐに歩けない。

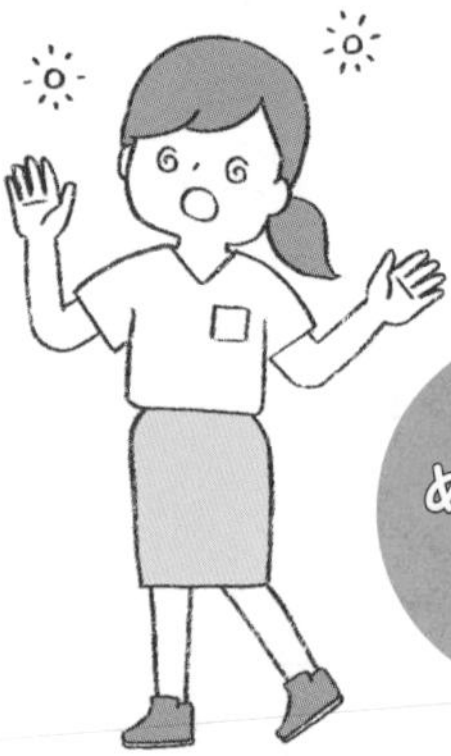

回転性めまい

気圧との関係性が高いといわれていて、動いていない状態なのに周囲がぐるぐるぐると回転しているように感じる。

耳鳴りの種類

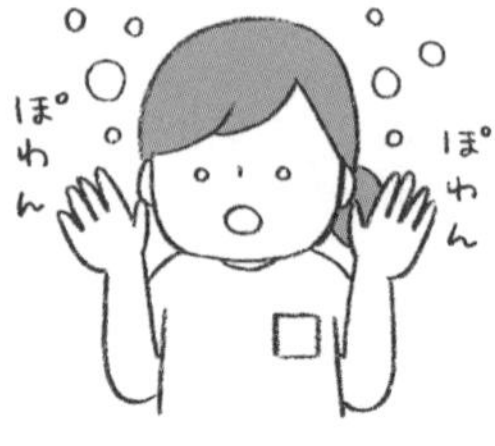

こもって聞こえる

耳の中に水が入ったときのように、耳が詰まって音がこもって聞こえるような状態。

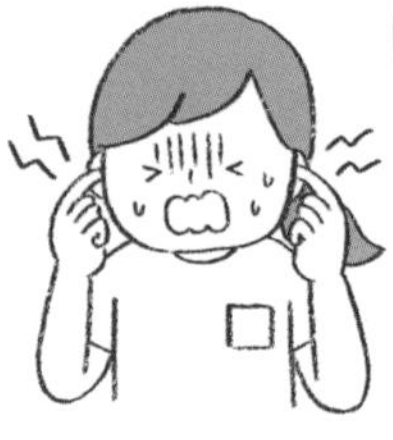

ツーンとする

気圧の影響を受け、キーンやツーンと耳の奥から音が聞こえる状態。

るので、高層階へのエレベーターに乗ると耳が痛くなるとか、普段から立ちくらみなどが起きやすい方は、むくみによるめまいや耳鳴りにも要注意です。

さらにいうと、自律神経のトータルパワーが落ちてくると、血圧の調整力も弱まります。寒い場所から暖かい場所に移動したときに血管が拡張して血圧が下がったりなどしてめまいを起こすこともあります。

簡単にできる対策は、耳周辺の血行をよくしておくことです。

耳の外側を指でつかみ、横方向や下方向に痛くない程度に引っ張ったり、人差し指と中指で作ったVの字で下から耳を挟むようにしてグルグル回したりするマッサージをしてみましょう。

また自律神経のトータルパワーを上げるような普段からの心がけも大切です。自律神経にも影響する睡眠不足やストレスがめまいや耳鳴りの一因なので、まずは睡眠の質を上げることを優先した生活スタイルに切り替え、ストレスを手放せる環境づくりなども意識すると、改善への道が開けることでしょう。

自律神経のバランスが崩れる原因

首こり・肩こり

特　徴

- 首や肩を触るとごりっとしたこりがある。
- 首や肩の筋肉が硬くなり、可動域が狭くなっている。
- 首や肩がこって頭がぼーっとする。
- 首・肩こりがあると、低気圧不調の症状が重くなることも。
- 自律神経の働きを鈍化させる原因。

対処法

- 45分から1時間に1回、デスクでもできるストレッチをする。
- 1日8千歩を目安に歩いて全身の血行をよくする。
- 夜は湯船につかり、風呂上がりのストレッチを習慣に。

梅雨や秋雨など、雨やくもりの日が続くと、首や肩がこったり、普段の首こりや肩こりに輪をかけてズーンと重たく感じたりなど、症状の悪化を実感している人も多いのでは？

現代人の多くが、長時間のスマホ操作やデスクワークなどによって、スマホ首（ストレートネック）になっているといわれ、実は、これが自律神経の乱れの大きな原因にもなっているのです。

そもそも、1章で伝えたように、副交感神経は脳の中枢から首、腰のあたりから出ていて、交感神経は背骨に沿うようにして通っています。

首こりがあるとそこで血流が悪くなり、副交感神経の働きを妨げます。肩こりは脳の血流にも影響しますし、肩のこりによって背中全体に張りが出たり柔軟性が失われると、交感神経の働きにも影響を及ぼします。

そのため、首こりや肩こりがあって自律神経の働きが低下しているときに低気圧がくると、頭痛やめまいなどの症状がいつもよりひどくなる人も少なくないのです。

首や肩のこりが慢性的になっていて、マッサージへ行っても一時しのぎでしかなく、もう改善することは諦めているという人もいるでしょう。

それでもあえて、自律神経のバランスをよくしていくためには、首や肩のストレッチやマッサージが大切だということをここでお伝えしておきます。

首こり、肩こりは、前屈みの姿勢が続くことで、周辺の筋肉が固まってしまうことが主な原因です。

解消するためにまず取り組みたいのは、45分から1時間に1回は、首や肩を回すなどのストレッチを行うこと。スマホやスマートウォッチのアラーム機能を活用して、グルグルと首や肩を回す、両手を組んで上に上げて伸びをする、背骨を中心として左右に体をひねるなど、仕事中にデスクに座ったままでもできるストレッチはたくさんあります。

また、1日8千歩くらいを目安に歩くようにすると、全身の血行が促進されて、首こりや肩こりの予防や軽減につながります。

夜は、シャワーですませずに、湯船につかるようにすると全身の筋肉がほぐれますし、お風呂上がりのストレッチを習慣にすると、より一層、筋肉のほぐし効果が高まります。

ただのこりと軽視せず、こまめなストレッチやマッサージなどで、意識的に日頃からほぐしていくことが大切です。

特に、週間天気で雨が続くことがわかっている場合には、いつもよりストレッチを念入りにして、自律神経が働きやすい体を整えておきましょう。

しのびよる秋の気配に、
やる気喪失

季節性感情障害

特　徴

- 毎年、涼しくなってくる秋になると、やる気がダウン。
- 秋から冬は出かけるのも億劫に感じるほど無気力になる。
- 春や夏は別人のように元気に過ごせる。

対処法

- 朝日を浴びて、体内時計を整える。
- お気に入りの靴を買って、散歩時間を増やす。
- 夏も後半になったら腸活をスタート。
  腸内環境を改善して、
  幸せホルモン「セロトニン」を増やす。
- 自律神経の総合力をアップさせる。

秋から冬にかけて憂うつな気分になる、「秋バテ」や「冬季うつ」とも呼ばれる季節性感情障害の原因ははっきりしませんが、有力な説は日照時間の短さによって引き起こされるというもの。

そのため、季節性感情障害の治療法として、光照射療法がよく知られています。特に、朝に光を浴びるのがよいといわれているので、起きたらすぐ朝日を浴びるのを習慣にして、体内時計のリズムを整えていきましょう。

日中は散歩などで外に出る機会を増やし、太陽の光を浴びることも大切です。

また、幸せホルモンといわれるセロトニン、睡眠ホルモンのメラトニンの減少が原因ではないかという説もあります。

メラトニンもセロトニンが変化したものなので、体内のセロトニンの約90％が作られる腸の環境をよくするといいでしょう。腸内環境を整えることは、自律神経の総合力を上げることにもつながるのでおすすめです。

高層階のオフィスは
毎日気圧がアップダウン

通勤
高山病

特　徴

- 高層階のオフィスへ毎日通勤。
- 約10階の高さで4ヘクトパスカル低下する。
- エレベーターに乗るたびに“耳ツン”をともなう
気圧変化に耐えている。
- エレベーター待ちのイライラで自律神経が乱されがち。

対処法

- エレベーターを2〜3階手前で降りて、階段を上る。
- 時間に余裕を持って行動する。
- 耳のマッサージをする。

片頭痛
緊張型頭痛
めまい・耳鳴り
首こり・肩こり
季節性感情障害
通勤高山病
出張低気圧

気圧の変化に弱い低気圧男子・女子の天敵は、天気だけではありません。現代で気圧の変化の激しいもののひとつが高層ビルです。

何階からが高層階なのか明確な定義はないようですが、エレベーターで高層階へ向かう途中で耳がツンとする「耳ツン現象」が起きていれば、それは気圧の変化にさらされているということがいえると思います。

20階や30階といった超高層階への移動では、計算上では一気に8～12ヘクトパスカルも気圧が低下すると考えられます。

自律神経が高いレベルで安定している日は、体への変化を感じずに過ごせてしまうこともあるでしょう。しかし、寝坊して慌てて支度をして駅までダッシュするなど、朝から自律神経のバランスが乱れるような行動を取った日、あるいは、天気が崩れて低気圧が近づいてきているような日は要注意です。

自律神経の乱れや低気圧の接近という条件に高層階への移動による気圧変化という要素が重なり、片頭痛を引き起こしたり、副交感神経が過度に働いてだるさや眠気を感じる人も出てくるはずです。

気圧の低下によって副交感神経が働きやすくなっているので、これを解消するためには、適度に交感神経を刺激することがポイントになります。

少し面倒だったとしても、自分が降りる階よりも2～3階分手前でエレベーターを降り、階段を使うようにするのがおすすめです。リズミカルに階段を上ることで、副交感神経が下がりすぎるのを防ぐことができます。

また、高層ビルや高層マンションでは、エレベーターの待ち時間の長さがストレスになっているケースが多くあります。なかなかこないエレベーターの前でイライラしたり、時間に間に合うかどうかを心配して焦ったりするのは、自律神経のバランスを乱すもと。時間にゆとりのある行動を心がけましょう。

エレベーターの昇降による気圧変化

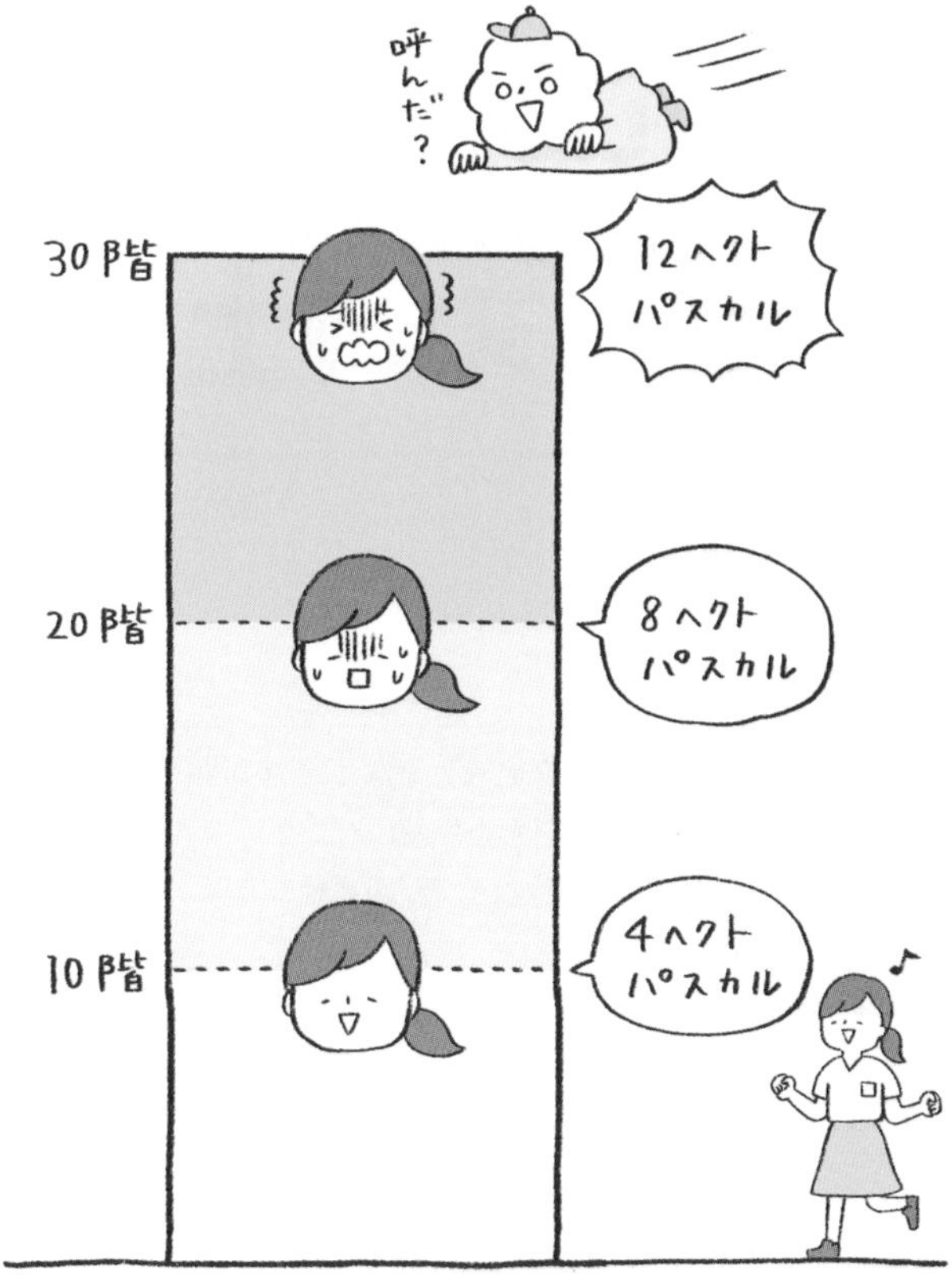

移動中の気圧変化で
体はボロボロ

出張
低気圧

特　徴

- 飛行機や新幹線での移動をともなう出張が頻繁。
- 移動中に“ 耳ツン ”を何度も感じる。
- 「だるい」「疲れが抜けない」が口ぐせ。

対処法

- 移動中の機内・車内でも、可能な範囲で立つ、歩く。
- スペースを見つけて、
かかとの上げ下げをして血行を促進。
- 1:2の深呼吸で自律神経を整える。

飛行機や新幹線による気圧の変化は、自律神経を疲弊させます。

飛行機の離陸や着陸時、新幹線がトンネルを出入りする瞬間に体全体に圧力を感じたり、耳がツンとしたり詰まったような感覚になることがあります。

目的地に着くまでの間、これが何度も繰り返されることになり、そのたびに健気に対応している自律神経はどうしたって疲れてしまいます。

移動中は、自律神経のバランスが大きく乱れないように4秒吸って8秒吐く「1：2呼吸法」をたびたび行うように心がけましょう。

また、ずっと座ったままで同じ姿勢が続くと、脚がむくみ、血行不良の原因となります。

血行不良は自律神経の乱れを生じさせるので、用事がなくてもできるだけ立って歩く、その際、スペースを見つけてかかとの上げ下げをしてふくらはぎを刺激するなど、むくまない対策をとりましょう。

3章

低気圧不調に悩む人のための自律神経予報

低気圧不調がある人にとって日本の四季は、
春・梅雨・夏・秋・冬の五季が新常識!?
それぞれの季節に特徴的な空模様と
それによって起こり得る体の不調を徹底解説。
読めば読むほどお天気が身近になり、
天気予報を見るのが楽しくなる！
ここで得たお天気の知識を武器に、
毎日をもっと快適に過ごしましょう！

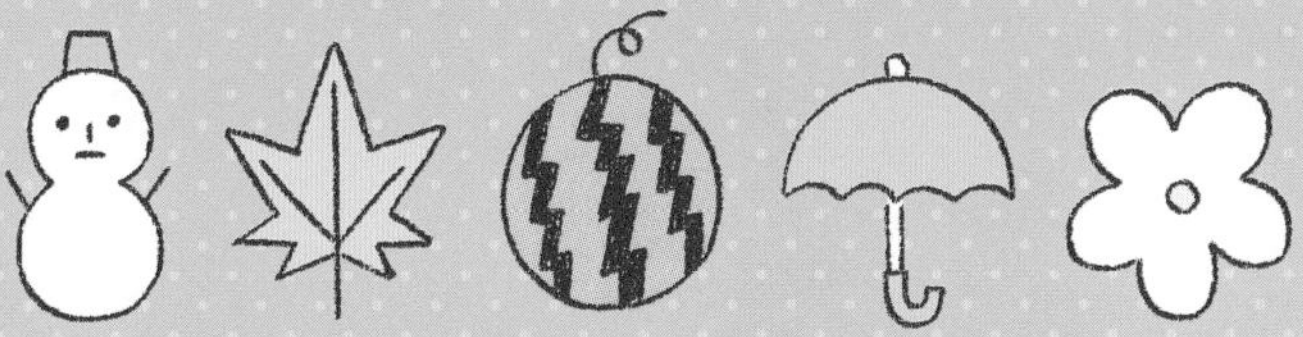

年間100個の低気圧の中から あなたの天敵を見つける

日本の上空を通過する低気圧の数は、年間１００個ほど。

低気圧とひと言でいっても、パラパラッと雨を降らせて通りすぎるものから、バケツをひっくり返したような大雨を降らせるものまで性質はさまざま。

特に気をつけるべき低気圧は？　私が苦手とする気象条件は？

そんなことがわかってくると、年間１００個の低気圧も恐るるに足らずになります。

低気圧女子を脱する方法のひとつが、気圧や気温の変化に敏感になり、天気と自律神経を味方につけること、ということを説明しましたが、そのためにも、今よりもちょっとだけ、お天気にくわしくなりましょう。

知っておくべきキーワードは「偏西風」と「低気圧」のふたつです。

まずは、日本の四季をつかさどっている「偏西風」から説明します。

日本やアメリカ、ヨーロッパなど、中緯度に位置する多くの地域には、春夏秋冬の四季があります。

四季の移り変わりは天気予報でよく目にしている地上の天気図ではなく、上空に目を転じるとシンプルに理解できます。

中緯度地方の上空には、偏西風という西風が吹き渡っています。

この偏西風が吹いているエリアのことを、「偏西風帯」と呼びます。

偏西風は南北の暖かい空気と冷たい空気のせめぎ合うところで吹き、偏西風帯が北上して日本列島が熱帯側の暖かい空気に覆われると夏が到来し、南下して北極側の冷たい空気に覆われると冬が到来します。

そして、偏西風帯がほぼ真上にあるときが、春と秋です。偏西風が上空のどこで吹いているかによって四季は移り変わり、その季節特有の空模様を描きます。

天気図でよく目にする低気圧や高気圧は、偏西風に乗って西から東へとやってきます。

そのため、列島上空に偏西風帯のある春と秋は周期的に天気が変わりやすいという特徴を持ち、偏西風帯が列島から外れる夏と冬は比較的天気が安定し、過ごしやすい季節になります。

また、異なる季節の空気と空気がせめぎ合うところにできるのが、天気図で

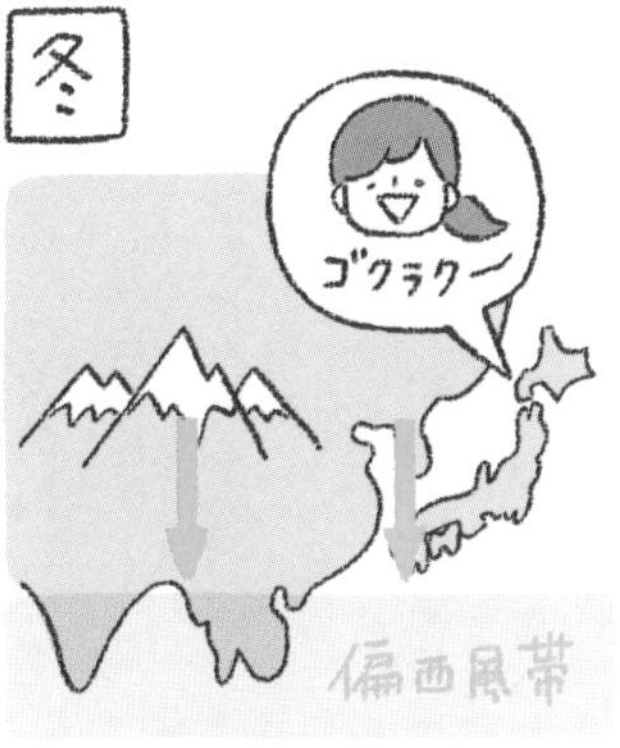

偏西風帯が南下して北極側の
冷たい空気に覆われると冬

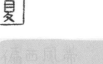

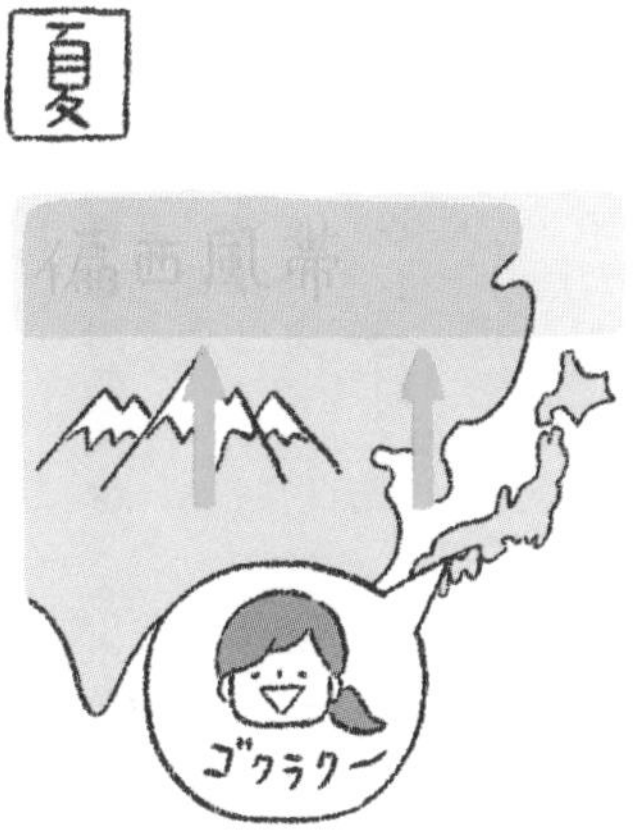

偏西風帯が北上して熱帯側の
暖かい空気に覆われると夏

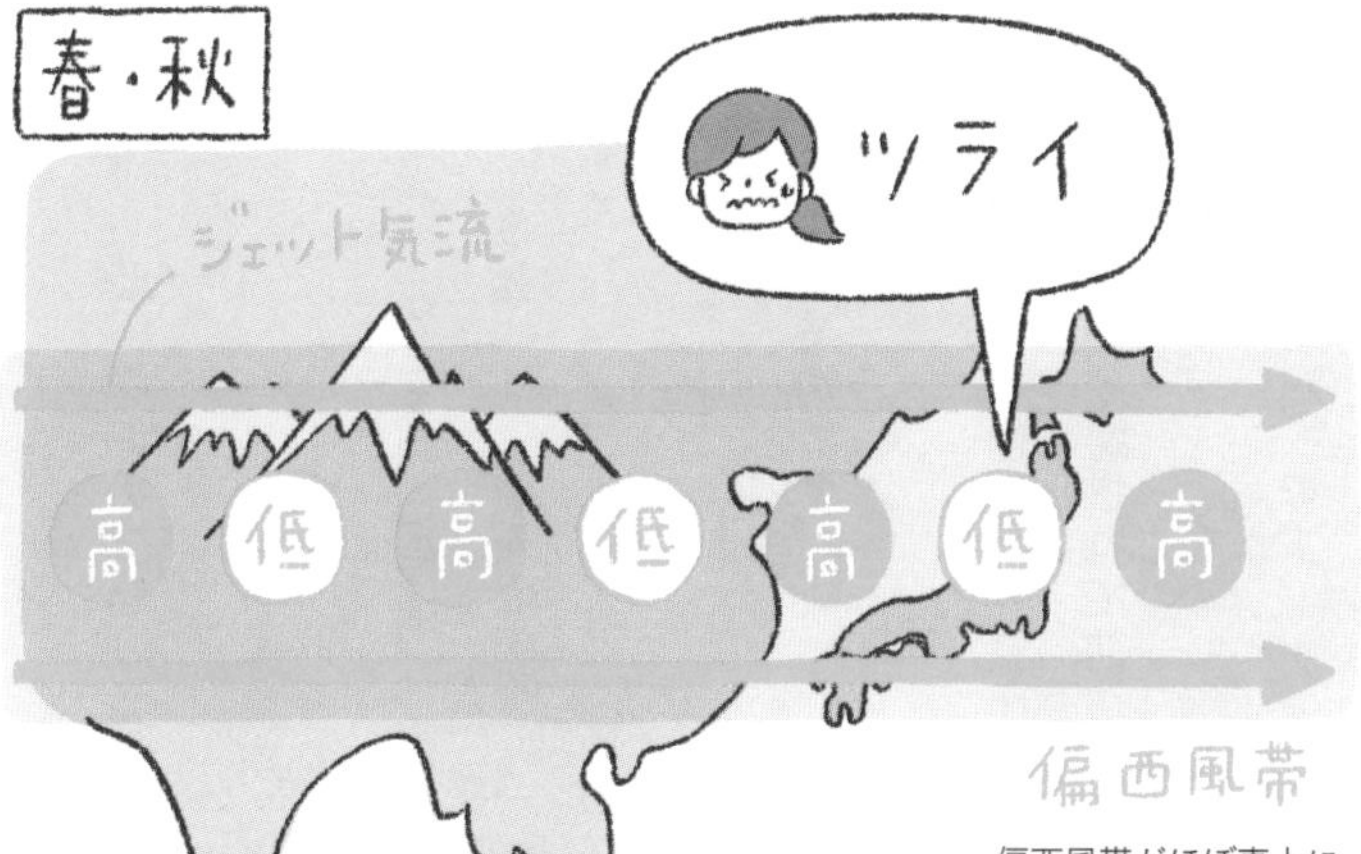

偏西風帯がほぼ真上に
あるときが春と秋

見る「停滞前線」です。

その名の通り、停滞して動かず地上に雨を降らせ、季節の変わり目に天気をぐずつかせます。

このぐずつく天気には、春から夏へと移り変わるときの「梅雨」、夏から秋の「秋霖」、秋から冬へは「山茶花梅雨」、冬から春へは「菜種梅雨」と、それぞれ季節にちなんだ名前がつけられています。


日本の四季は、大小の梅雨によってつながれているのです。


このように日本の天気は偏西風に影響されています。通常、低気圧は前線とセットで動いているものですが、偏西風の流れから切り離されて前線をともなわない低気圧があります。

それが、一年を通してたまに天気図に現れる「寒冷渦」です。

上空に強い寒気の塊を持った低気圧で、春から夏にかけては、軽く暖かい空気の上に重たい寒気が乗っかる形となり、上下の逆転によって積乱雲を発達させ「ゲリラ豪雨」を発生させる原因にもなります。

通常、低気圧と前線はワンセットなのですが、寒冷渦は前線をともなわないのが最大の特徴です。

なぜ、寒冷渦は単独行動をするのかというと、偏西風を境目としてぶつかり合う温暖な空気と寒冷な空気の温度差が大きくなると、偏西風は大きくうねりながら進みます。

このうねりが激しすぎて、冷たい空気がポコンと切り離されてしまうことがあるのです。これが、寒冷渦になります。

短時間で気温と気圧が急激に変化！

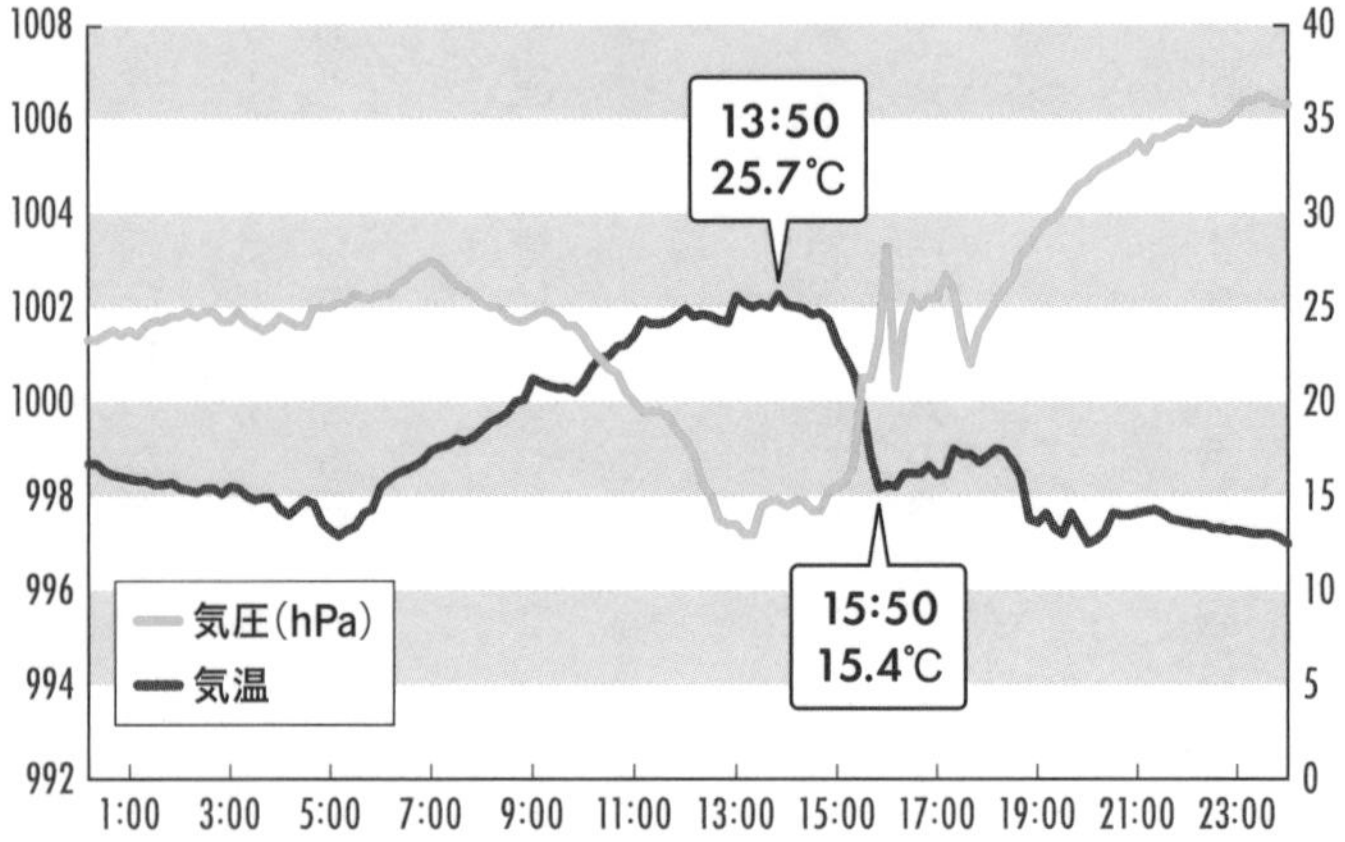

2012 年 5 月 6 日 茨城県つくば市のアメダスデータ（気象庁）

この日、15 時前後に周辺で激しい雷雨があった。気圧が急降下し、その後急上昇しただけでなく、たった 2 時間で気温が 10 度以上下がった。自律神経の総合力が弱っていると、急変化に対応しきれず、低気圧不調を引き起こしやすい。

偏西風の流れに乗っていないため、寒冷渦は動きがゆっくりなのも特徴のひとつ。

「雷3日」という言葉があって、一度雷が鳴ると3日間は起こりやすいという意味ですが、これこそが、寒冷渦のしわざ。

寒冷渦の周辺には雷雲が発生しやすく、のろのろ動くことからこのようにいわれています。

右の図は、寒冷渦の接近により積乱雲が発達し、関東各地で激しい雷雨と突風が起きた2012年5月6日の茨城県つくば市の気温と気圧の変化です。

昼間はゆるやかな気温の上昇と気圧の低下が見られ、周辺で激しい雷雨があった午後3時前後を境に気圧は急上昇し、気温は急低下しているのがわかります。13時50分に25・7度あった気温は、わずか2時間後の15時50分には15・

4度まで急低下。雨とともに上空の冷たい空気が落ちてきた証拠です。天気予報で「大気の状態が不安定」というキーワードが出てきたときや、「雷注意報」が出ているときは、折りたたみ傘だけでなく、羽織り物などの冷え対策も忘れないようにしましょう。

晴れと雨を繰り返して寒暖差も大きい春と秋、天気のぐずつく季節の変わり目となる梅雨。いずれも低気圧不調を訴える時期と重なりますが、夏と冬も油断大敵です。夏と冬に関しては、私たちを苦しめるのは天気だけにあらず。冷暖房を使う夏と冬は、玄関や扉の内側と外側では気温差が大きくなり、「玄関前線」ができます。もちろん、玄関前線は気象用語ではありませんが、気圧変化と同じくらいのダメージを体に与えます。

冷暖房の効いた家を出て、電車に乗り、駅から出てコンビニに立ち寄ってから目的地の屋内へ。

現代の生活では、1時間ほどの間に玄関前線を何度も行き来するのが当たり前です。

暑さ寒さの調整役である自律神経は酷使され、徐々にバランスを崩します。着脱しやすい上着などでの体温調整のフォローが欠かせません。

日本の季節は、春・梅雨・夏・秋・冬の五季といっていいくらい、それぞれ特徴が異なります。

この五季の天気の特徴を知り、先回りして自律神経が働きやすいように、バランスが乱れないようにサポートしてあげることが大切です。

この章では、その時季に特徴的な空模様をキーワードに、気をつけたい症状や天気図の見方も丁寧に解説します。

季節ごとにもっとお天気と仲良くなりましょう。

季節ごとの典型的な週間天気

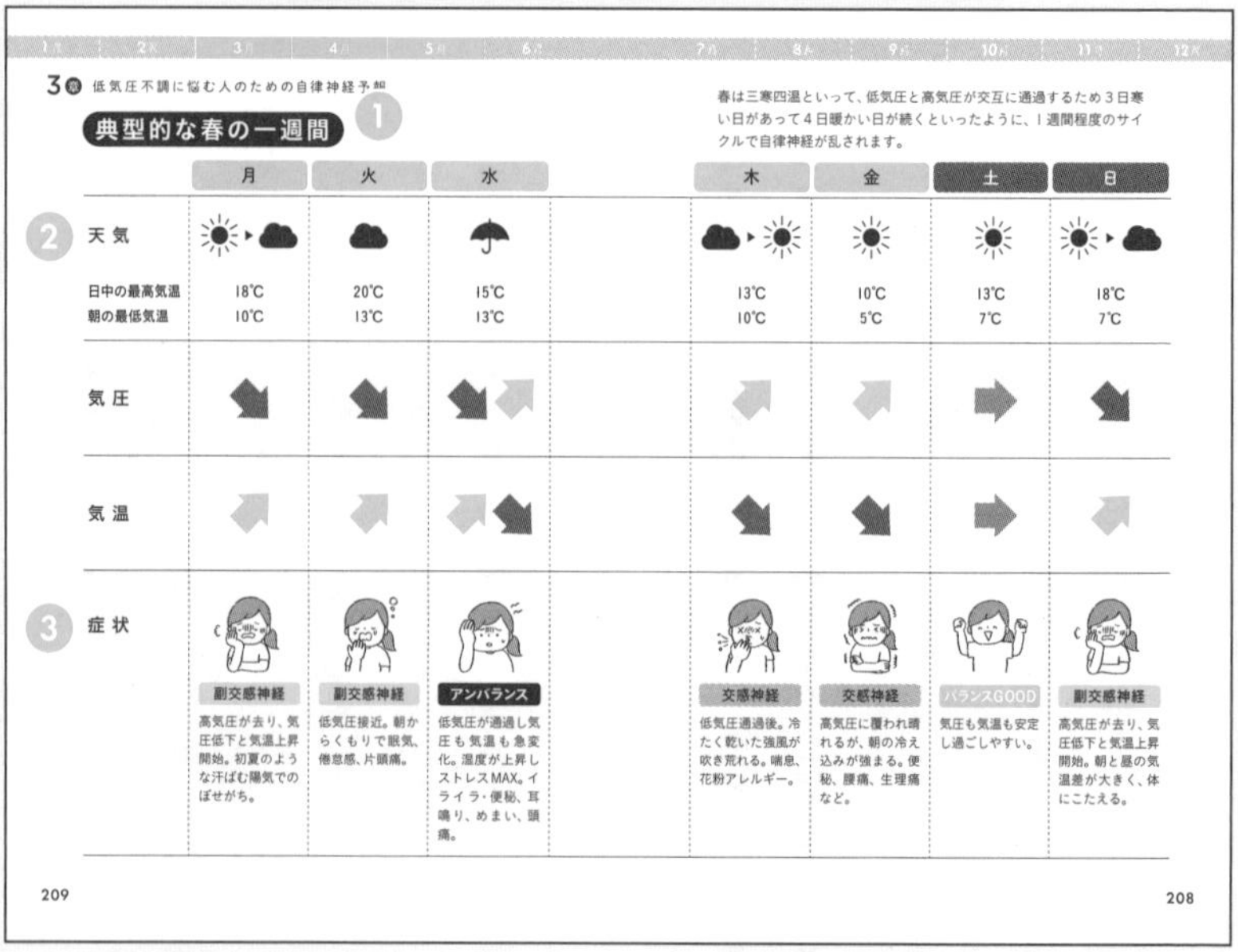

1月 2月 3月 4月 5月 6月 7月 8月 9月 10月 11月 12月

3章 低気圧不調に悩む人のための自律神経予報

典型的な春の一週間 ①

春は三寒四温といって、低気圧と高気圧が交互に通過するため3日寒い日があって4日暖かい日が続くといったように、1週間程度のサイクルで自律神経が乱されます。

	月	火	水	木	金	土	日
② 天気							
日中の最高気温 朝の最低気温	18℃ 10℃	20℃ 13℃	15℃ 13℃	13℃ 10℃	10℃ 5℃	13℃ 7℃	18℃ 7℃
気圧							
気温							
③ 症状	副交感神経 高気圧が去り、気圧低下と気温上昇開始。初夏のような汗ばむ陽気でのぼせがち。	副交感神経 低気圧接近。朝からくもりで眠気、倦怠感、片頭痛。	アンバランス 低気圧が通過し気圧も気温も急変化。湿度が上昇しストレスMAX。イライラ・便秘、耳鳴り、めまい、頭痛。	交感神経 低気圧通過後。冷たく乾いた強風が吹き荒れる。喘息、花粉アレルギー。	交感神経 高気圧に覆われ晴れるが、朝の冷え込みが強まる。便秘、腰痛、生理痛など。	バランスGOOD 気圧も気温も安定し過ごしやすい。	副交感神経 高気圧が去り、気圧低下と気温上昇開始。朝と昼の気温差が大きく、体にこたえる。

209 208

① 時期・季節

空模様と低気圧不調の症状が1年の中でもっとも頻繁に起こる時期・季節の目安。

② 天気模様

春・梅雨・夏・秋・冬ごとの典型的な天気・気圧・気温について簡単に紹介。週間天気予報にして、どのような変化が起こるかをわかりやすく可視化します。

③ 低気圧不調予報

季節ごとの典型的な一週間天気予報に沿って、交感神経と副交感神経はどちらが優位になっているか。そのときに引き起こされる低気圧不調はどんなものかをまとめました。

季節ごとの自律神経予報

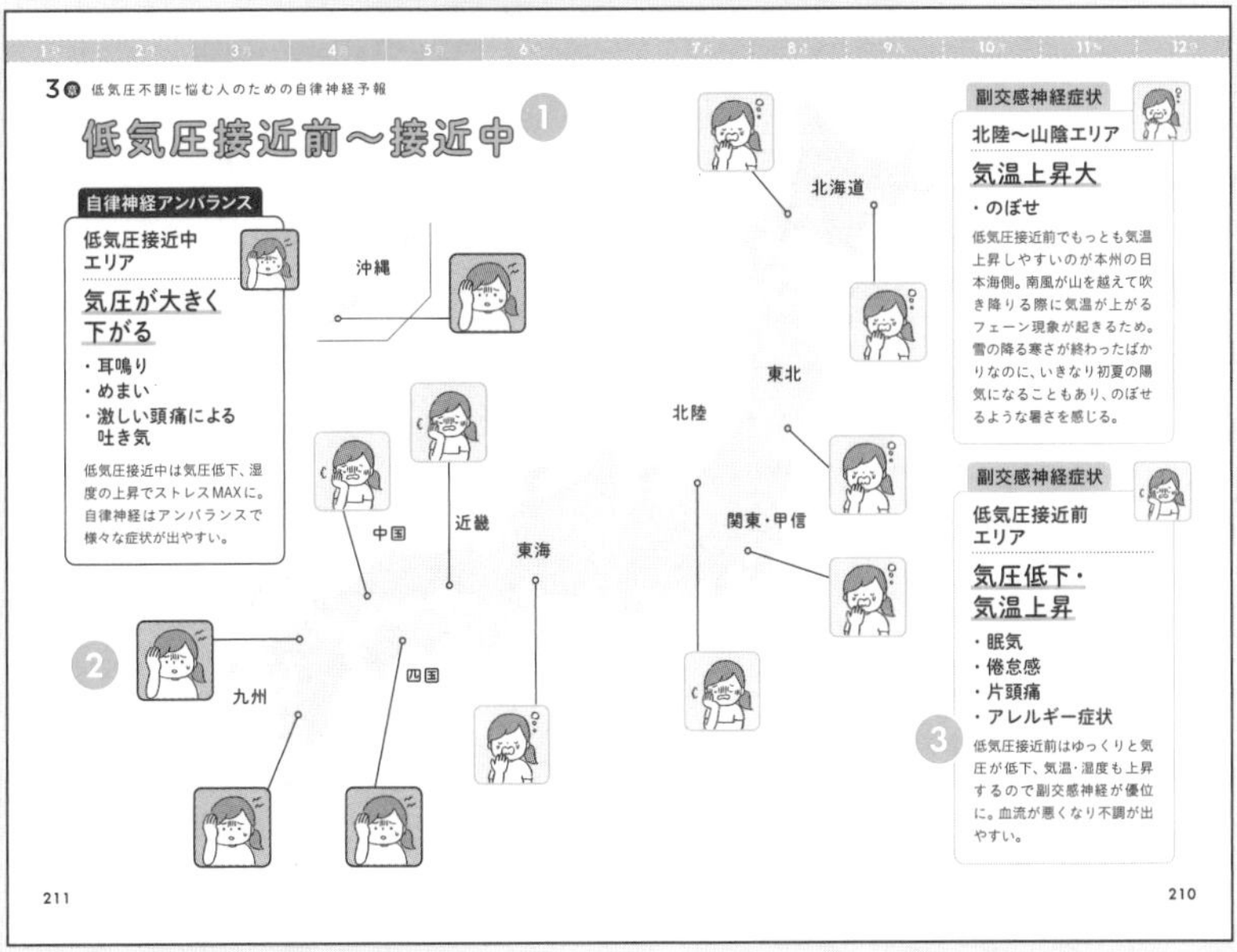

① 天気の状態

低気圧不調予報を、よくテレビなどで見慣れている日本列島の地図にまとめました。このときの空模様は、低気圧がどの位置にあるか、前線はどんな状態のときなのかを示しています。

② エリアごとの体調予報

いつもの天気予報のように、①の天気の状態のときに起こり得る典型的な低気圧不調を予報しました。もちろん低気圧は動くので、イラストで描かれている状態は西から東へ移っていったり、途中で状態が変わることもあります。

③ 症状の解説

天気がどんな状態のときに、②の症状が現れやすいのかを解説します。また、このときに交感神経と副交感神経のどちらが過度に働きすぎたために症状が出ているのかも示します。

この章の使い方 2

季節ごとの気をつけたい天気

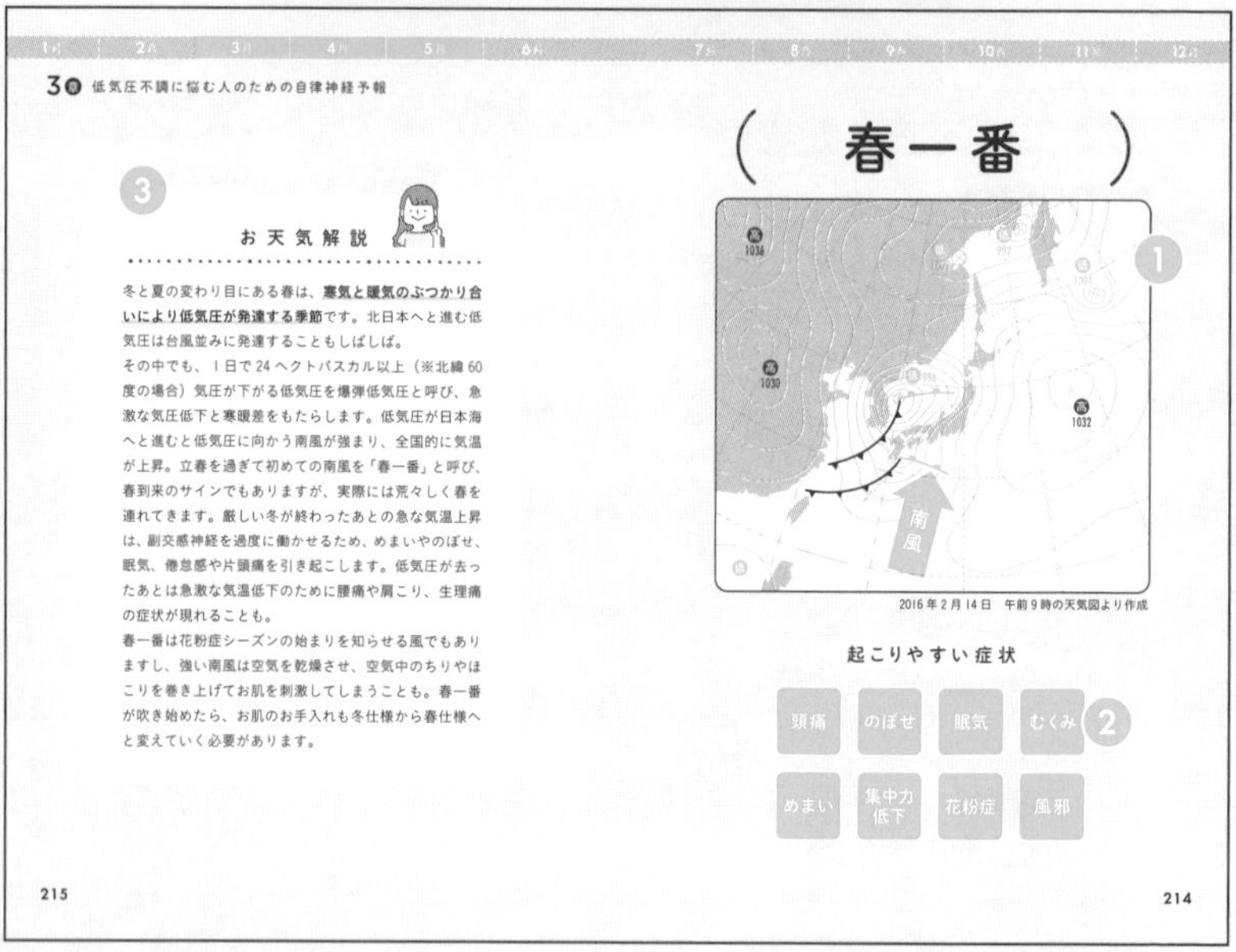
1月 2月 3月 4月 5月 6月 7月 8月 9月 10月 11月 12月

3章 低気圧不調に悩む人のための自律神経予報

③ お天気解説

冬と夏の変わり目にある春は、**寒気と暖気のぶつかり合いにより低気圧が発達する季節**です。北日本へと進む低気圧は台風並みに発達することもしばしば。

その中でも、1日で24ヘクトパスカル以上（※北緯60度の場合）気圧が下がる低気圧を爆弾低気圧と呼び、急激な気圧低下と寒暖差をもたらします。低気圧が日本海へと進むと低気圧に向かう南風が強まり、全国的に気温が上昇。立春を過ぎて初めての南風を「春一番」と呼び、春到来のサインでもありますが、実際には荒々しく春を連れてきます。厳しい冬が終わったあとの急な気温上昇は、副交感神経を過度に働かせるため、めまいやのぼせ、眠気、倦怠感や片頭痛を引き起こします。低気圧が去ったあとは急激な気温低下のために腰痛や肩こり、生理痛の症状が現れることも。

春一番は花粉症シーズンの始まりを知らせる風でもありますし、強い南風は空気を乾燥させ、空気中のちりやほこりを巻き上げてお肌を刺激してしまうことも。春一番が吹き始めたら、お肌のお手入れも冬仕様から春仕様へと変えていく必要があります。


（春一番）

①

2016年2月14日　午前9時の天気図より作成

起こりやすい症状 ②

頭痛 のぼせ 眠気 むくみ
めまい 集中力低下 花粉症 風邪

215　214

① 天気図

各季節ごとの典型的な空模様をもっともよく表している実際の天気図を紹介。今後天気予報を見るときにこの形が出たら要注意です。

② 現れやすい体の不調

①の天気図のときにどんな低気圧不調が起こり得るか、可能性のある症状をインデックスにまとめました。

③ 気象予報士のお天気解説

①の天気図の見方やキーワードの特徴、掲載している天気図のときに起こった気象の情報などを気象予報士・小越がわかりやすく解説します。普段何気なく見ている天気予報も、この情報を知っていると理解しやすくなるはず。

季節ごとの自律神経サポート法

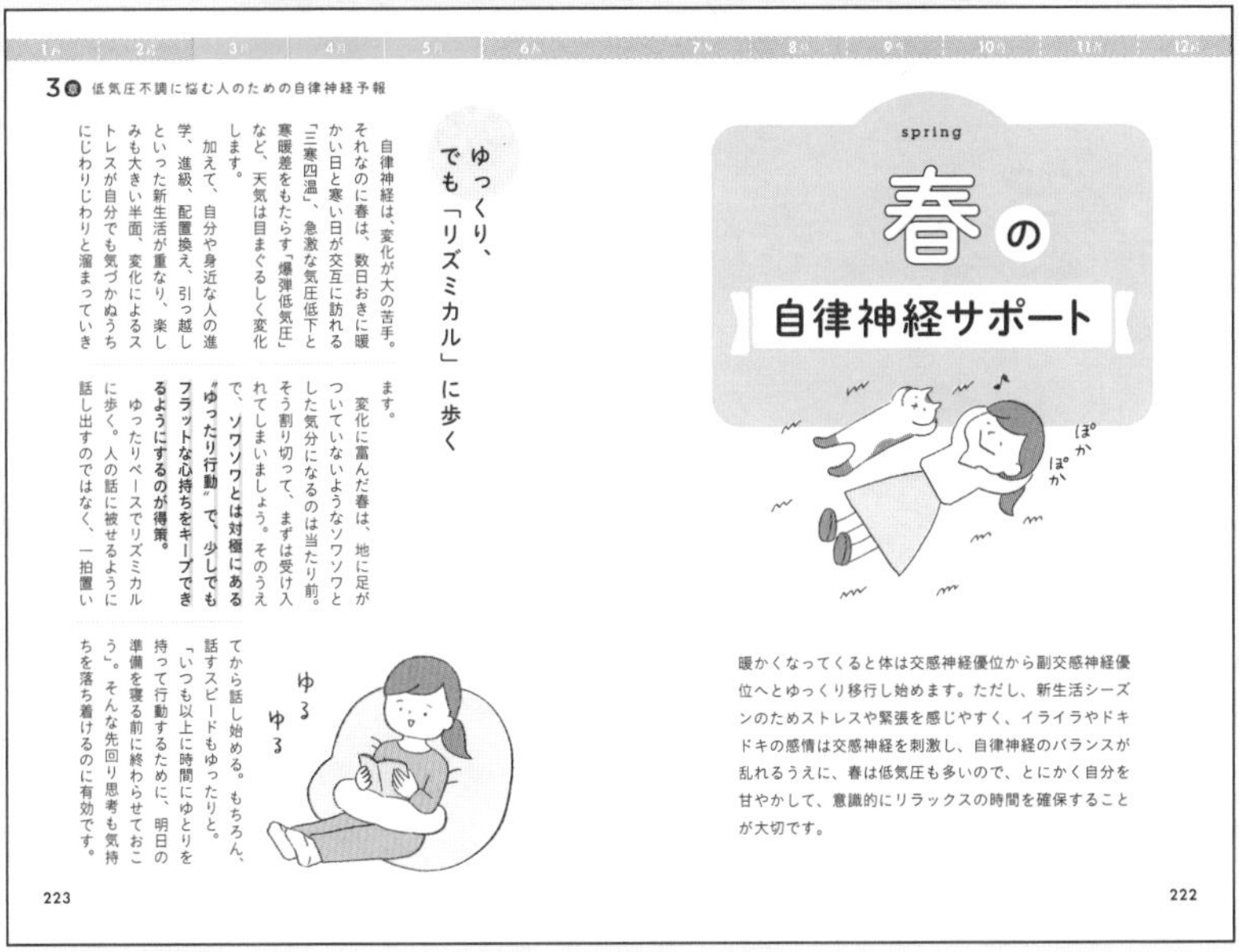

1月 2月 3月 4月 5月 6月 7月 8月 9月 10月 11月 12月

spring

春の自律神経サポート

ぽかぽか

暖かくなってくると体は交感神経優位から副交感神経優位へとゆっくり移行し始めます。ただし、新生活シーズンのためストレスや緊張を感じやすく、イライラやドキドキの感情は交感神経を刺激し、自律神経のバランスが乱れるうえに、春は低気圧も多いので、とにかく自分を甘やかして、意識的にリラックスの時間を確保することが大切です。

222

3章 低気圧不調に悩む人のための自律神経予報

ゆっくり、でも「リズミカル」に歩く

自律神経は、変化が大の苦手。それなのに春は、数日おきに暖かい日と寒い日が交互に訪れる「三寒四温」、急激な気圧低下と寒暖差をもたらす「爆弾低気圧」など、天気は目まぐるしく変化します。

加えて、自分や身近な人の進学、進級、配置換え、引っ越しといった新生活が重なり、楽しみも大きい半面、変化によるストレスが自分でも気づかぬうちにじわりじわりと溜まっていきます。

変化に富んだ春は、地に足がついていないようなソワソワとした気分になるのは当たり前。そう割り切って、まずは受け入れてしまいましょう。そのうえで、**ソワソワとは対極にある〝ゆったり行動〟で、少しでもフラットな心持ちをキープできるようにするのが得策。**

ゆったりペースでリズミカルに歩く。人の話に被せるように話し出すのではなく、一拍置いてから話し始める。もちろん、話すスピードもゆったりと。

「いつも以上に時間にゆとりを持って行動するために、明日の準備を寝る前に終わらせておこう」。そんな先回り思考も気持ちを落ち着けるのに有効です。

ゆるゆる

223

春・梅雨・夏・秋・冬ごとの天気の特徴を知って、どんな天気のときに、どんなエリアにいる人がどんな症状が出やすいかを理解したら、次はその症状を引き起こさないために、先回りしてどんな行動をすればいいかを解説します。季節ごとの自律神経の総合力を高める情報も紹介します。次の季節が近くなったら何に気をつけたらいいか、意識や行動の参考にしてください。

春

spring

春うらら
やる気うしない
頭はズキズキ
体はダルオモ

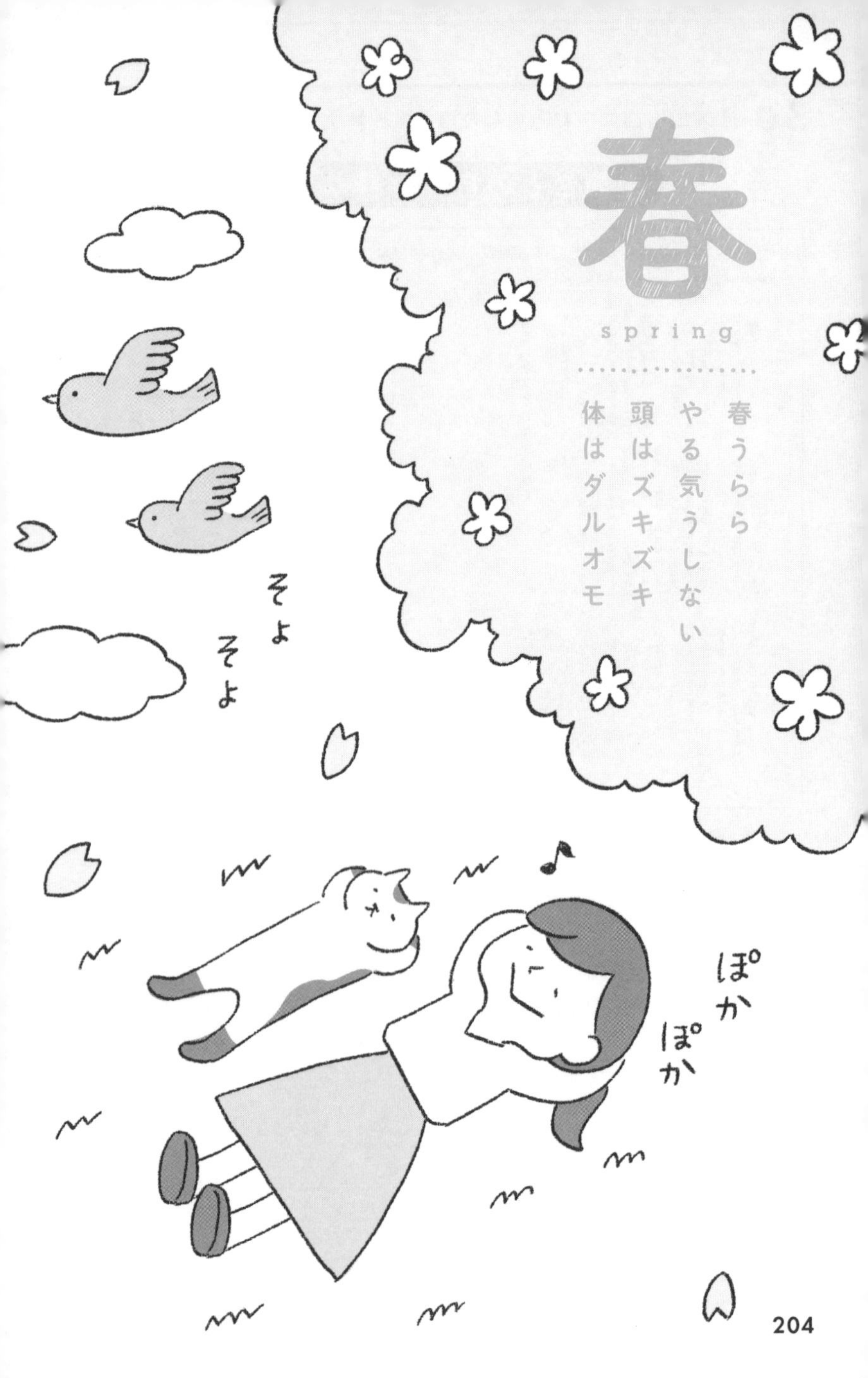

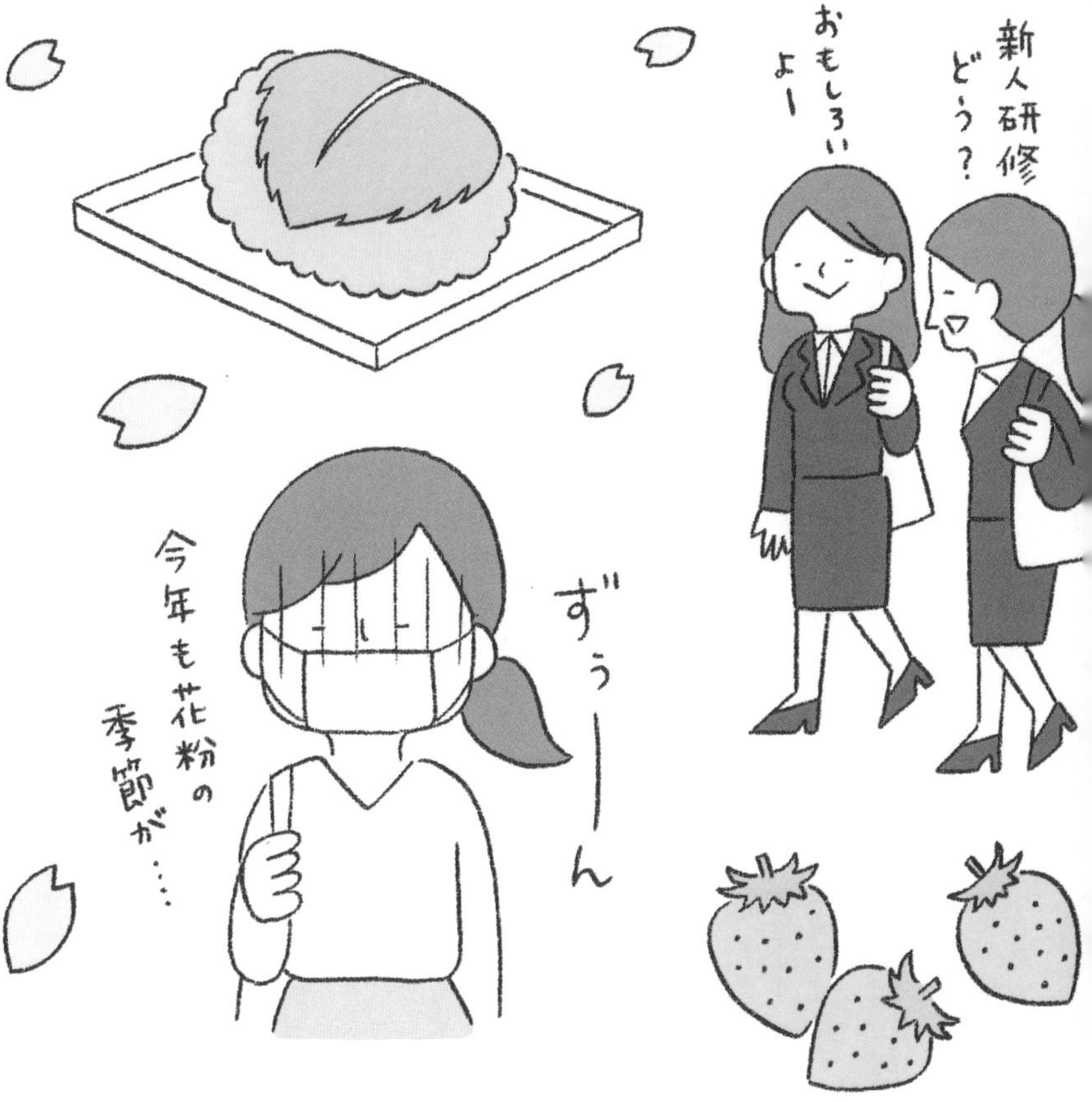
新人研修どう？
おもしろいよー
ずぅーーん
今年も花粉の季節が……

春到来！　世間も心も浮き足立つものの
桜の花を散らすぐずついたお天気のせいで
全身にだるさがズーンとのしかかる（泣）。
ようやく晴れたと思っても、梅雨はすぐそこ。
春って案外、落ち着かないのです。

季節がどのように移り変わるのか、あらためて考えてみると、ハテナ？と思う人も多いかと思います。特に、冬から春への変わり目は、だんだん寒さがやわらいできて、徐々に春めいてくると思っていませんか？

しかし、思い出してください。2月半ばごろ、「春一番」が吹いた日に、急激に気温が上がって、汗ばむ日があったことを。ようやく桜の花が咲き、今週末はお花見だ！と意気込んだところに降った、花散らしの雨のことを。

季節は寒さと暖かさの間を行きつ戻りつしながら、次の季節へとバトンをつないでいきます。

その状況を、上空の空模様で説明するならば、冬の空気と夏の空気が陣取り合戦をしているようなもの、といえます。

冬チームと夏チームが交互に優勢になり、最後には夏チームが勝利して、上空に暖かな空気をもたらし、春から夏へと暖かな季節が到来します。

この陣取り合戦の間、上空には低気圧と高気圧が交互にやってきて、気温と気圧を激しく上下させます。「三寒四温」の言葉通り、3日寒い日があり（低気圧）、4日暖かい日（高気圧）を繰り返しながら、季節は変化していきます。

そして、この低気圧と高気圧の周期的な変化こそが、春先の低気圧不調を引き起こす大きな原因です。

急速に発達する爆弾低気圧など、急激な気圧変化が多いのも春の特徴。自律神経は対応に追われて疲弊しますし、昼間は暖かかったのに、夕方から急に冷え込むなど寒暖差が大きいと、体が受けるストレスは相当なもの。

自分のウィークポイントに出るさまざまな症状は、無意識下で疲れ果てた体からのSOSとも考えられそうです。

春も後半になると高気圧が大きくなり、晴れの日が続くようになります。ただし、日差しで地上の気温が上がってくるため、上空に寒気が入ると急な雷雨が起きることも。天気で体調が左右されやすい人は、まだまだ注意が必要です。

春は三寒四温といって、低気圧と高気圧が交互に通過するため３日寒い日があって４日暖かい日が続くといったように、１週間程度のサイクルで自律神経が乱されます。

木	金	土	日
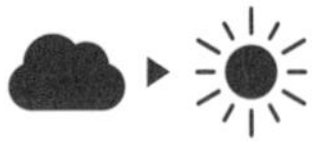			
13℃ 10℃	10℃ 5℃	13℃ 7℃	18℃ 7℃

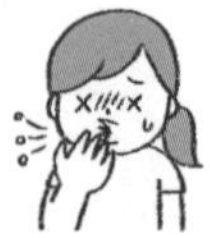	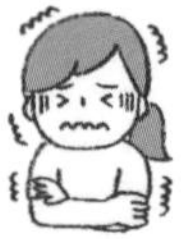	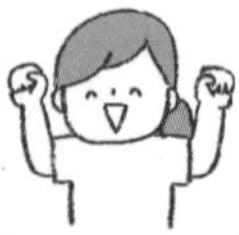	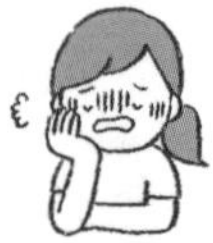
交感神経	交感神経	バランスGOOD	副交感神経
低気圧通過後。冷たく乾いた強風が吹き荒れる。喘息、花粉アレルギー。	高気圧に覆われ晴れるが、朝の冷え込みが強まる。便秘、腰痛、生理痛など。	気圧も気温も安定し過ごしやすい。	高気圧が去り、気圧低下と気温上昇開始。朝と昼の気温差が大きく、体にこたえる。

典型的な春の一週間

	月	火	水
天気	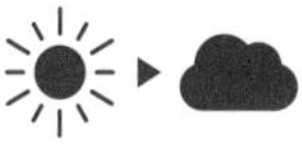		
日中の最高気温 朝の最低気温	18℃ 10℃	20℃ 13℃	15℃ 13℃
気圧			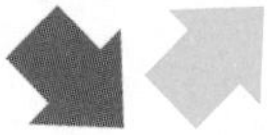
気温			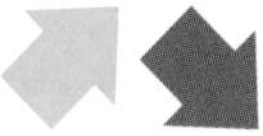
症状	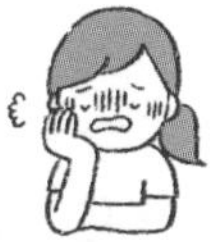 **副交感神経** 高気圧が去り、気圧低下と気温上昇開始。初夏のような汗ばむ陽気でのぼせがち。	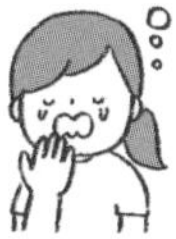 **副交感神経** 低気圧接近。朝からくもりで眠気、倦怠感、片頭痛。	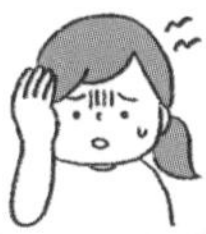 **アンバランス** 低気圧が通過し気圧も気温も急変化。湿度が上昇しストレスMAX。イライラ・便秘、耳鳴り、めまい、頭痛。

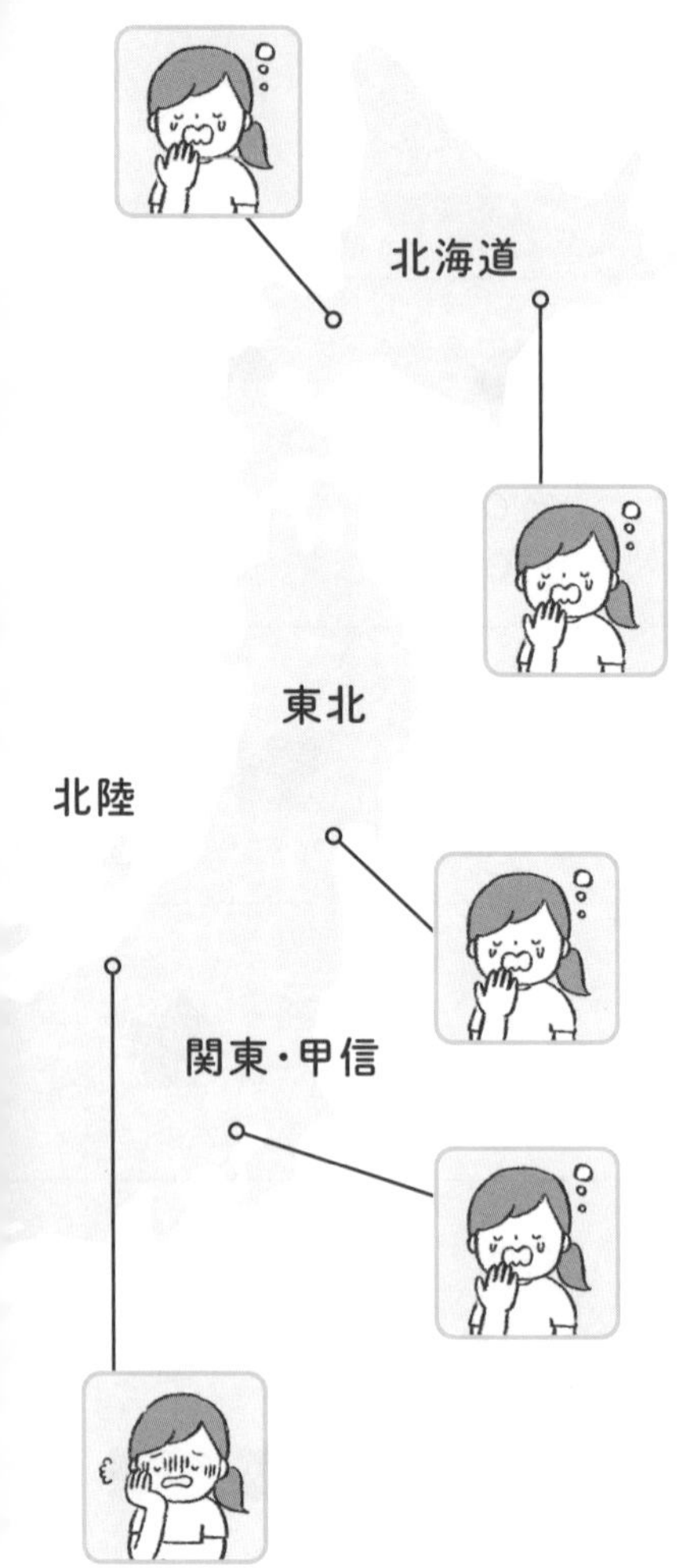

副交感神経症状

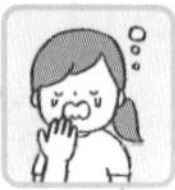

北陸〜山陰エリア

気温上昇大

・のぼせ

低気圧接近前でもっとも気温上昇しやすいのが本州の日本海側。南風が山を越えて吹き降りる際に気温が上がるフェーン現象が起きるため。雪の降る寒さが終わったばかりなのに、いきなり初夏の陽気になることもあり、のぼせるような暑さを感じる。

副交感神経症状

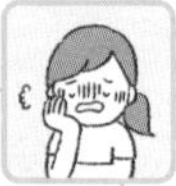

低気圧接近前エリア

気圧低下・気温上昇

・眠気
・倦怠感
・片頭痛
・アレルギー症状

低気圧接近前はゆっくりと気圧が低下、気温・湿度も上昇するので副交感神経が優位に。血流が悪くなり不調が出やすい。

低気圧接近前～接近中

自律神経アンバランス

低気圧接近中エリア

気圧が大きく下がる

- 耳鳴り
- めまい
- 激しい頭痛による吐き気

低気圧接近中は気圧低下、湿度の上昇でストレスMAXに。自律神経はアンバランスで様々な症状が出やすい。

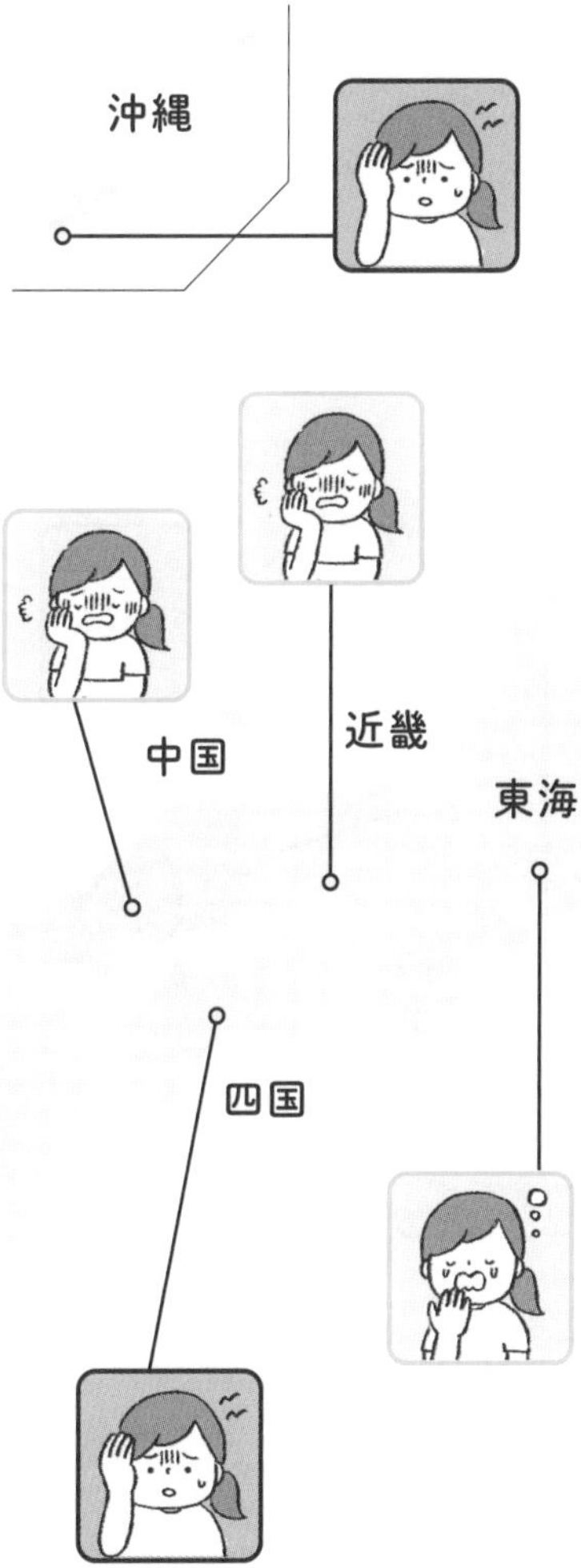

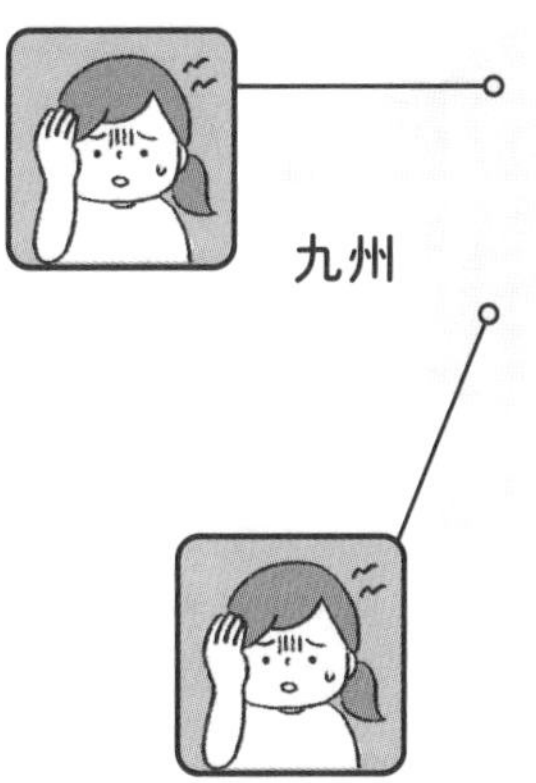

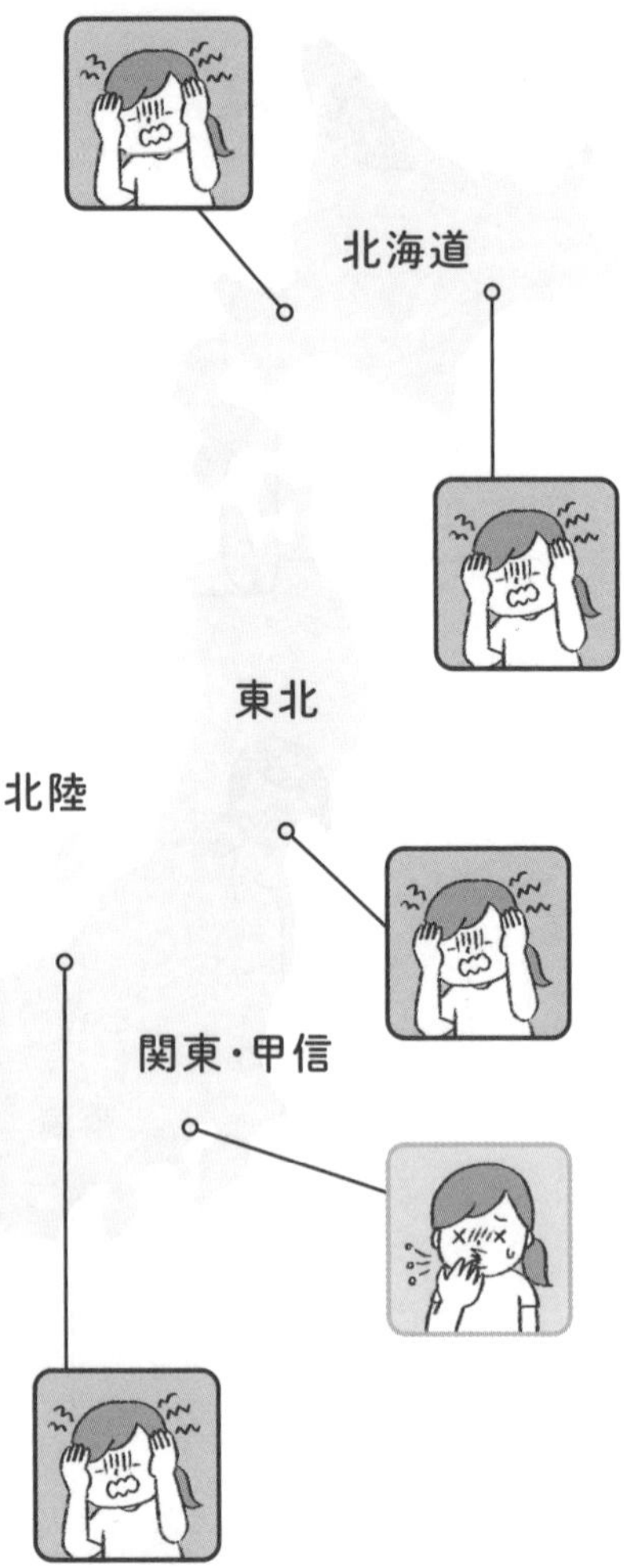

自律神経アンバランス

北海道・東北エリア

急激な気圧低下

- 耳鳴り
- めまい
- 吐き気

低気圧は北に行くほど発達し、北日本では台風並みの気圧になることもしばしば。

交感神経症状

関東〜四国エリア

冷たく乾燥した強風

- 喘息発作
- 花粉アレルギー

花粉の飛散は寒さが戻ってもおさまらない。風下にあたる地域は大量の花粉を浴びることに。東京の場合、北風で寒い日のほうが花粉の飛散が多い傾向も。

冷えと花粉のダブルパンチに要注意。「強風」「乾燥」「花粉」を春の３Ｋという。

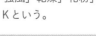

低気圧通過後

交感神経症状

北陸〜九州エリア

冬の寒さ戻る

- 緊張性頭痛
- イライラ　・腹痛
- 腰痛　・生理痛
- 便秘、下痢
- 首こり、肩こり

日本海側を中心に寒さが戻ります。北陸や山陰は前日ののぼせるような暖かさから、冬の寒さが戻り、もっとも寒暖差が大きくなります。

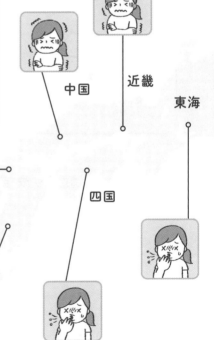

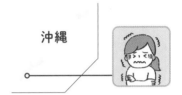

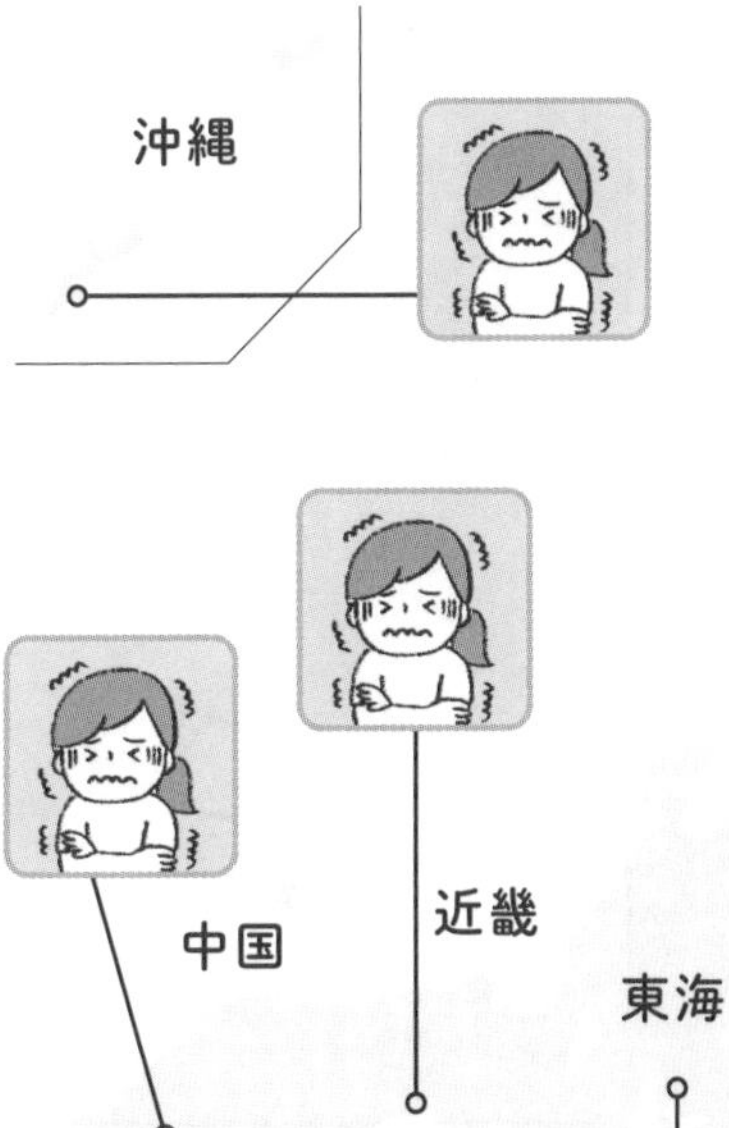

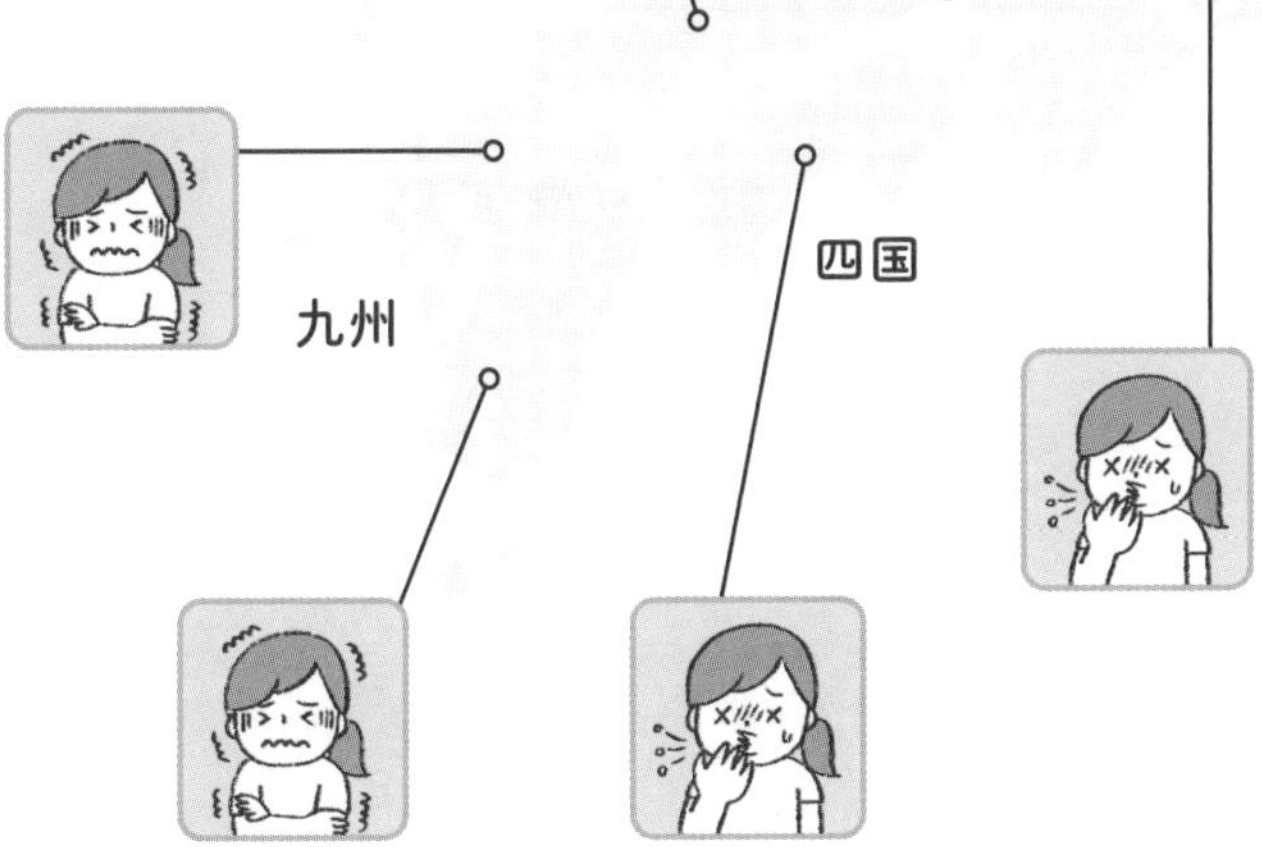

春一番

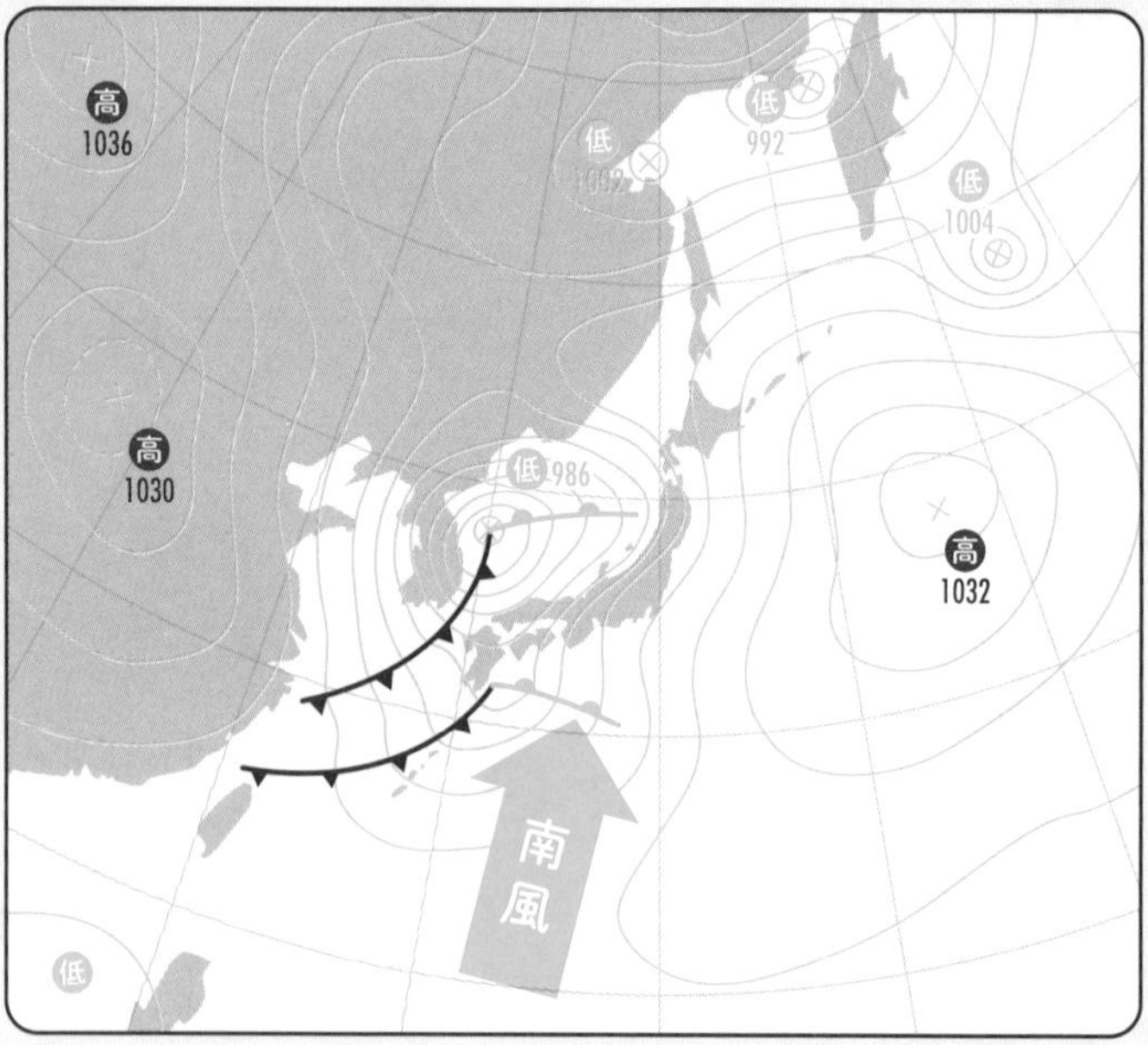

2016年2月14日　午前9時の天気図より作成

起こりやすい症状

頭痛　のぼせ　眠気　むくみ

めまい　集中力低下　花粉症　風邪

お天気解説

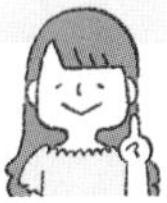

冬と夏の変わり目にある春は、**寒気と暖気のぶつかり合いにより低気圧が発達する季節**です。北日本へと進む低気圧は台風並みに発達することもしばしば。
その中でも、1日で24ヘクトパスカル以上（※北緯60度の場合）気圧が下がる低気圧を爆弾低気圧と呼び、急激な気圧低下と寒暖差をもたらします。低気圧が日本海へと進むと低気圧に向かう南風が強まり、全国的に気温が上昇。立春を過ぎて初めての南風を「春一番」と呼び、春到来のサインでもありますが、実際には荒々しく春を連れてきます。厳しい冬が終わったあとの急な気温上昇は、副交感神経を過度に働かせるため、めまいやのぼせ、眠気、倦怠感や片頭痛を引き起こします。低気圧が去ったあとは急激な気温低下のために腰痛や肩こり、生理痛の症状が現れることも。
春一番は花粉症シーズンの始まりを知らせる風でもありますし、強い南風は空気を乾燥させ、空気中のちりやほこりを巻き上げてお肌を刺激してしまうことも。春一番が吹き始めたら、お肌のお手入れも冬仕様から春仕様へと変えていく必要があります。

（爆弾低気圧）

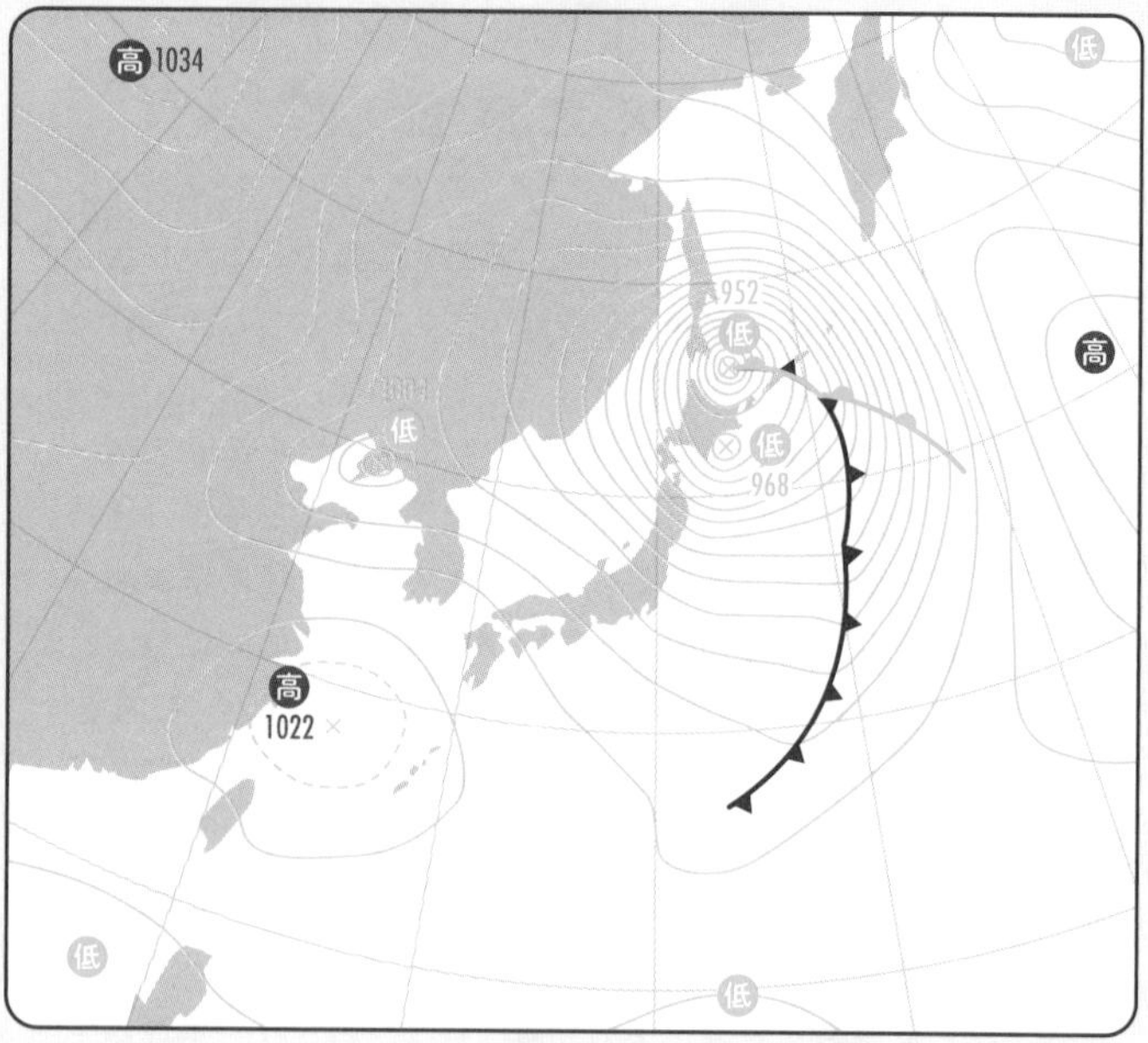

2012年4月4日　午前9時の天気図より作成

起こりやすい症状

- 頭痛
- 首・肩こり
- 生理痛
- 腰痛
- 古傷の痛み

お天気解説

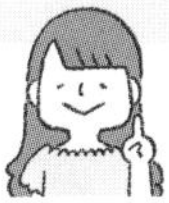

爆弾低気圧は正式な気象用語ではなく、**天気予報などでは「急速に発達する低気圧」とも表現します**。この低気圧の急発達とともに気圧が大きく急降下し、これを内耳がキャッチすることで自律神経が乱れるため、耳鳴りやめまい、頭痛、痛みの悪化につながります。また、低気圧の通過後は全国的に北よりの風が強まって冬の寒さが戻ります。交感神経を過度に働かせ、イライラ、便秘や下痢、腰痛、関節痛、肩こり、首こり、生理痛、緊張型頭痛の要因にもなります。また、春は三寒四温といって、毎週といっていいほどこの寒暖差や気圧変化が繰り返され、自律神経が乱されます。
右の天気図のときの爆弾低気圧は、中心気圧が 24 時間で 42 ヘクトパスカル（1006 → 964 ヘクトパスカル）も下降！ 42 ヘクトパスカルの気圧変化をたとえると、平地から高さ 400 メートルくらいの空の上に連れていかれたようなものです(ちなみに、東京タワーが高さ 333 メートル)。低気圧を表す等圧線の間隔（幅）が狭いほど、強風が吹きます。風が強い日ほど急激な気圧変化が起きていると思いましょう。

桜が咲いてぽかぽか陽気。春にはそんなイメージがありますが、実際は、「3月はライオンのようにやってきて、子羊のように去っていく（March comes in like a lion and goes out like a lamb)」というイギリスのことわざが、ぴたりと当てはまります。

春は、強い南風に乗って、ある日突然、暖かさを運んでくるのです。

冬も終わりが近づくと、日本海で低気圧が発達し、その低気圧に向かう南風で気温が急上昇。これが、春一番です。

2016年は、バレンタインデーに春一番が吹きました。

2月といえば、東京の最高気温は10度ほど。ところが春一番が吹いた14日は、東京の練馬で24・8度と夏日近くまで上がりました。

発達した低気圧ほど後ろに強い寒気を引き連れているもの。

翌日は雨で気温が下がり、昼間にもかかわらず5度まで冷え込みました。その差、約20度！　春一番、なんてオソロシイ子なんでしょう！

交感神経優位の冬の間は基礎代謝が高く、熱を生み出して体温を一定に保っています。

2月はまだ、体も冬支度のまま。そこに春一番が吹いて急激に気温が上がると、体に熱がこもりやすく、眠気やだるさを感じやすくなります。

また、春一番が通りすぎて気温が急低下すると、生理痛、腰痛、肩こり、古傷の痛みなど〝痛み系〟の症状が出やすくなります。

春は春一番だけではありません。

冬から春にかけてよく起こる「爆弾低気圧」は、急激な気圧の低下とともに、大雨、強風を引き連れてやってきます。

216ページの爆弾低気圧は、中心気圧が24時間で42ヘクトパスカルも下がり、規模でいえば最大級のものでした――、といってもピンとこないですよね。

簡単に説明すると、1気圧は1013ヘクトパスカルで、1平方メートルあたりにかかる圧力は、およそ10トンです。

人間の体の表面積は約1・5平方メートルなので、体全体には約15トン、手のひらだけで約100キログラムもの大気圧がかかっている計算になります。

24時間で42ヘクトパスカル下がるということは、わずか1日で体全体にかかる圧力が600キログラム以上も変化するということ。

1章で説明したように、私たちは外側からの圧力に押しつぶされないよう、同じ力で体の内側から押し返していますが、24時間で600キログラム以上も変化すると、体は対応しきれません。そこで、不調が生じます。

低気圧が急速に発達した際の気圧変化、通りすぎたあとの気温の急低下によって起こる、頭痛、肩こり、首こり、古傷の痛みなど、〝痛み系〟の不調や、冷えからくる血行不良にも要注意です。

また、冬から春へ季節が移り変わるころ、東日本と西日本を中心に1週間ほど天気がぐずつくことがあります。

菜の花の咲く時期に訪れる梅雨のような天気なので、「菜種梅雨」と呼びます。

菜種梅雨のころは、花粉症の症状が出やすい、という人がけっこういます。くもりや雨の日は副交感神経が働きやすいため、その環境下ではリンパ球が増えてアレルギー症状が出やすいのです。

天気の崩れが気分を落ち込ませる引き金になる方もいますし、春という季節柄、新生活が始まる緊張感と重なり、精神的に不安定になりがちです。

気分がうつうつとしてきたら、じっと家にこもっているよりも、レインブーツをはいていつもより元気に外を歩いたほうが自律神経が安定します。

春の低気圧は冷たい空気を引き連れてくるもの。

冷えによる頭痛など痛み系の症状には要注意。この時期は、ストールやカーディガンなど一枚羽織るものを持って出かけたり、脱ぎ着しやすい服装にしたり、足元を冷やさない工夫を心がけましょう。

spring

春の自律神経サポート

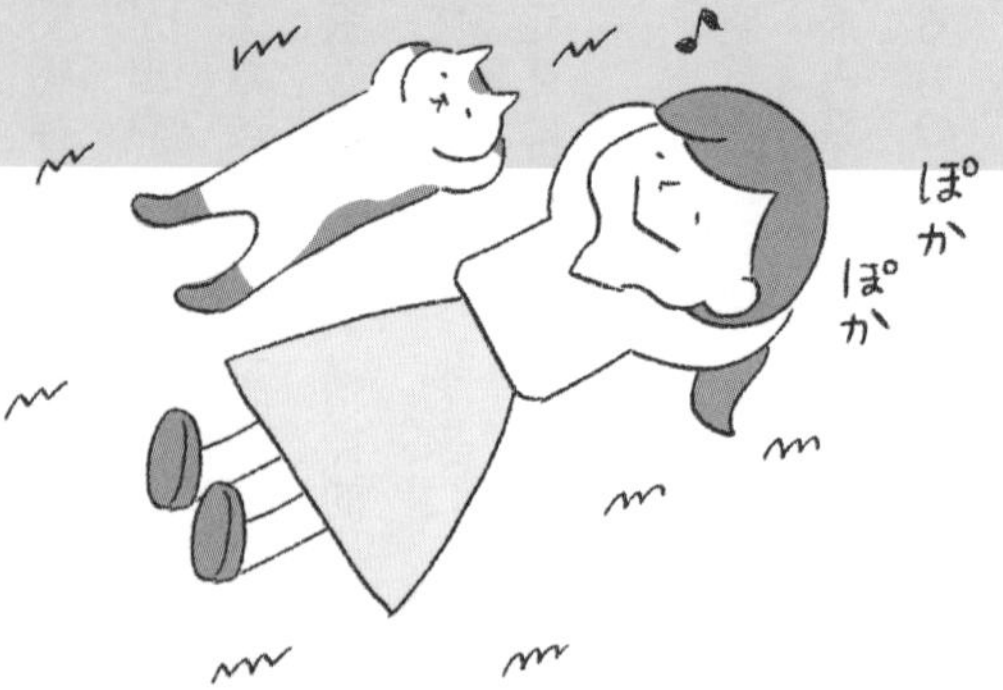

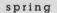

暖かくなってくると体は交感神経優位から副交感神経優位へとゆっくり移行し始めます。ただし、新生活シーズンのためストレスや緊張を感じやすく、イライラやドキドキの感情は交感神経を刺激し、自律神経のバランスが乱れるうえに、春は低気圧も多いので、とにかく自分を甘やかして、意識的にリラックスの時間を確保することが大切です。

ゆっくり、でも「リズミカル」に歩く

自律神経は、変化が大の苦手。それなのに春は、数日おきに暖かい日と寒い日が交互に訪れる「三寒四温」、急激な気圧低下と寒暖差をもたらす「爆弾低気圧」など、天気は目まぐるしく変化します。

加えて、自分や身近な人の進学、進級、配置換え、引っ越しといった新生活が重なり、楽しみも大きい半面、変化によるストレスが自分でも気づかぬうちにじわりじわりと溜まっていきます。

変化に富んだ春は、地に足がついていないようなソワソワとした気分になるのは当たり前。そう割り切って、まずは受け入れてしまいましょう。そのうえで、**ソワソワとは対極にある〝ゆったり行動〟で、少しでもフラットな心持ちをキープできるようにするのが得策。**

ゆったりペースでリズミカルに歩く。人の話に被せるように話し出すのではなく、一拍置いてから話し始める。もちろん、話すスピードもゆったりと。

「いつも以上に時間にゆとりを持って行動するために、明日の準備を寝る前に終わらせておこう」。そんな先回り思考も気持ちを落ち着けるのに有効です。

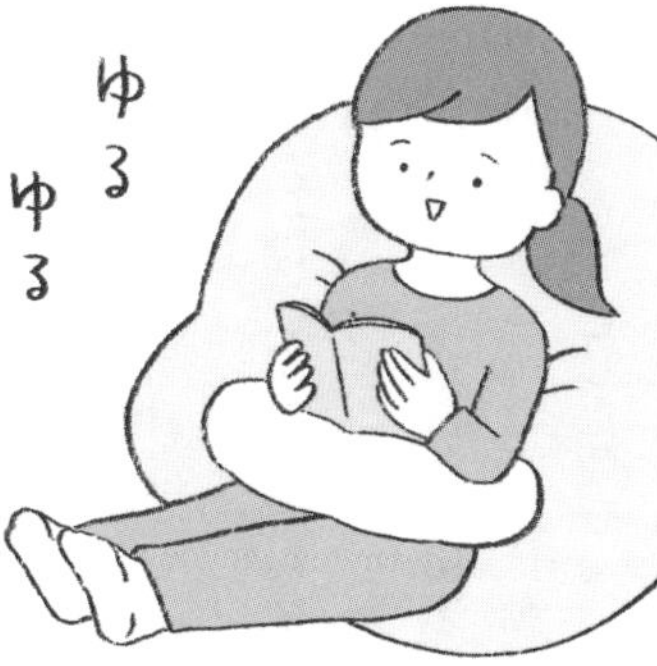

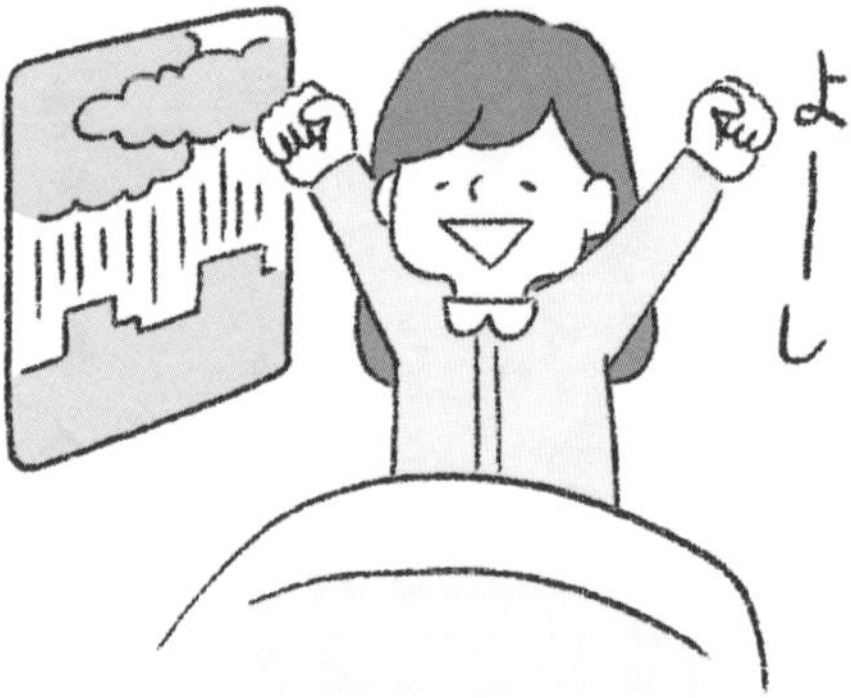

朝は30分早く起きて、1日の余白を自分にプレゼントする

朝、目覚めてからはアクセル役の交感神経がメインで働きます。しかし、車の急発進・急ブレーキが危険なように、交感神経を一気に爆上げするような行動は御法度です。

寝坊してベッドから飛び起きた瞬間に心臓はバクバク。大慌てで身支度をするものの焦るあまり余計に時間がかかってイライラ。この時点ですでに、交感神経はビンビンに跳ね上がっています。

この自律神経の乱れの影響は、午後まで引きずってしまう可能性が大。朝の焦りが原因で、1日の中でもっとも仕事や勉強がはかどる午前中を棒に振ってしまうのです。

ただでさえソワソワしがちな春は、30分早く起きることを習慣にして、自分に余白と余裕をプレゼント。少々のことでは動じないゆったりとした朝を過ごしましょう。

朝晩の寒暖差チェックを日課にする

春は朝晩の寒暖差が大きい季節で、日中と夜で15度くらい違うなんていうことがザラにあります。最近では「寒暖差疲労」とか「春バテ」などの言葉も聞かれます。

ガクンと気温が下がると交感神経が刺激され、寒さから身を守るために熱を生み出そうとしてエネルギー消費が大きくなります。これが、疲労感やだるさを感じる原因。

特に**3〜5月は、毎朝の天気予報で朝晩の気温をチェックして、寒暖差に対応できる服装を心がけるのがベスト。**

ストール、カーディガン、持ち運びしやすい薄手のアウターなど、サッと体温調節できるアイテムを活用して、自律神経が過度に働きすぎるのを防ぎましょう。

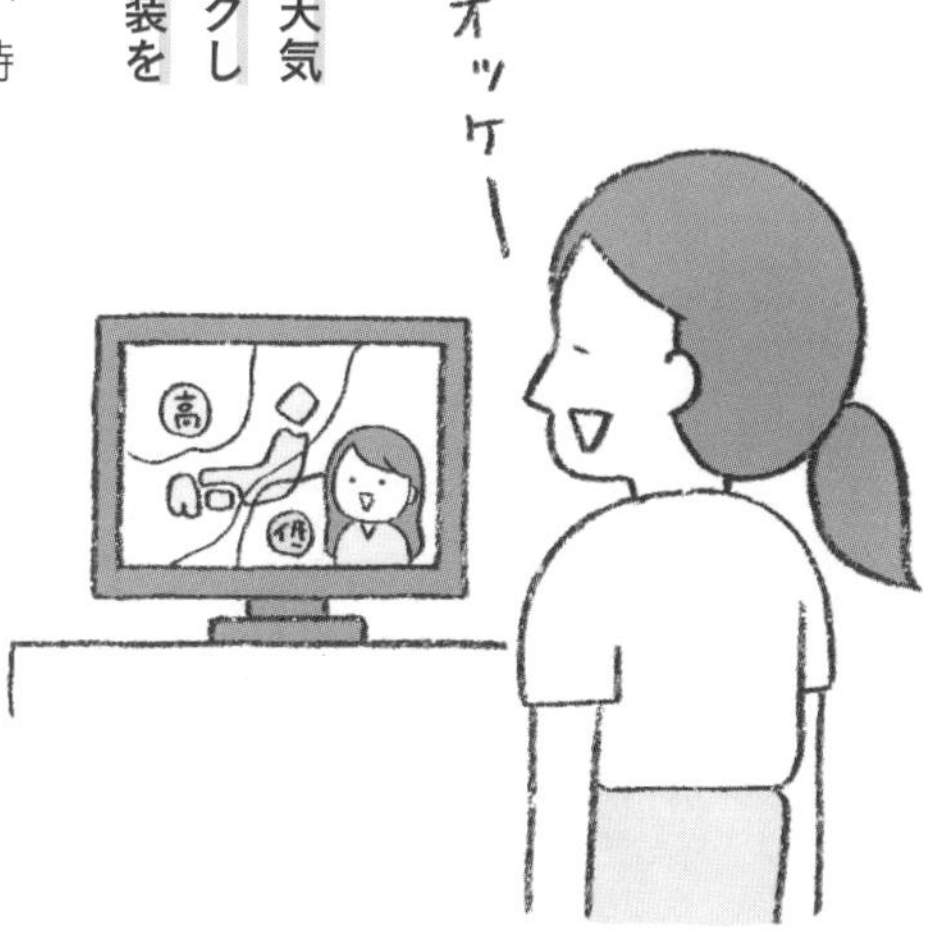

週1日は意識的にでも"予定のない日"を確保する

　新しい人間関係に、新しい環境。早く馴染もうと無理を重ねたり、忙しい時間が続いたりすると交感神経のスイッチが入りっぱなしになり、副交感神経の働きがどんどん低下してしまいます。

　これはどの季節にも共通していえることですが、**特に春は、意識的に"何も予定を入れない日"を作ってみましょう。**

　順天堂大学の研究チームの調査結果では、1週間の中で自律神経の働きがもっとも低下するのは木曜日でした。だから、たとえば「木曜日はフリーの日」と決めて、直前までどんな約束も入れないように空けておくのです。

　生活をしていると、やらなければいけない雑事は溜まっていくもの。それらを「あぁ、やる時間がない！」と思えばストレスになりますが、「木曜日にやろう」と思えれば心にゆとりが生まれます。この余白こそが、元気に毎日を過ごすうえでとても大切なのです。

「アフター・ユー」の精神で行動する

ゆとりを持って毎日を過ごす。そのための心構えとして、「お先にどうぞ」の精神が役に立ちます。

　通勤ラッシュの時間帯の駅のホームや連絡通路、休日のイベント会場、人気の観光地。人でごった返す場所では、誰もが先を急いでいるかのように見えま

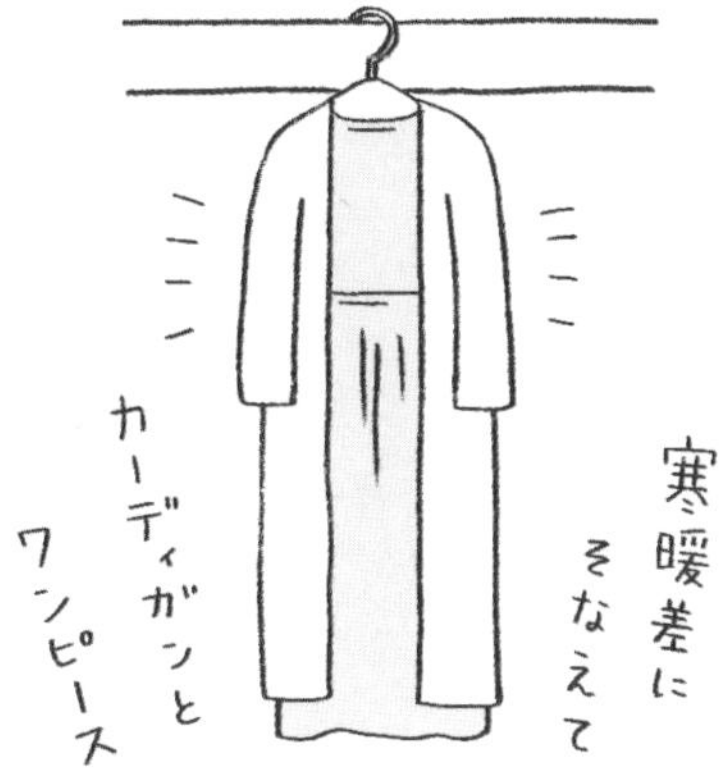
寒暖差にそなえて
カーディガンとワンピース

寝る前に明日着る服を準備する

朝、どうしようと悩むのは自律神経の負担になりますし、朝から自律神経を乱すのは得策ではありません。**寝る前に明日の天気をチェックして、着ていく服をだいたい決めておきましょう。**そして、朝起きてからその日の空模様や空気感を肌で感じて、微調整をするくらいにしておくと、気持ちのゆとりを持って一日をスタートできます。

春ほど着る服に悩む季節はないかもしれません。朝晩の寒暖差対策の羽織ものにしても、その日の気温によって薄手のカーディガンにするかはたまたスプリングコートにするか、悩むところだと思います。

す。しかしここで、人の間をすり抜けるように歩いたり、ダラダラと前を歩く人の背中に向けて舌打ちをしたりしているようでは自律神経は整いません。

自分さえ先を急いでいなければ、周りの人のペースに心をかき乱されることもないわけです。ですから、「お先にどうぞ」という振る舞いができない自分に気がついたら、それは、自分の中にゆとりがなくなっているサインだと受け止めて、心を入れ替えましょう。

小さなイライラを手放すために、機能的なバッグを手に入れよう

春は、新しい環境や新生活に向けて、洋服や靴などのファッションアイテムを新調したくなりますが、自律神経のバランスを整えるという観点からいくと、おすすめはバッグです。

いつも使っているバッグから、探し物をサッと取り出せますか？　バッグを開けるたびにガサゴソとしていませんか？

「あれれ、どこにいった？」という焦り、「あぁ、見つからない！」というイライラが自律神経を乱します。

必要なものにすぐアクセスできるような、仕切りやポケットの多い機能的なバッグをぜひ探してみましょう。ちょうどいいバッグが見つからなければ、バッグインバッグを使うのも手です。会社で使うIDカードはここ、手帳はここ、文房具類はこのポケット。そんなふうに**小物の定位置を決めておき、〝探す〟という小さなイライラを手放しましょう。**

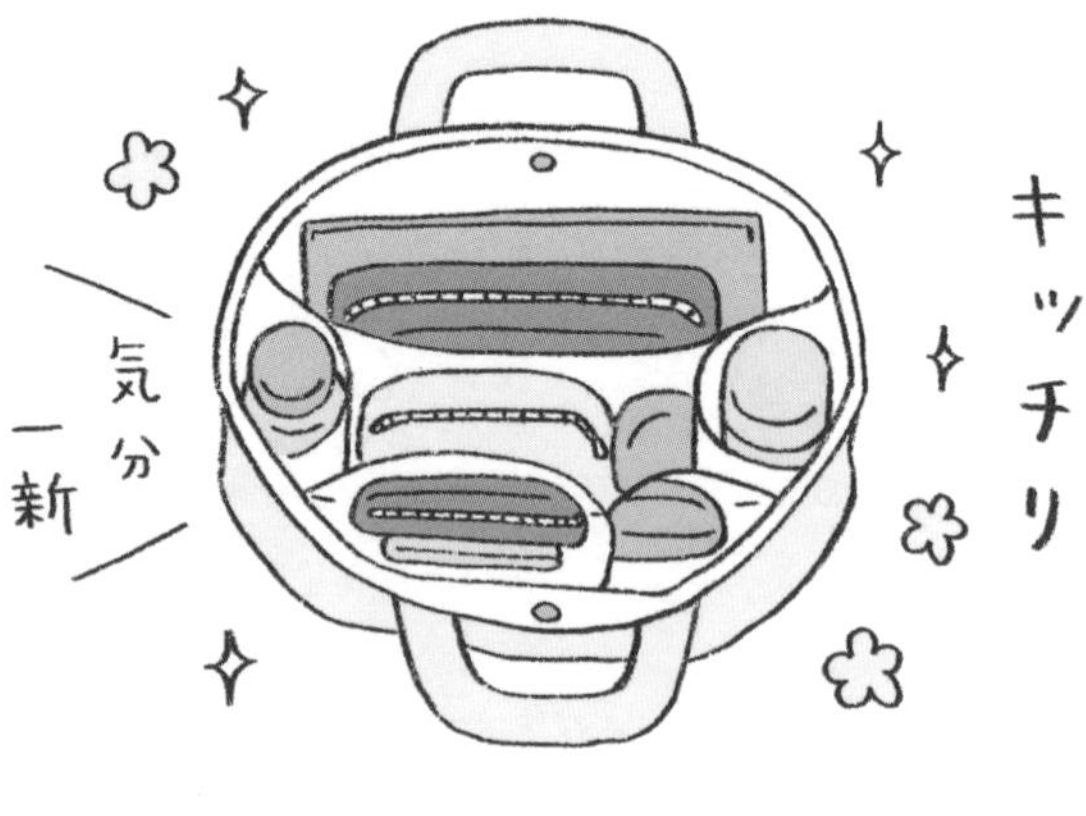

体の末端である指先、爪に意識を向ける

「春はゆっくり行動しましょう」そう言われてすぐに対応できるならいいですが、人間は習慣に引っ張られる生き物なので、すぐに自分の行動を変えられる人のほうが稀です。習慣を変えていくには、イメージの力に頼るのも手。

しゃべるのも、歩くのもゆっくりと。できればお手本になる人をイメージして上品な振る舞いを意識すれば、おのずと動作はゆっくりになるはずです。

上品な所作といわれても、どうしたらいいか迷うという方には、ネイルのケアがおすすめです。爪の形を丁寧に整えるだけでも指先への意識が高まりますし、爪を傷つけたくない、長持ちさせたいという心理が働いて、自然と指先の動きが上品になります。そうなれば、探し物をするのにバッグの中をやたらめったらガサゴソする、なんていうこともなくなるはず。

ネイルケアをするときに、**体の末端である指先を軽く揉むようにマッサージをすると、血行が促進されて自律神経のバランスを整えるのにプラスに働きます。**

春のよく晴れた日は、不要なダッシュは禁物

交感神経は、外敵から身を守ったり獲物を狩ったりするハンターの神経ともいえるので、ここぞ!という場面で即座にスイッチが入ります。

　これを現代人の生活に置き換えると、たとえば、チカチカと点滅して間もなく赤に変わりそうな信号機、ギリギリ間に合いそうな発車直前の電車。どちらも急いでいるとダッシュしたくなる場面ですが、「走れば間に合う!」とダッシュした瞬間に交感神経のスイッチはオンに。ダッシュして上がった心拍、はぁはぁと浅くて速い呼吸、これらによって交感神経は爆上がりです。

　反して、副交感神経は心地よさの神経なので、反応するのもゆっくりで、じわじわと上がってくるイメージです。そんなお互いの特性から、一度、交感神経が爆上がりしたら、いつものバランスに戻るのに2~3時間はかかってしまいます。だから、**交感神経は爆上げしないに限るのです。**

　今日を境に、点滅している信

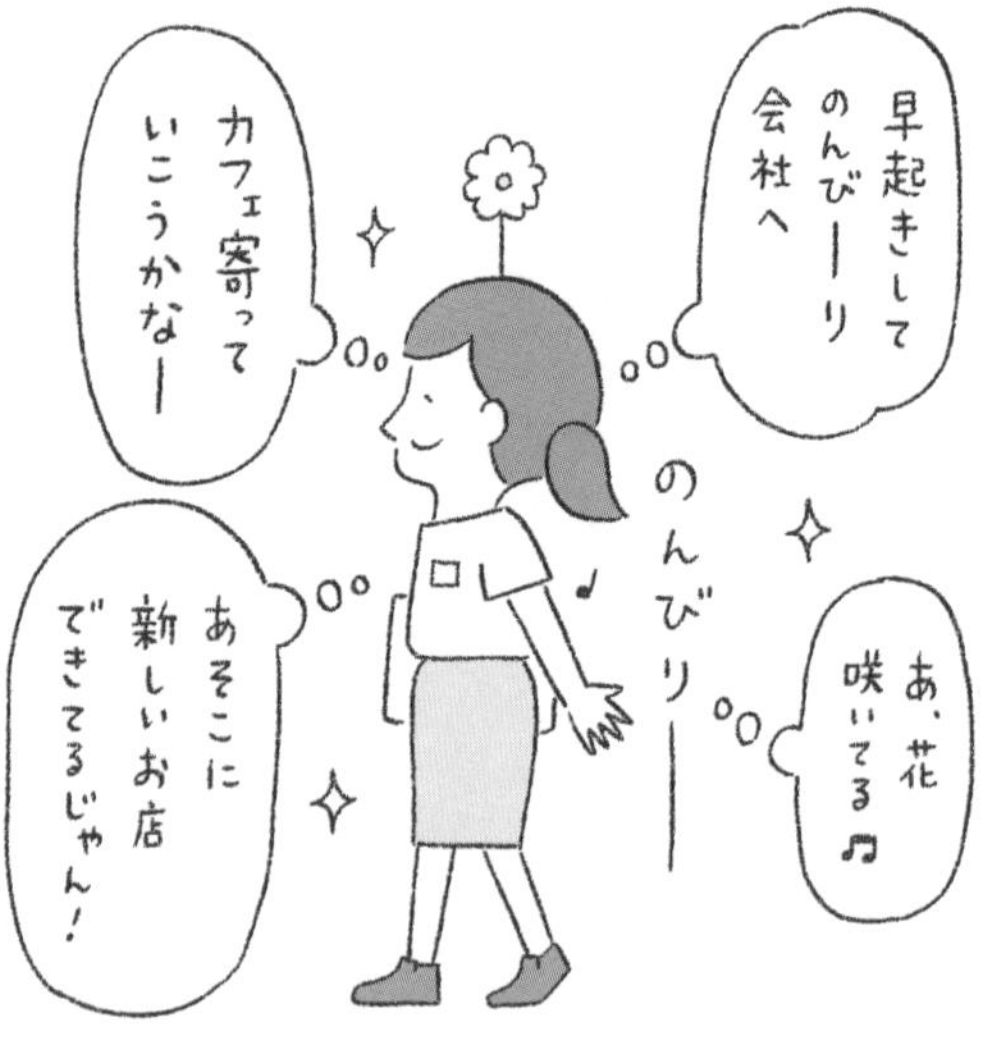
早起きして のんびーーり 会社へ
カフェ寄って いこうかなーー
のんびりーー
あ、花 咲いてる♪
あそこに 新しいお店 できてるじゃん!

号機は次の青信号に変わるのを待つ、駆け込み乗車は絶対にしないと決めてしまいましょう。そして、自分と交わしたこれらの約束を守れるくらいのゆとりを持って、家を出るようにしましょう。

ゆるゆるの部屋着で副交感神経が働きやすくする

私たちが想像する以上に、五感でキャッチしている快・不快の感情は、自律神経の働きを左右します。家に帰ってからの寛ぎタイムは、ウエストを締めつけないゆるっとした部屋着に着替えて過ごしましょう。

着ていて体の動きを妨げたり、肌に当たる感覚がよくなかったり、「なんか、ちょっとなぁ」という感覚を無視せず、自分が着ていて快適で心地いいものを揃えられるとなおいいと思います。

また、帰宅後すぐにソファに座り込んだり、寝転んだりするよりも、バッグの中身を整理したり、脱いだ服のお手入れをしたり、仕事モードと自宅モードの間にワンクッションを置くことで副交感神経がじわじわと高まっていき、自律神経の切り替えがスムーズになってよりくつろげます。

春の気候を全身で感じることで、体が順応していく

寒暖差も気圧の変化も大きい春の自律神経は常にオーバーワークでお疲れ気味。でも、疲れたからといって家でぐったりと横になっていても、回復はしません。

ぽかぽか陽気に恵まれた日は、自律神経のトータルパワーをアップできる貴重な日です。迷わず外へ出て、暖かな春の日差しを全身で受け止めましょう。澄み渡る青空、暖かな空気、肌に当たる風、五感からの刺激もたっぷり受けて、「気持ちいいなぁ～」と感じることで気持ちがほぐれ、呼吸もゆったりとして、副交感神経もよく働くようになります。

また、春の日差しをしっかりと浴びることで、体は春モードに切り替えやすくなります。**季節を五感で感じることが、自律神経のバランスを整えるアシストをしてくれますよ。**

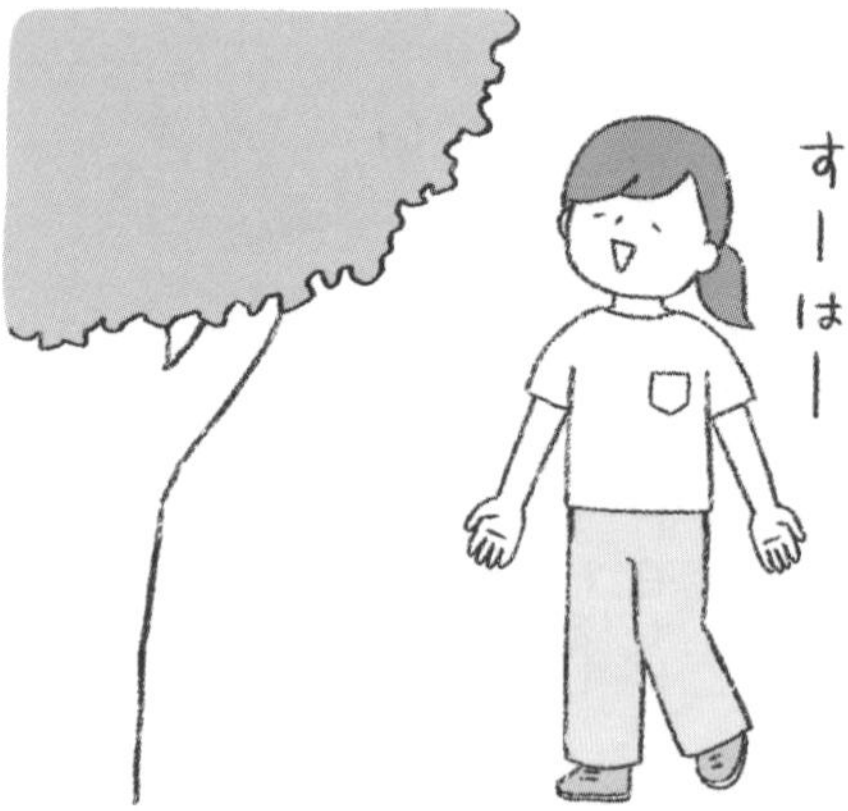

隙間時間に上を見る習慣をつけよう

せっかく外に出ても、スマホの画面ばかりを見ていてはダメ。画面をのぞき込むような頭を下げている姿勢は副交感神経の働きを妨げるのと同時に、喉が詰まるので呼吸が浅くなり、交感神経をより働かせてしまいます。

春は新緑の季節です。梅や桜など季節を感じられる花も咲きます。外に出たら、ぜひ、木々を見上げましょう。**上を見ることで自然と呼吸が深くなり、副交感神経が刺激されます。**

電車の中でも横長のシートに座っている全員がスマホをいじっているという光景が珍しくなくなりましたが、他人と触れ合う車内はストレスフルな空間です。電車に乗っている時間のすべてをスマホにゆだねず、そのうちの5分でも10分でもいいから、頭を上げて首を伸ばし、縮こまった神経のストレッチをしましょう。

ただ顔を上げる、その何もしない時間が自律神経を救います。

夜ヨーグルトで免疫力アップ

腸内環境を整える最強の食べ物がヨーグルト。腸内の善玉菌の材料となる乳酸菌を含み、手軽で日持ちして手に入りやすいと、いいことずくめ。

胃腸のメンテナンスは、夜、眠っている間にもっとも活発に行われるので、**夕食後にヨーグルトを食べることを習慣にしてみましょう。**ヨーグルトによって乳酸菌の種類が異なるので、2週間ほど食べてお腹の調子をみながら、自分に合うヨーグルトを見つけてください。

効果効能よりも自分の〝心地いい〟感覚を優先する

リラックスしたくても、何をしたらいいかわからない。そんなリラックス下手な方にもおすすめなのが、香りの作用を取り入れる方法です。五感でキャッチした心地よさは自律神経を素早く整えるのに役立ちます。

手軽に香りの効果を取り入れるなら、おすすめはハーブティーです。オフィスでも自宅でも、ティーバッグなら1杯分を手軽に淹れられますし、そのときの気分に合わせて香りや味わいを変えられます。

カモミールやレモンバームなどリラックス効果が高いといわれるハーブを選ぶのももちろんいいのですが、**パッケージに書かれた効果効能よりも、自分の〝好き〟や〝心地いい〟感覚を最優先に選ぶのが、もっともリラックス効果が高まります。**

湯気とともにふわっと立ち上る香りの作用と温かい飲み物の温かさが副交感神経を刺激するので、心身ともにリラックスできるはずです。

自宅では、アロマキャンドルやお香で香りを楽しんだり、バスタイムには入浴剤を使ったりして香りのリラックス効果を取り入れましょう。

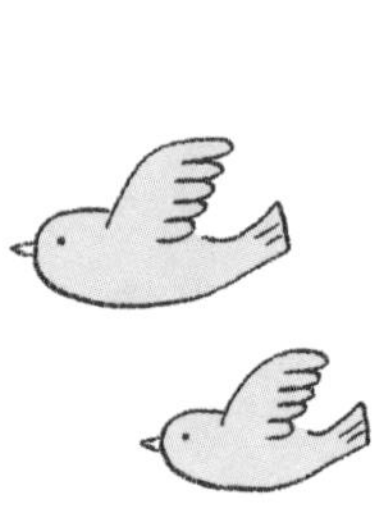

散歩よりもちょっと速いテンポでよく歩こう

春は花粉症などアレルギー症状に悩まされる人も多いでしょう。アレルギーの対策として、免疫力を上げておくことはとても大事です。免疫細胞の7割を占める腸の働きが免疫力アップの鍵になり、腸の働きをよくするには副交感神経に高いレベルで働いてもらう必要があります。

食べ物による腸活にももちろん取り組んでほしいのですが、日々の生活の中で簡単にできることでおすすめなのが歩くことです。ウォーキングというほどがんばりすぎず、お散歩というほどのんびりしすぎず、一定のペースでリズムよく歩くことを心がけましょう。**リズミカルな運動にはリラックス効果があり、副交感神経をほどよく刺激できます。**

また、歩くことでふくらはぎのポンプ機能がしっかりと働き、全身の血行がよくなります。すると、自律神経の負担が減り、1日の疲れを軽減することにもつながります。

歩く時間をわざわざ確保するというほどのことではなく、駅までの道を自転車から徒歩に変える、駅から会社まで少し遠回りをして毎日違う道を歩いてみる、自宅に帰るときにいつもより遠いコンビニやスーパーへ足を延ばしてみるなど、歩く時間を少しだけのばす工夫をちょっとずつ重ねていきましょう。

梅雨

rainy season

眠たさや
イライラもたらす
くもり空
1カ月半の絶不調

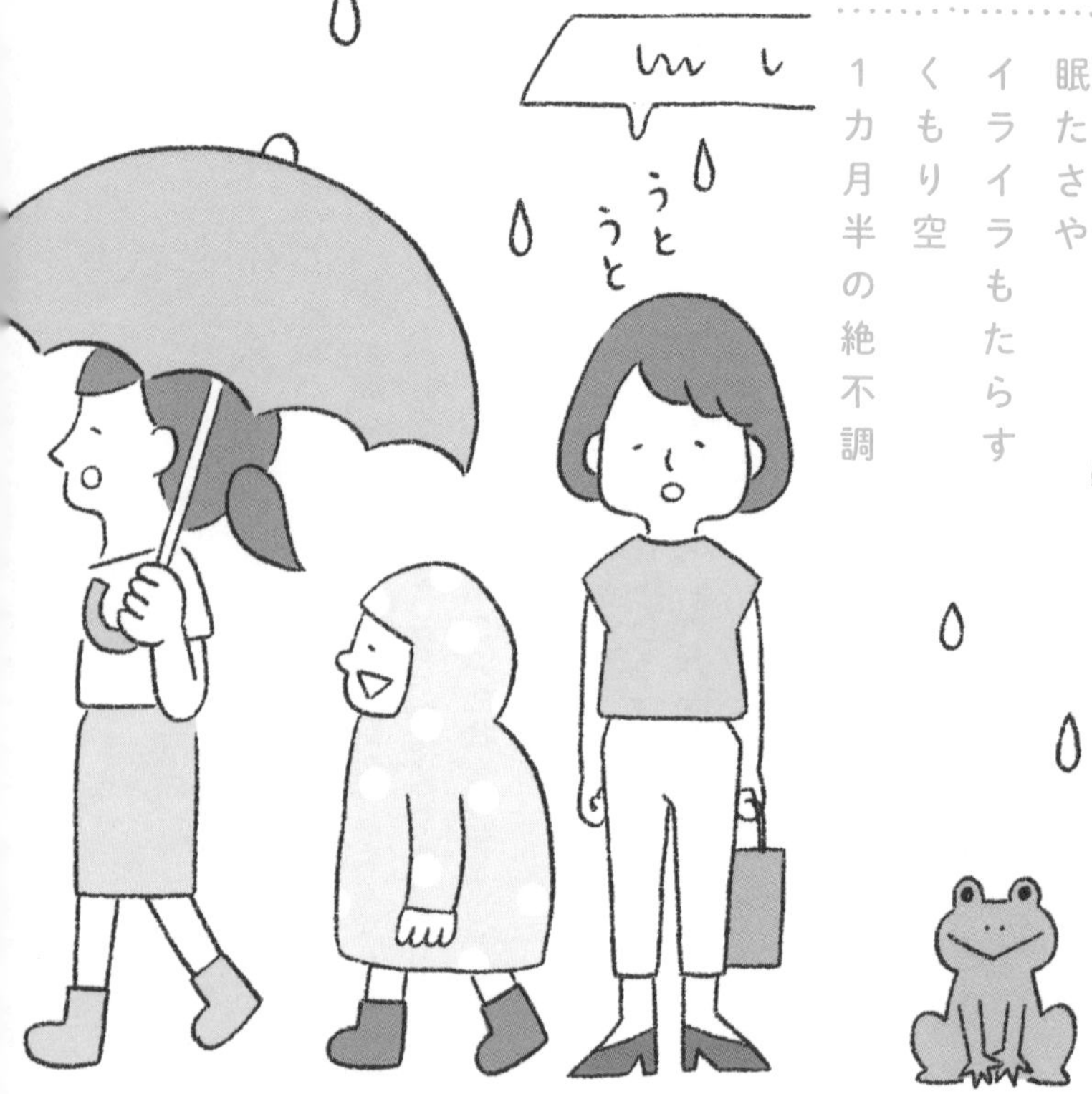

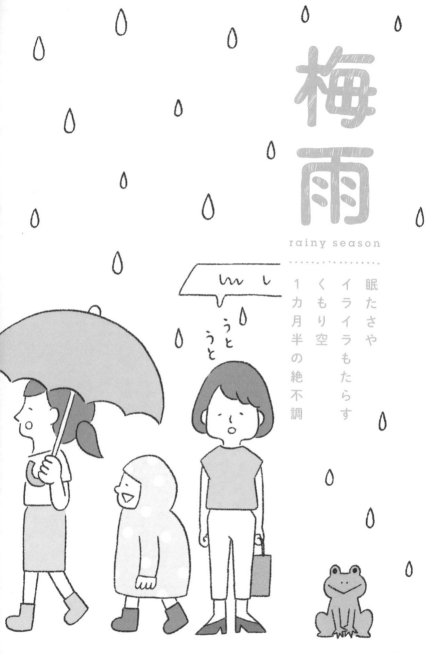

春夏秋冬とは別枠で「梅雨」を紹介しなければならないほど、
低気圧不調と梅雨は、深〜く関わっているのです。
頭痛、気分の落ち込み、アレルギー、便秘。
体にまとわりつく湿気を含んだ空気やきまらない髪形。
1カ月半の長期戦を乗り切るすべはどこにある？

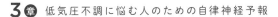

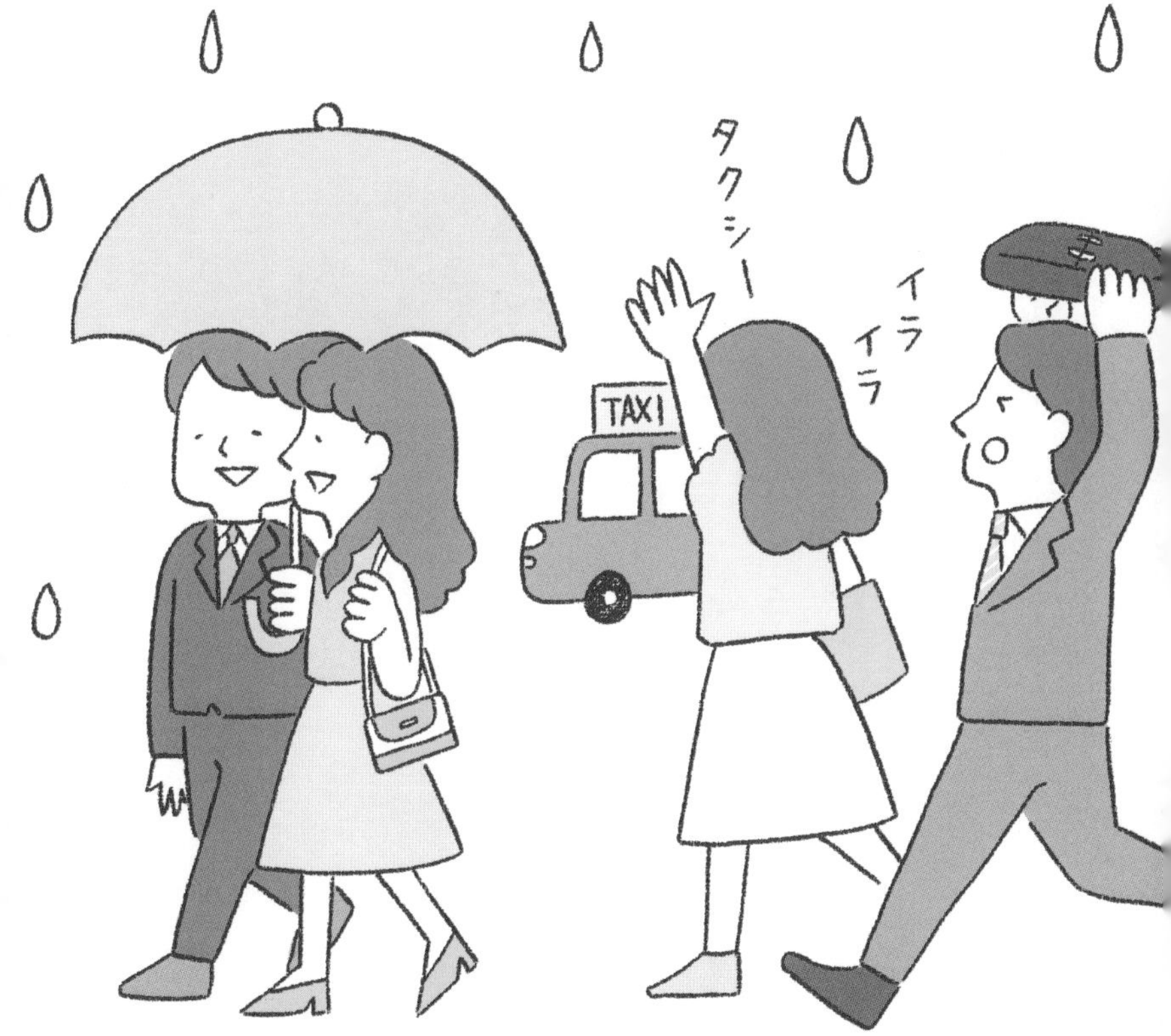

冬から春へ、菜種梅雨。

春から夏へ、梅雨。

夏から秋へ、秋霖。

秋から冬へ、山茶花梅雨。


日本の四季は春夏秋冬ですが、季節の変わり目には期間の長短、雨の質や量に違いはあるものの、必ず梅雨と呼ばれる時季を挟みます。

雨が降る＝低気圧の接近なので、低気圧女子のみなさんが季節の変わり目に不調を感じやすいのも、ここに理由の一端があります。

4つある梅雨の中でも別格なのが、一般的によく知られている「梅雨」です。日本の季節を四季ではなく、春・梅雨・夏・秋・冬の五季としてもいいのでは？と思うくらい、6〜7月の梅雨は長くて特別です。

梅雨の特徴は、ほかの3つに比べて、その期間が圧倒的に長いこと。菜種梅雨、秋霖、山茶花梅雨が1週間から10日ほどなのに対し、梅雨は約1カ月半も続きます。

そして、性質もまったく異なります。ほかの3つは日本付近にのみ雨を降らせる日本特有の現象ですが、梅雨はアジア全体の雨季の一部です。

夏に向けて太平洋高気圧が強まってくる過程で、インドや東南アジアなどから大量の水蒸気が送り込まれてくるため、期間は長く、雨量も増えます。

雨を降らせる前線はインドのほうまで続いていて、インドではモンスーンという呼び名がありますし、梅雨の語源は中国語の「メイユウ」で、韓国では梅雨を「チャンマ」といいます。

梅雨の時期、アジアで暮らす低気圧女子&男子はみんな、憂うつな気分や不調を抱えながら過ごしています。仲間は世界中にいるのですね。

梅雨入りの発表後は、梅雨の晴れ間と梅雨寒の寒暖差、日照不足による気分の落ち込みなど、不調を招く要素が満載。体調管理が必須です。

梅雨といっても、東海〜西日本エリアと東日本ではちょっと特徴が異なります。日本海側と太平洋側でも違い、それに応じて起こりやすい不調も異なるので、あなたが住むエリアを見てみましょう。

木	金	土	日
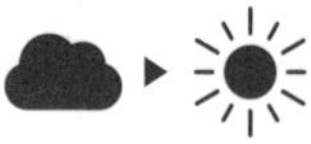		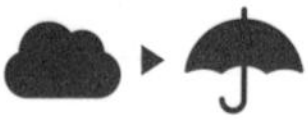	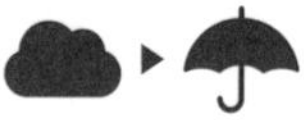
25℃	25℃	18℃	19℃
20℃	20℃	15℃	16℃
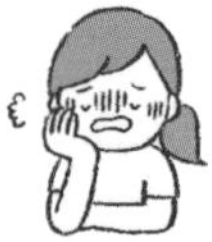	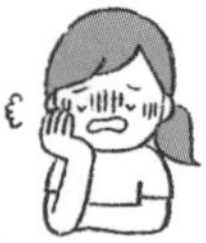	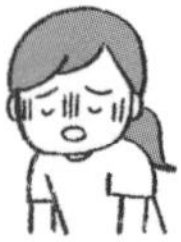	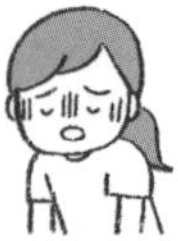
副交感神経	副交感神経	交感神経	交感神経
梅雨前線が北上し、梅雨前線の南側に入るため、気温・湿度ともに上昇し蒸し暑い。片頭痛、倦怠感、食欲低下。		梅雨前線が南下し、曇天とシトシト雨が戻る。	

23℃	22℃	28℃	23℃
20℃	19℃	23℃	20℃
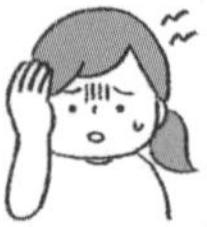	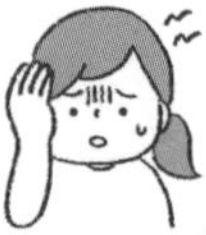	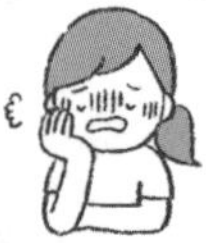	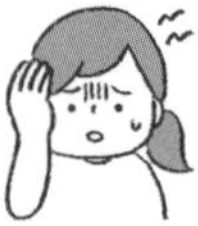
アンバランス	アンバランス	副交感神経	アンバランス
梅雨前線が北上し激しい雨。気圧が下がり、耳鳴り、めまい吐き気、頭痛、イライラや便秘も。		雨が上がり蒸し暑さが戻る。	再び激しい雨に。

典型的な梅雨の一週間

東京

	月	火	水
天気			
日中の最高気温	18℃	19℃	19℃
朝の最低気温	15℃	16℃	16℃
症状	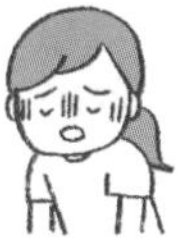 交感神経	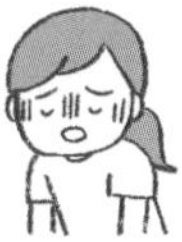 交感神経	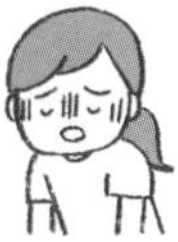 交感神経

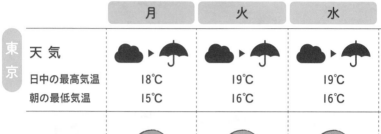

梅雨前線の北側でヒンヤリ湿った風が吹き、曇天とシトシト雨が続く。冷えにより緊張性頭痛、腹痛や腰痛、便秘・下痢、生理痛、イライラ、首こり、肩こりになりやすい。

大阪

	月	火	水
天気			
日中の最高気温	27℃	28℃	29℃
朝の最低気温	22℃	23℃	24℃
症状	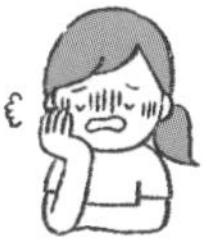 副交感神経	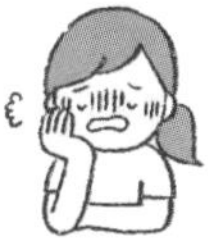 副交感神経	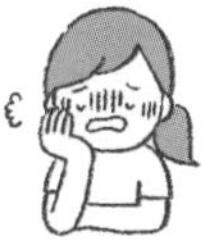 副交感神経

気温・湿度ともに高く蒸し暑い。湿度が高く発汗しにくいため熱がこもりがちになり食欲低下。
片頭痛や倦怠感も。

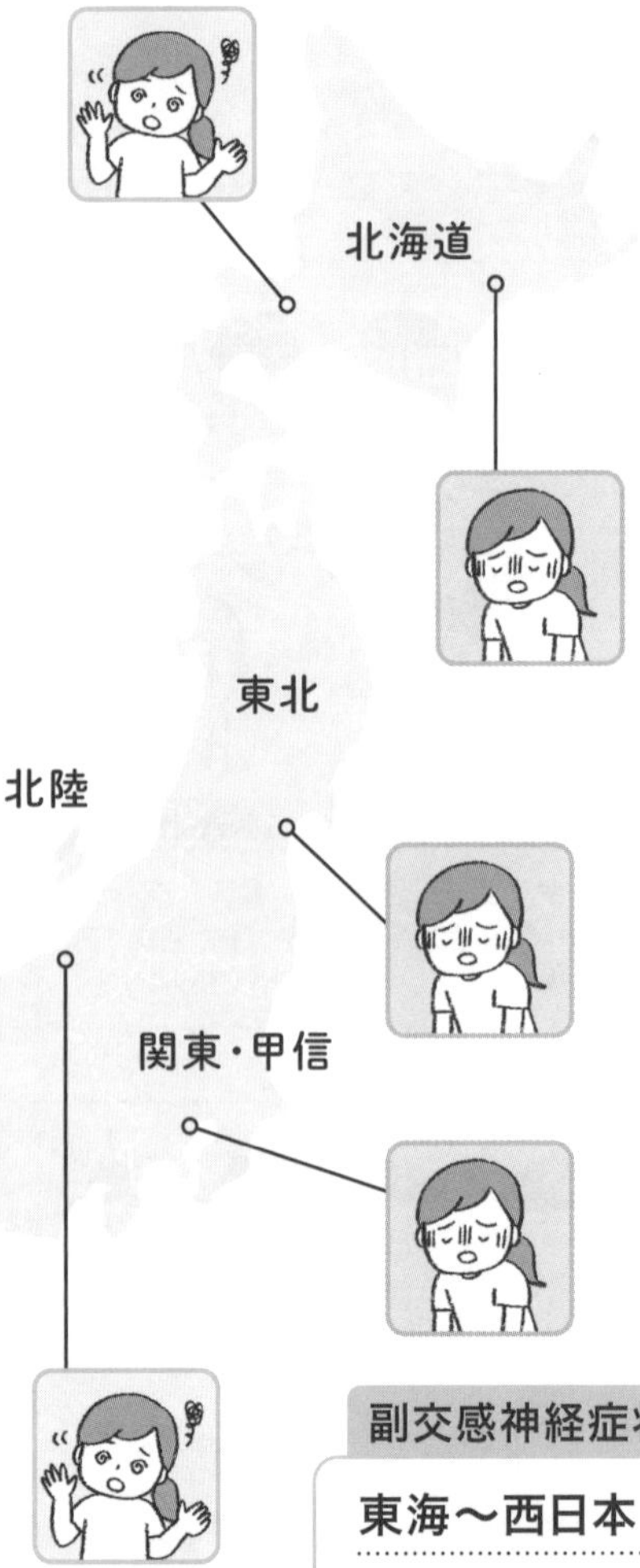

交感神経症状

北海道〜
関東（太平洋側）

低温多湿

- 緊張性頭痛
- イライラ
- 腹痛
- 腰痛
- 生理痛
- 便秘、下痢
- 首こり、肩こり

オホーツク海高気圧からヒンヤリ湿った風が吹く。

曇天とシトシト雨が続きやすい。冷えにより交感神経が働きやすく、腹痛や便秘・下痢、焦燥感やイライラ、過食になりやすい。また梅雨前線の上下によって蒸し暑くなったり涼しくなったりするため、片頭痛や食欲低下が起きる日があり、体調も変化が激しい。

副交感神経症状

東海〜西日本

蒸し暑さと激しい雨

- 片頭痛
- 食欲低下

梅雨前線の南側に入りやすく、蒸し暑いエリア。晴れ間が出たり激しい雨が降ったりと天気が変わりやすい。湿度が高く発汗しにくいため熱がこもりがちになり食欲低下。

梅雨

副交感神経症状

北海道～
北陸(日本海側)

強い日差しと急な暑さ

- **めまい**
- **片頭痛**

梅雨前半は晴れ間が多く夏至間際の強い日差しが照りつける。フェーン現象も加わり気温が急上昇することも。

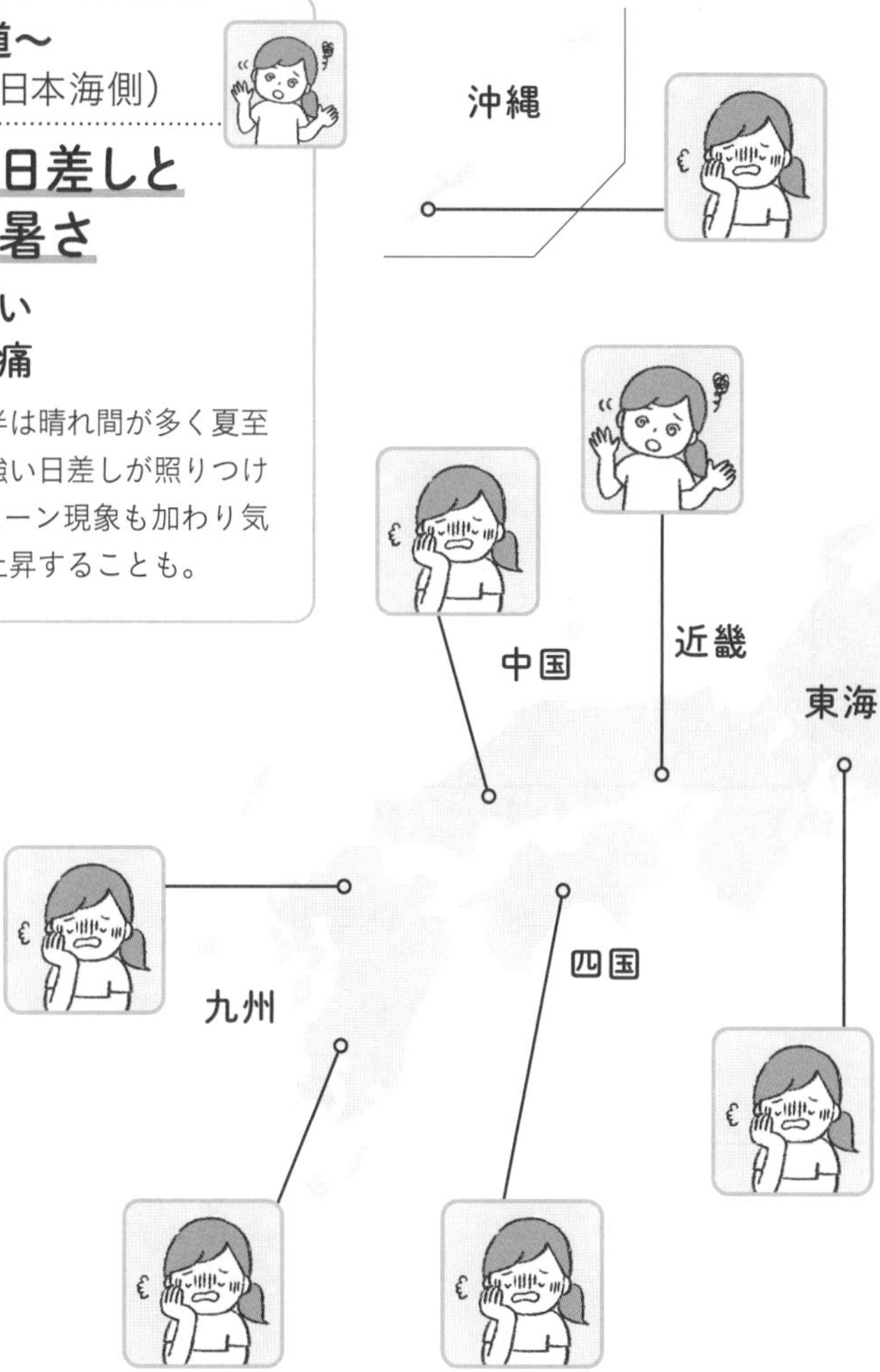

（ 梅雨前線 ）

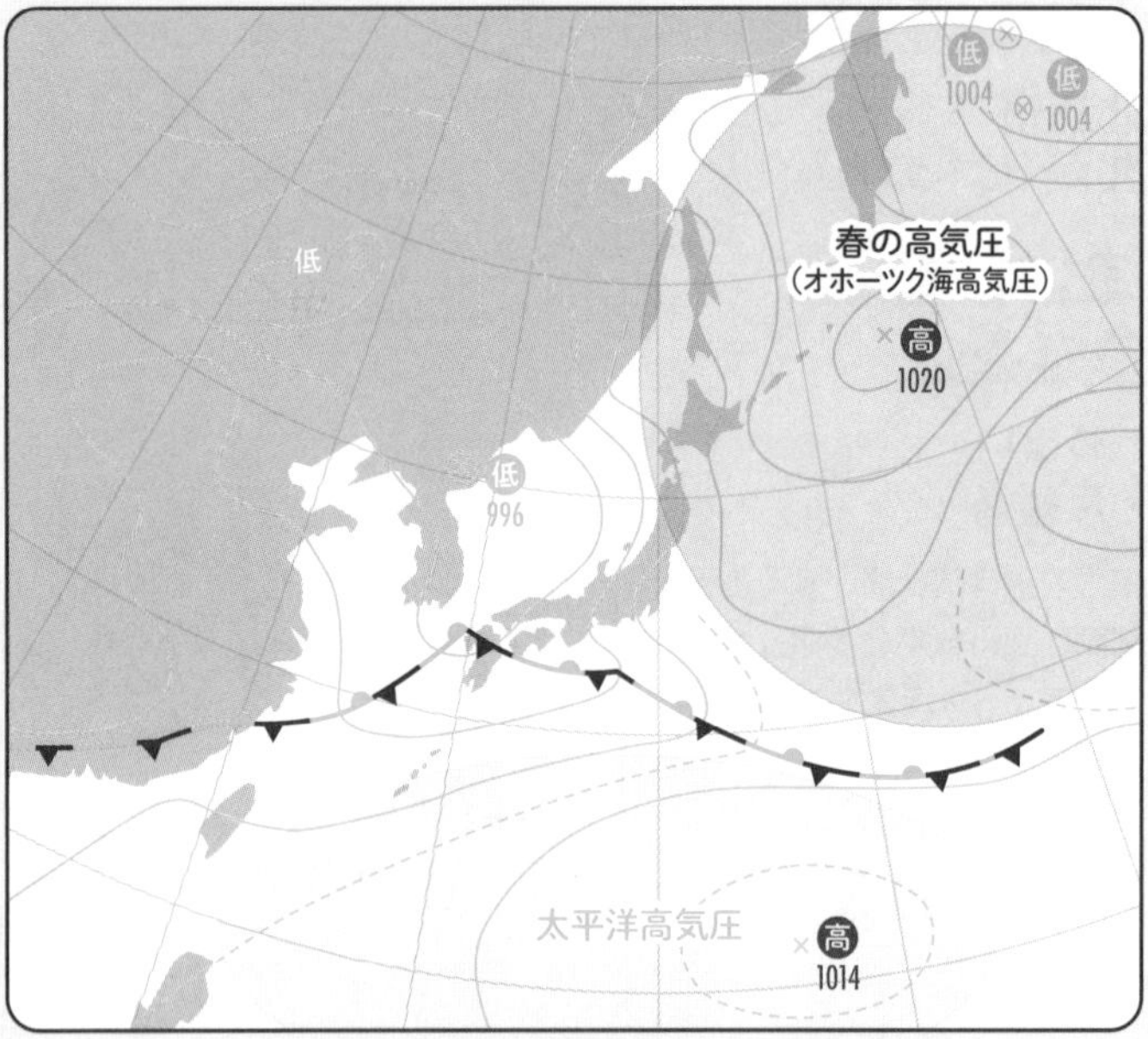

2016年6月16日　午前9時の天気図より作成

起こりやすい症状

頭痛	むくみ	眠気	梅雨アレルギー
便秘	気分の落ち込み	慢性疲労	イライラ

お天気解説

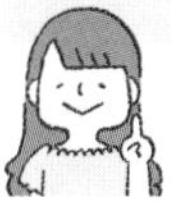

梅雨前線は、北側の春の高気圧と、南から強まってくる夏の太平洋高気圧との間に発生します。

春の高気圧は、ときに冷たいオホーツク海に居座り、オホーツク海高気圧と名前を変えて、太平洋高気圧とせめぎ合います。

梅雨はアジアの雨季の一部。インドや東南アジアから湿った空気が大量に押し寄せ、長期間にわたってたくさんの雨を降らせます。

右の天気図では、沖縄で「梅雨明け」。押し上げられた前線が近づいてきた本州付近では、これからが梅雨本番。

梅雨前線の北側・東日本は冷たい空気のシトシト雨で、南側の西日本は蒸し暑い空気に包まれたザーザー雨が降ります。

〝梅雨前線の上を、低気圧が手をつないでやってくる〟

これが梅雨の空模様を表すイメージとすれば、頻繁に雨が降るのは当然。途中でつまずいたり調子に乗って手を離す子がいると、梅雨も小休止。短い晴れ間をのぞかせることもあります。

5月中旬、沖縄・奄美で梅雨入りの発表があると、日本の梅雨がスタート。なぜ、南から梅雨が始まるかといえば、日本の南に停滞している梅雨前線を、さらにその南で勢力を増した太平洋高気圧がグングン押し上げていくから。最終的に、太平洋高気圧が日本列島を覆うと、夏の到来です。

梅雨の間、雨の降り方が変わるのは、梅雨前線の位置が関係しています。梅雨前線より南の地域では、太平洋高気圧の縁を回るように亜熱帯からの湿った空気が梅雨前線に流れ込み、ザーザー降りの激しい雨が降ります。これを陽性の梅雨と呼び、西日本の梅雨はこのタイプで、蒸し暑く雨粒も大きめです。

一方、梅雨前線より北にあたる地域では、オホーツク海高気圧から吹き出す風（やませ）が三陸の冷たい海上を渡ってくるため、肌寒く、シトシト、ジメジメした雨を降らせます。これを陰性の梅雨と呼び、関東から北は、梅雨の前半がこのタイプで、梅雨前線が北上する後半になると、陽性の梅雨に変わります。

いずれにしても、低気圧が次々とやってくる梅雨は、つらいシーズン。くもりや雨の日が続き、ぼんやり頭が痛かったり、やる気が起きず、動きたくない気持ちもわかりますが、家にとじこもっているのは逆効果。この時期、しっかり汗をかいて、夏の暑さに耐えられる体をつくることが肝心です。

また、高温多湿を好むダニやカビは梅雨に繁殖しやすく、「梅雨アレルギー」を発症する人も多いそう。進んでお部屋の掃除をすると、梅雨のうつうつとした気分の払拭と梅雨アレルギー対策になり、一挙両得です！

最後に、梅雨時期は予報が難しく、7日先の週間予報が当たる確率は下駄占いと同じくらい（笑）。最新の天気予報をもとに対策を立ててくださいね。

rainy season

梅雨の自律神経サポート

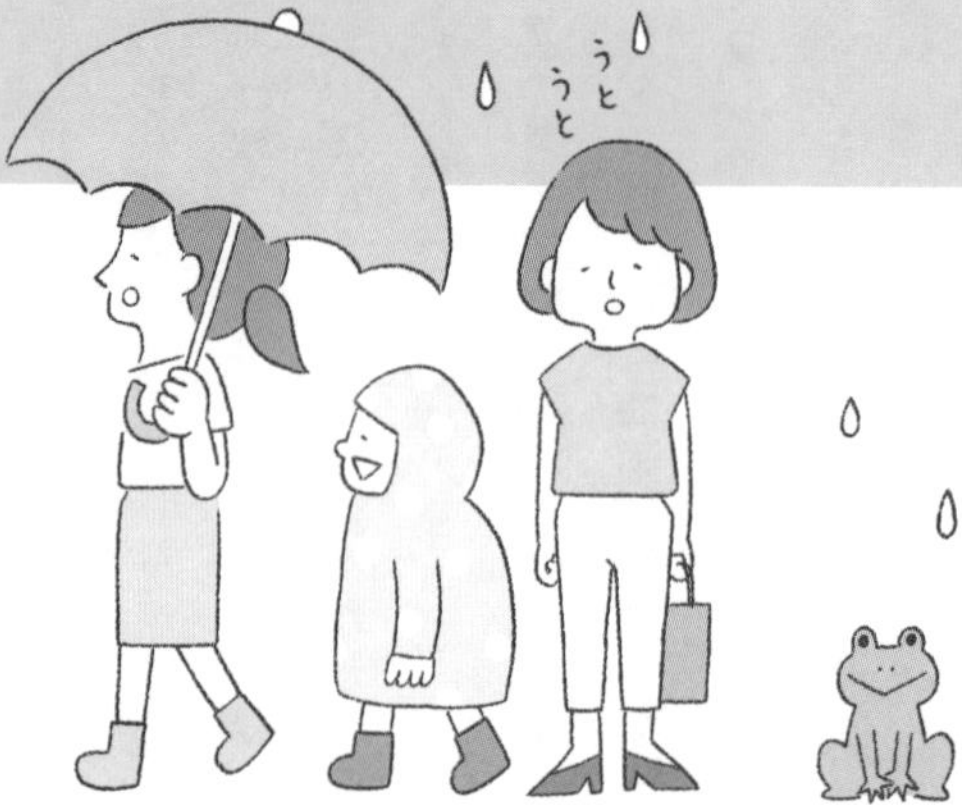

梅雨は副交感神経がずっと優位になりがちで、交感神経が上がりにくい。そのせいで「なんだかやる気が出ない」「ずっとプチ憂うつ」な状態が続いてしまいます。そのため、積極的に交感神経を上げて、副交感神経も下がりすぎないような行動をする必要があります。梅雨は「朝」と「日中」の動きが鍵です。無理のない範囲で意識的に体を動かしましょう。

梅雨明けまでがんばることをやめる

ソワソワ落ち着かなかった春の疲れを自覚し始めたころ、低気圧を引き連れて梅雨がやってきます。ぽかぽか陽気に体も馴染んできたというのに、「梅雨寒」や「梅雨冷え」などの言葉があるように急に寒い日がやってきたり、雨は降らずとも空はどんよりねずみ色でズドーンと気分が沈みがちになったり。それでいて、1〜2カ月後にはやってくる夏の準備も始めなければなりません。

梅雨は心身ともに大変。だからこそ、〝無理をしない宣言〟をして、英気を養うことに専念しましょう。ただし、無理をしない＝ダラダラ過ごす、ではありません。

低気圧の影響でリラックスモードの副交感神経が働きやすいところにダラダラ過ごしていては、血液はどんどんドロドロに、血流も低下して心身共にどんより。さらにやる気は失われていきます。

無理に予定を詰め込まない、明日でもいいことは無理をしてまで今日やろうとしない、無理に人に合わせない。

梅雨時期は、がんばらない期間として自分を快適にすることを軸に行動してみましょう。

朝ごはんをちゃんと食べる

日照不足でうつうつとしがちな梅雨時は、日中の自律神経のバランスも乱れがち。だからこそ、**1日の始まりである朝に自律神経が整うような行動をとることが大切**です。

まずは朝、起き抜けに1杯のお水を飲んで胃腸に朝が来たことを知らせます。そして、朝食はバナナ1本でもいいので、何か食べることを習慣にします。朝食は時計遺伝子をきちんと働かせるスイッチでもあり、体のリズムを整える時計遺伝子の働きによって日中の交感神経と夜間の副交感神経の切り替えがスムーズになります。

また、**起床後に水を飲んだり朝食をとったりすることで、副交感神経が下がりすぎるのを防げます。**梅雨の時期に副交感神経が下がりすぎてしまうと、交感神経の作用が強くなりすぎて血管が収縮したままになり、頭痛や関節痛などズキズキ系の痛みに悩まされる原因にもなってしまうので気をつけましょう。

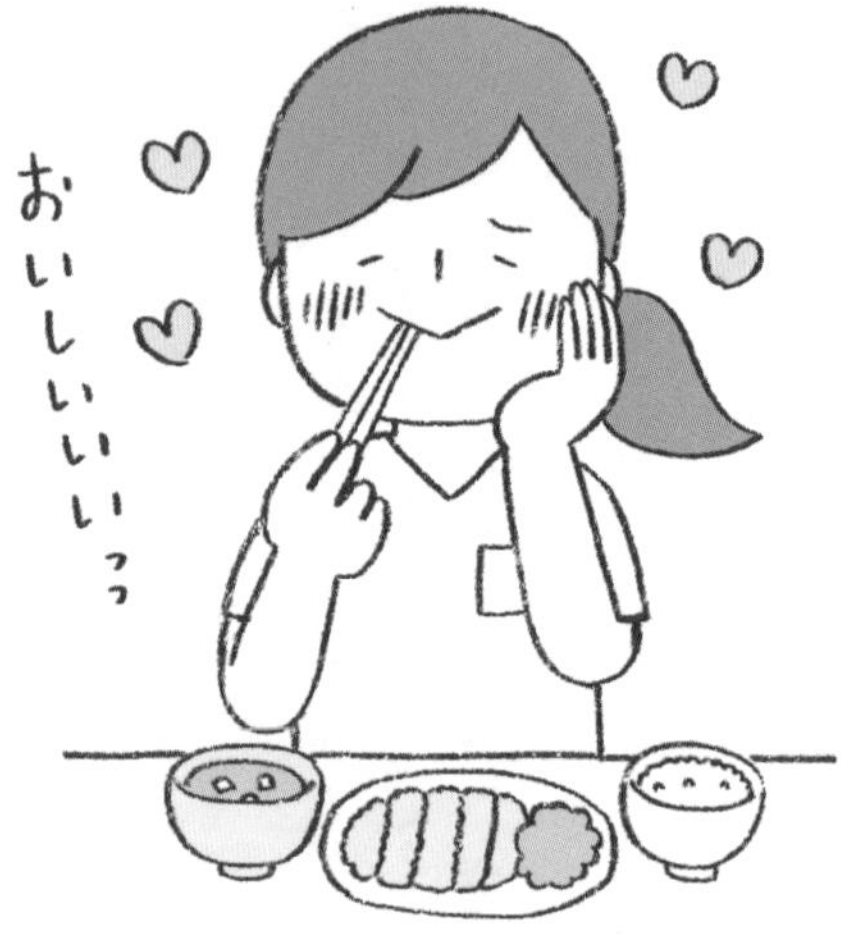

最新の天気予報をチェックする

1年の中で、もっとも予測するのが難しいといわれる梅雨の天気。夏の高気圧は面で移動するので比較的予測しやすいのに比べて、梅雨の前線は文字通り線であり、北と南のどちらに移動するかによって天気が大きく変わってしまいます。

場合によっては数時間後の天気でさえ外れてしまうこともあるほどで、それが何日も先の天気ともなれば、靴を飛ばす天気占いとさほど変わらないのではないか、などといわれるほど予測するのが難しくなってしまうのです。

梅雨時の週間予報はあくまでも参考として、朝の天気予報や**天気アプリなどを活用しながら最新の天気予報をまめにチェックする**ようにして対策に役立てましょう。

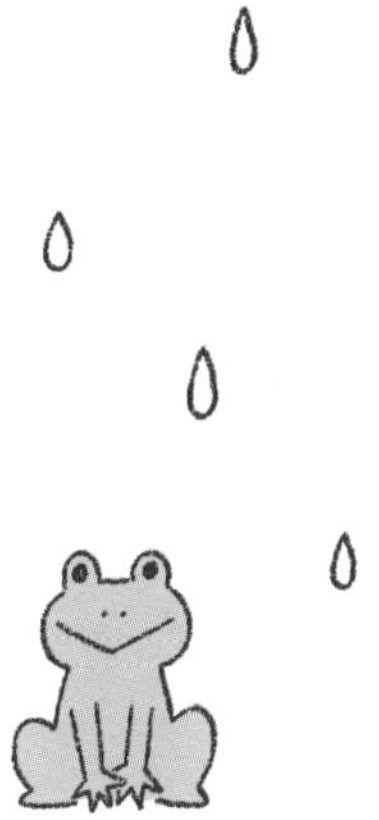

雨を恨むより、雨を眺める余裕を持つ

雨が降るたびに「あぁ雨か。嫌だなぁ」と思っていては、気が滅入るばかり。

雨の日は洋服が濡れたり、傘などの持ち物が増えるのがわずらわしかったりして、そのストレスから自律神経は乱れがちになります。そのうえ、雨に対してネガティブな感情を持っていたら、より一層、自律神経は乱れてしまうことでしょう。

気象庁の統計データでは、東京で雨の降る日数は年間で103日。雨量や降る時間帯はさまざまではあるものの、年間を通して見れば3、4日に1日は雨が降っている計算になるのです。

つまり、雨は降るものなんです。**楽しみにしている予定のある日に降らなかったらラッキーなんです。**そう思って日々を過ごしていれば、冒頭のような雨を恨む言葉も出てこないはずですし、雨に対するネガティブな感情も薄れていくはずです。

心躍る予定はどんどん入れる

「雨が降っているから、出かけるのは明日にしよう」なんて思っていませんか？　危険をともなうような豪雨の日は別として、よくある雨の1日であれば、雨降りを理由に外出を取りやめることはおすすめしません。

雨降りの日は20分早く家を出る

雨の日は公共交通機関のダイヤが乱れたりなど、不測の事態が起こりがちです。また、雨が降る中を急ぎ足で歩くのも危険。雨の日はいつも以上に余裕を持って、雨粒を眺めながら歩くくらいの心構えでいられるように、**早め早めに行動しましょう。**

いつもより30分早起きして、持ち物に防水スプレーをかけたりと雨の対策も万全に。そして、いつもより20分ほど早く家を出発すると、どんな事態に遭遇しても落ち着いて行動ができるはずです。

雨の日の焦りやイライラは、避けようと思えば避けられることがほとんど。早めの行動などで自分でハンドリングしながら、雨の日も快適に過ごしていきましょう。

梅雨でも適度に動くことで副交感神経が下がりすぎるのを防ぐことができ、交感神経とのバランスを保つのにプラスに働きます。少しの雨なら散歩に行くのもためらわないでほしいですし、映画、美術館、イベントなど、自分がわくわくするような心躍る予定はどんどん入れていきましょう。

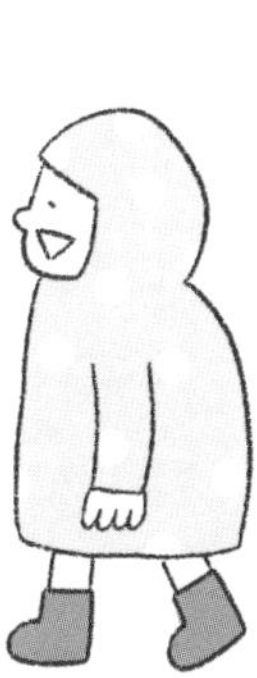

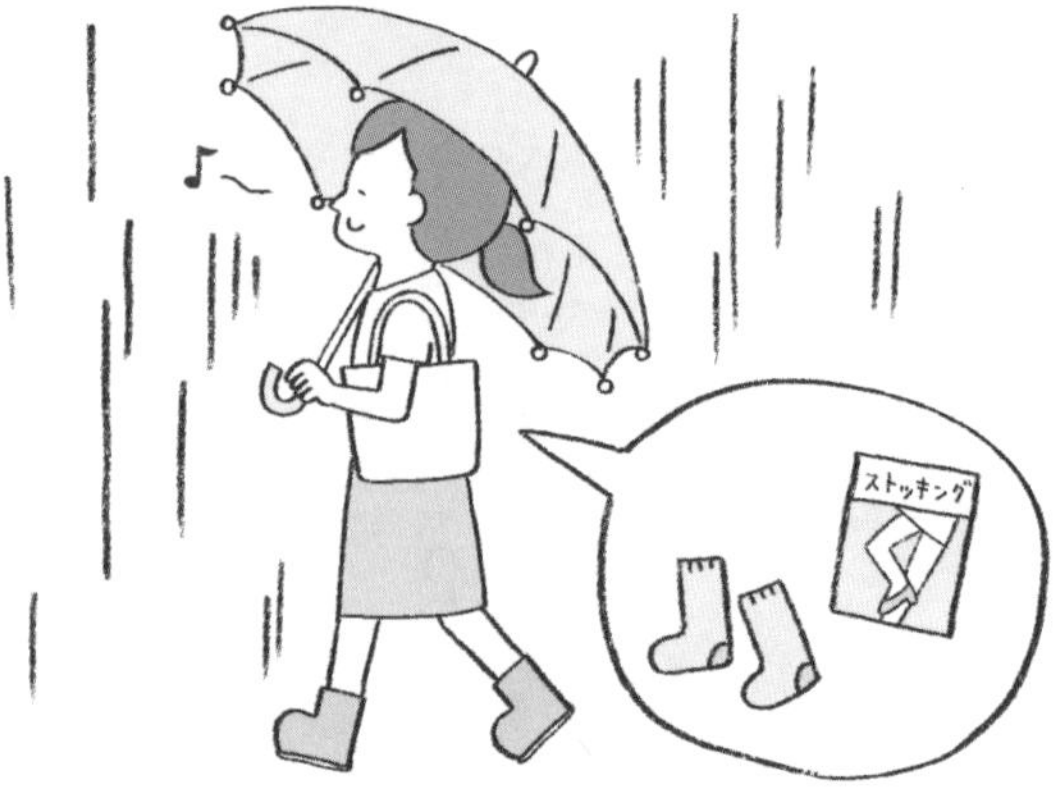

靴下、ストッキングの替えを持ち歩く

いくら対策を施していても、雨の日の足元は濡れてしまうことがありますよね。靴下やストッキングが濡れたままだと、足元から冷える原因にもなりますし、何よりも不快です。

会社にロッカーがあるなら、梅雨の間はぜひ靴下やストッキングの替えを常備しておきましょう。ロッカーがない人は、濡れた靴下などを入れられるようビニール袋などに替えを入れて持ち歩きましょう。はき替えることで気分をリフレッシュでき、不快を快に変えることができます。

また、予想外の雨に打たれたときでも、「替えがあるから大丈夫」と思えば落ち着いた気持ちでその場を過ごせます。**この安心感こそが、自律神経を安定させるのです。**

レイングッズは明るい色で揃える

目隠しをしていても赤い部屋に入っただけで交感神経がアップした、という研究結果があります。雨の日は気分が上がらない、だるい、やる気が出ないというタイプの方は、色の力を借りて自分を盛り立てていきましょう。

具体的には、**赤、ピンク、オレンジ、黄色などの暖色系カラーやビタミンカラーと呼ばれるような発色のいい明るい色がおすすめ**です。

いちばんいいのはそれらの色の洋服を着ることですが、着慣れない色でかえって落ち着かないという方もいますよね。そういった方は、傘やバッグ、それらにつけるタッセルやチャーム、仕事で使う手帳やノート、ボールペン、ネイルなどで暖色系カラーを取り入れてみましょう。それだけでも気分が変わるはずです。

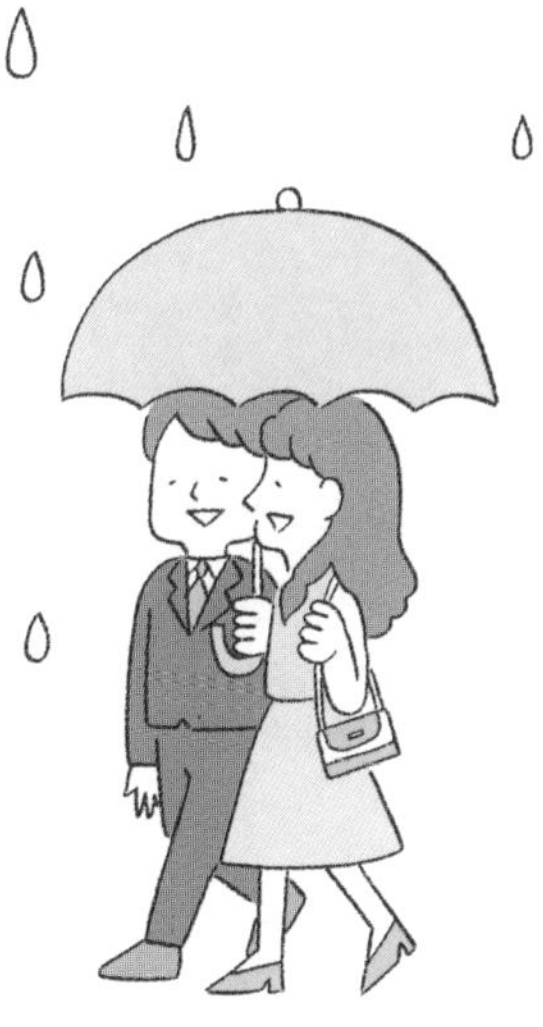

拭き掃除で全身運動

雨の日のダラダラしがちな気分を吹き飛ばし、かつ、部屋もきれいになる方法のひとつが拭き掃除です。

体を動かすことで血行がよくなるので、自律神経の負担を軽くすることができます。学生時代に学校の廊下や体育館を雑巾掛けした要領で、四つん這いの姿勢でダダダーッと雑巾掛けすれば、立派な全身運動です。雨の日だからウォーキングできないという言い訳もこれでできませんね。

そこまでがんばれないという人でも、拭き掃除ならできるでしょう。テーブルの上や窓ガラスなど、腕を遠くに伸ばすなどストレッチを意識しながらするといい運動になります。

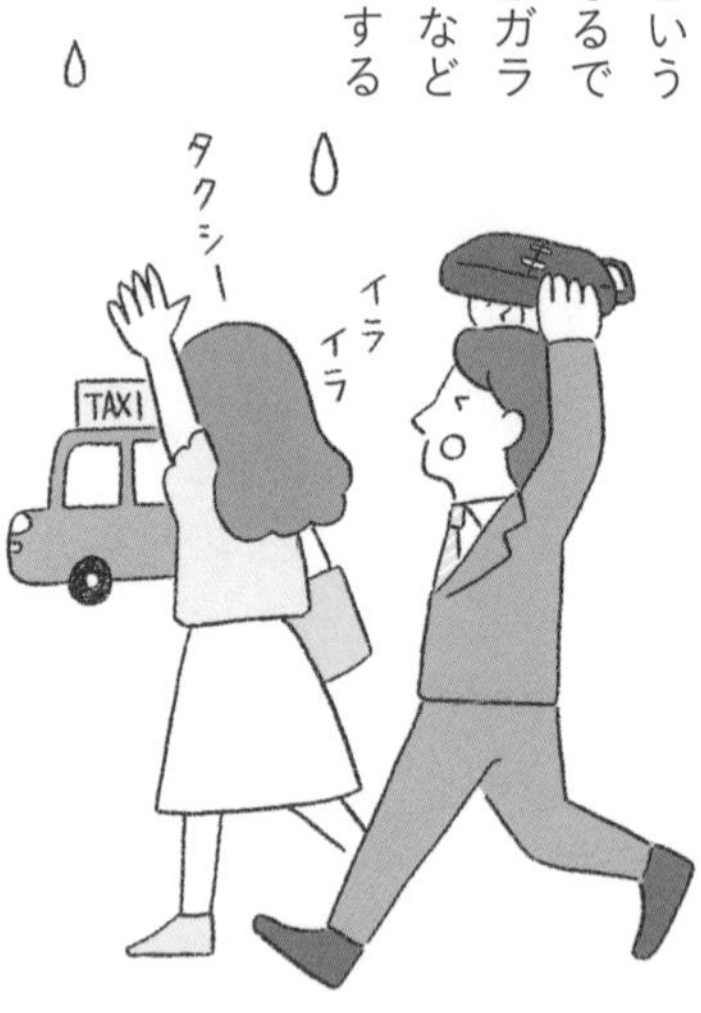

大雨の日は片付けのチャンス

外出しても楽しめないようなどしゃ降りの雨と休日が重なったときは、部屋の片付けのチャンスです！　低気圧の通過中は、まだまだやる気が出てこないかもしれません。でも、そのだるさにのみ込まれないように、えいやっと重い腰をどうにか上げて、まずは20分でもいいから時間を決めて、引き出し一段分、押し入れの下段など場所を決めて取り組んでみましょう。片付けの効果は絶大です。

雨の日に体をこまめに動かすことで交感神経を引き上げ、やる気がじわじわと湧いてきます。片付いたという達成感がストレス解消に役立ちます。目にするたびに「片付けなきゃなぁ……」と感じていた罪悪感にも似たモヤモヤを手放すことができ、心がすっきりとします。そして何より、きれいに片付いた部屋は、それだけで自律神経を整える効果があります。

視覚などの五感が自律神経に与える影響は想像している以上に大きく、**きれいな景色と同じようにきれいな部屋にはリラックス効果があり、副交感神経を適度に引き上げて自律神経の総合力アップにもつながっていく**のです。

やる気が出ないときは、とにかく手を動かす

したほうがいいのはわかっていても、片付けや掃除をどうしてもやる気になれない。そんな気持ちを払拭できないときは、**手の届く範囲にあるゴミをひとつ捨てましょう。**床に落ちている髪の毛や小さなほこりひとつでかまいません。

すると、目がゴミを探すモードになっているので、ひとつ見つけると、別のゴミも視界に入ってきて、気になるからそれも捨てると……といったように、行動が次の行動を呼び、さらにその次の行動につながって、ということがよくあります。

専門用語では「作業興奮」といいますが、手を動かしているうちに脳のスイッチが入り、「やらなきゃ」から「やろう」「やりたい」にマインドが変わっていきます。

多めの水分摂取は梅雨時期からスタート

年間を通して、水分補給は意識的にしっかりとしていきたいところ。具体的には、**1日の摂取量の目安は1・5〜2ℓですが、汗をかく6〜9月はこれよりも多めにとってもいいくらいです。**

梅雨は湿気を含んだ空気によって汗をかいている実感を得にくいかもしれませんが、徐々に夏の気配も漂い始め、冬や春

梅雨時の副交感神経はおいしい食事で引き上げる

体にいいから、ダイエットしているから、そういった理由で食べるものを決めていないでしょうか。本来、食事は楽しい時間のはず。それを苦行にしてしまってはいけません。

おいしいものを食べると、自然と頬が緩みますよね。笑顔は自律神経を整えます。

おいしい食事には、梅雨に下がりがちな副交感神経を引き上げる効果があると知れば、食事の準備も楽しい時間に変えていけるはず。体に必要な栄養素をしっかりとりながら、笑顔になれる食卓を目指しましょう。

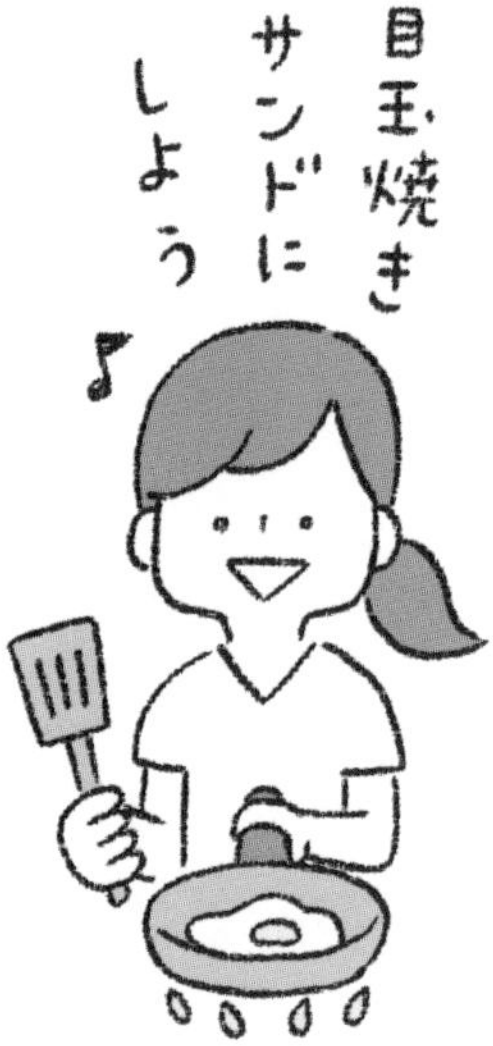

先に比べれば体から失われていく水分が増えていく時期。脱水は血液をドロドロにして血液の循環を悪くしてしまい、これが自律神経にも影響してきます。

ですから、1日の中でこまめな水分補給を心がけて脱水にならないようにしましょう。起床後すぐ、朝昼夜の食事前、入浴の前後、就寝前など決まったタイミングで飲むようにすると飲み忘れる心配もありません。

梅雨に汗をかいて、夏バテを防止！

気象条件で見ると梅雨は独立した季節にも匹敵するほど特徴的な天気図を描く季節ですが、1年というスパンで見ると春と夏をつなぐ季節の変わり目でもあります。低気圧不調で悩む方々は、この季節の変わり目に不調に陥りがちですが、それを仕方がないことと受け身でいるのではなく、次の季節をよりよく過ごすための準備期間にしていきましょう。

　夏に向けて、**6月の間にぜひ行いたいのが、1日30分程度の汗かき習慣を持つこと**です。「暑熱順化」といって、夏前にしっかりと汗をかくことで、暑さに負けない夏仕様の体へとシフトチェンジできます。

　おすすめはやはり、30分程度のウォーキング。軽く汗ばむ程度にリズミカルに歩きましょう。梅雨時は天候に左右されや

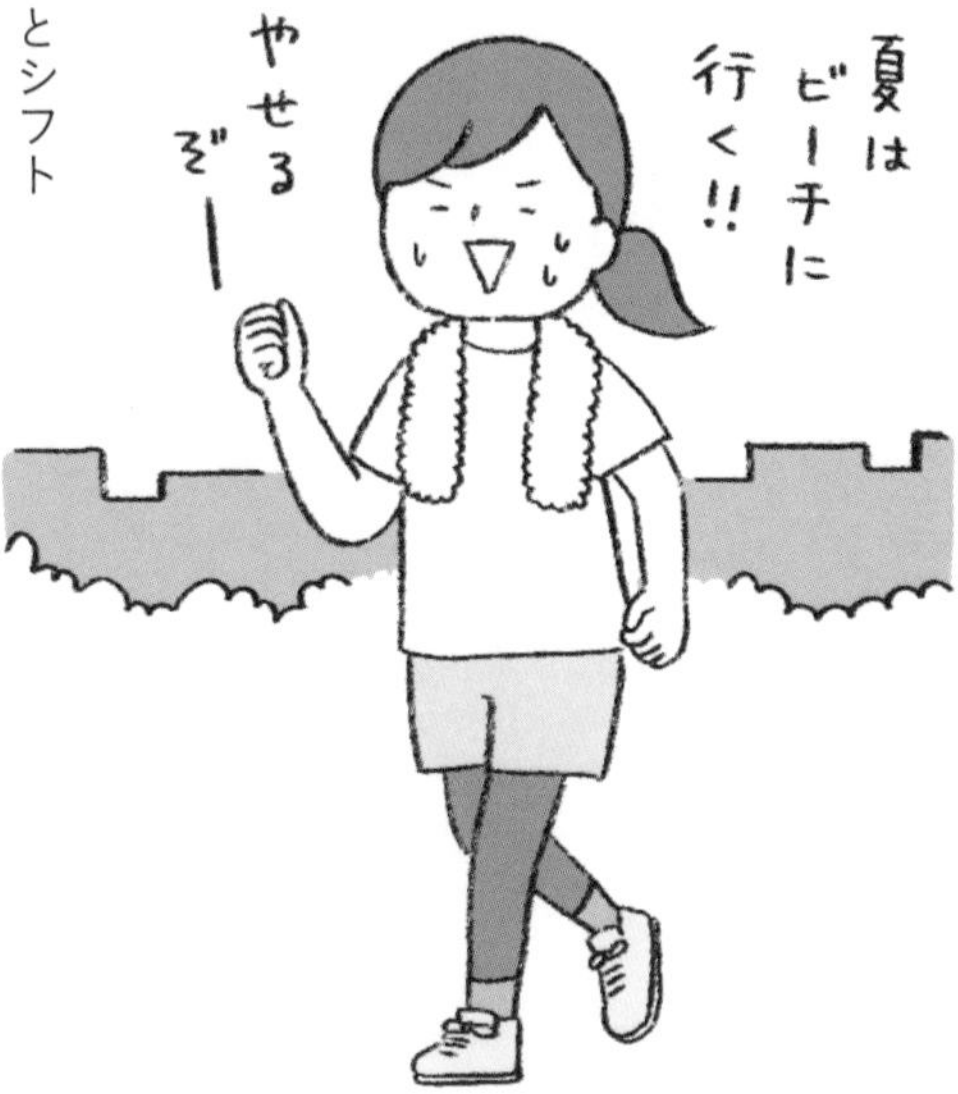

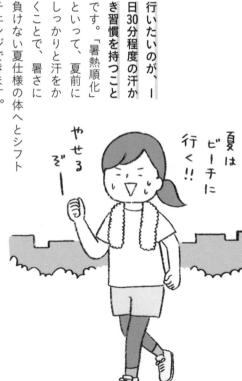

すいですが、できれば2週間くらい続けて行うようにすると、夏仕様の体を手に入れやすくなります。

どしゃ降りの日は自宅で踏み台昇降をしたり、マンションにお住まいの方なら階段の上り下りをしたりなど、雨の日の運動は何にしようか、事前に決めておくことが挫折しないポイントになります。

6月中に夏休みの予定を決めておく

自律神経のバランスが乱れないようにするには、早め早めの行動がポイントです。雨続きでなかなか気分が前向きにならないかもしれませんが、間もなくやってくる夏の青空を想像しながら、夏の予定を立てていきましょう。

今年の夏は何をしよう、どこへ行こう、楽しいことを考えているだけでもわくわくしてきますよね。

具体的な行き先や日程などが決まれば、下調べをしたり、準備をしたり、買い物に行ったりと、日常が動き出します。気づけば、梅雨時のダラダラとした空気感は吹き飛び、夏の到来を待ち遠しく思うようになっていることでしょう。

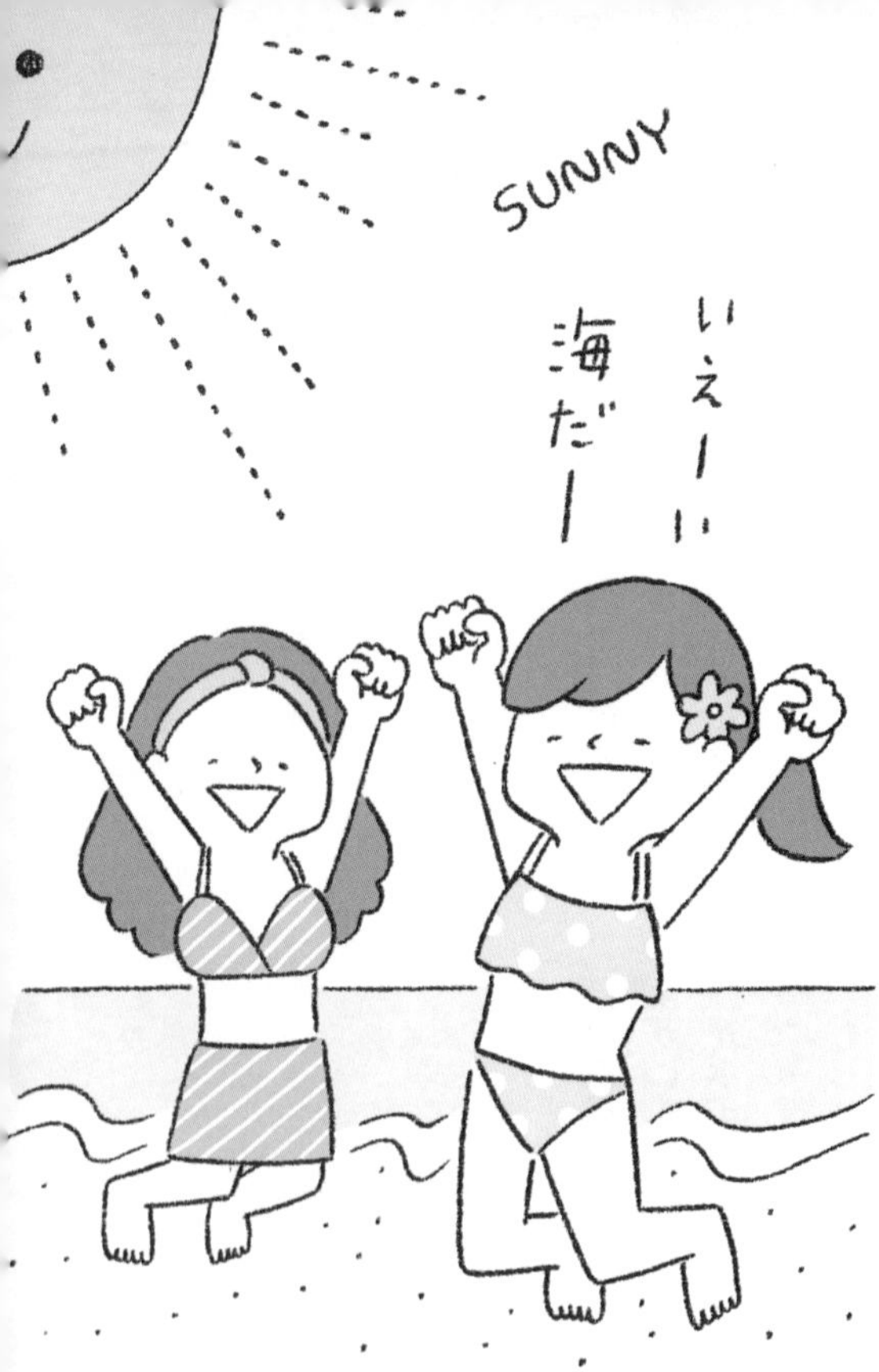

夏

summer

青い空
雪だるまがごろんして
突然おそう
ゲリラ豪雨

HOT

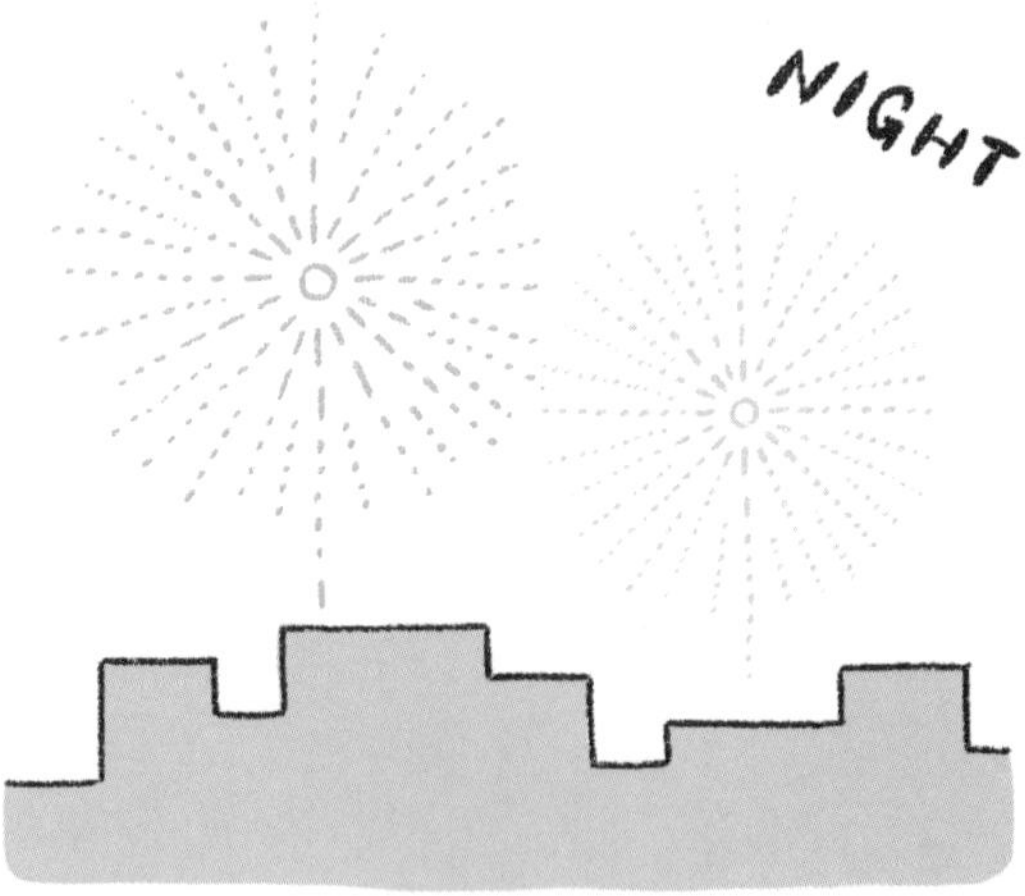

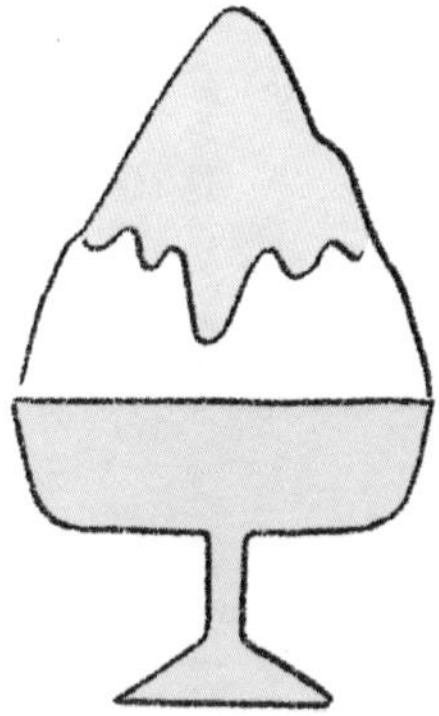

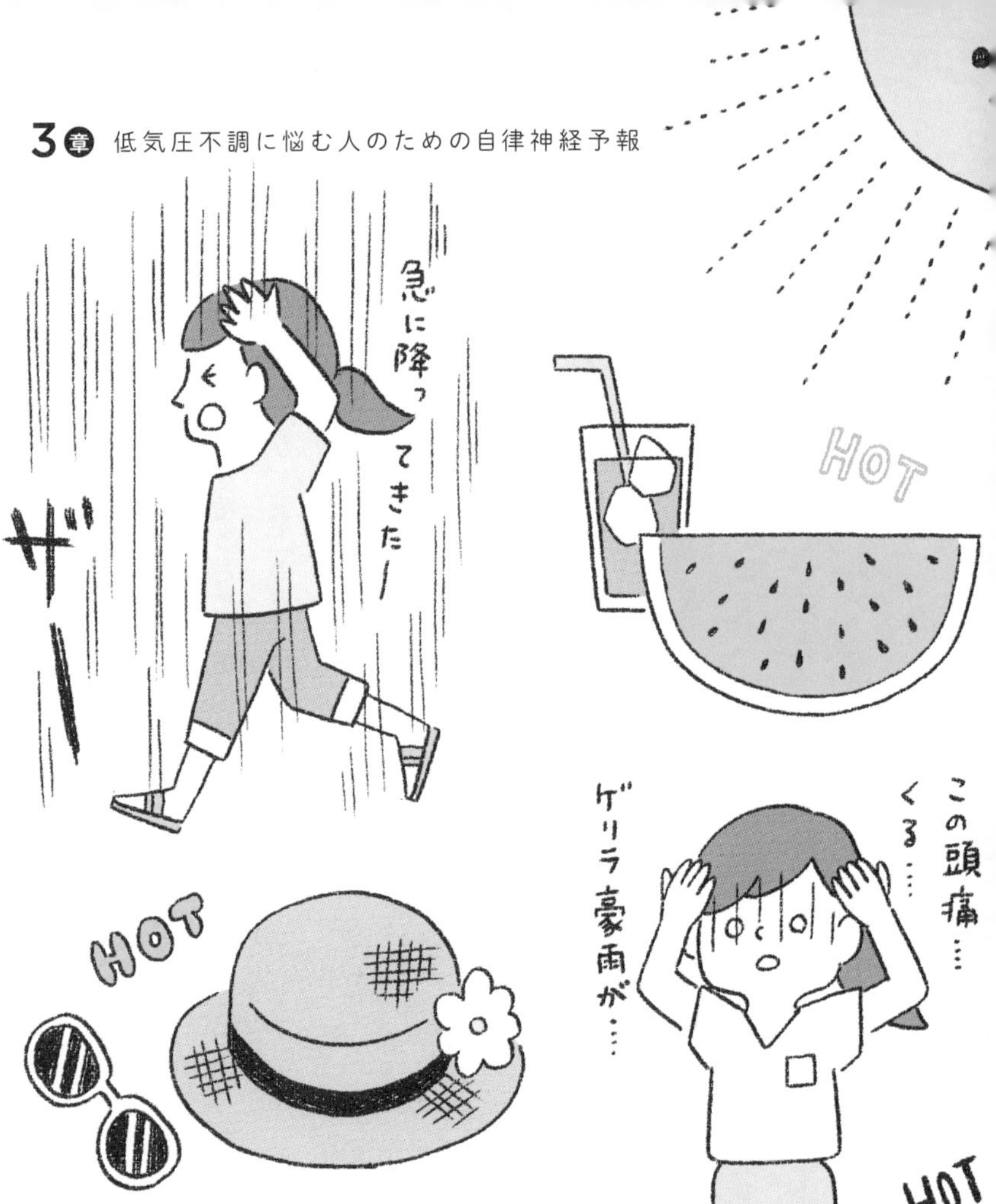
急に降ってきたー！
ザー
HOT
HOT
この頭痛……くる……
ゲリラ豪雨が……
HOT

高気圧に覆われて、空はカラリと晴れ、心もハレバレ。
低気圧不調に悩む人にとっては、過ごしやすい季節の到来です！
しかし！　忘れちゃいけない「ゲリラ豪雨」。
局所的な大雨によって気圧と気温を急変化させる
ゲリラ豪雨が、ズキズキ系の痛みを刺激します（涙）。

夏はどうして暑いのか。

それは、南側の蒸し暑い空気を持つ太平洋高気圧がドドーンと張り出して、日本列島を覆うため。気圧は安定し、低気圧不調も鳴りを潜めて……とはいかないのが、最近の夏の特徴です。


子どものころと今を比べ、夏の暑さの〝質〟が変わってきたと感じることはないでしょうか。「地球温暖化で猛暑日が増えている！」だけではありません。

実は、地球温暖化の影響で梅雨明けが遅れがちになるという研究報告や、実際に、近年の夏は日照が減少傾向にあるという調査報告もあり、空はもやっとくもっているけれど蒸し暑い夏が増えているようです。

子どものころ、夏といえばカラッと晴れた空に入道雲！ そんなイメージが強かったと思いますが、最近は梅雨が明けきらないまま夏に突入し、じめっと蒸し暑く、スカッと晴れる日は減少傾向というように変わってきているのです。

これは推測ですが、梅雨の体調不良を引きずったまま、さえない夏を過ごす低気圧女子&男子が大量に発生していても、不思議ではありません。

本来、気温と気圧の変化が小さい夏は、低気圧女子&男子にとって過ごしやすい季節のはずなのに、なぜ、カラリと晴天とはいかないのか。

それは、夏の暑さの〝質〟を決定づける太平洋高気圧が、地球温暖化の影響で強まりにくくなっているからです。

さらにいえば、太平洋高気圧が強まりにくいと上空に寒気が入ってきやすくなり、局所的に短時間ではあるものの大雨を降らせる「ゲリラ豪雨」が増えていることにも関係しています。

このゲリラ豪雨は気温と気圧の急激な変化を起こすため、低気圧女子&男子にとって、とても厄介な存在です。

「地球温暖化？　もちろん知っているけど、私には無関係」と思っていた方も、地球温暖化が自分の体調にも影響していたと知ったら、少し、世の中の見方が変わってくるのではないでしょうか。

ゲリラ豪雨が起こる前後では気圧も気温も変化します。低気圧不調に悩まされている人にとっても片頭痛が起きやすいですよね。あなたがどのタイミングで体調不良になるかを知ることも大事なことです。

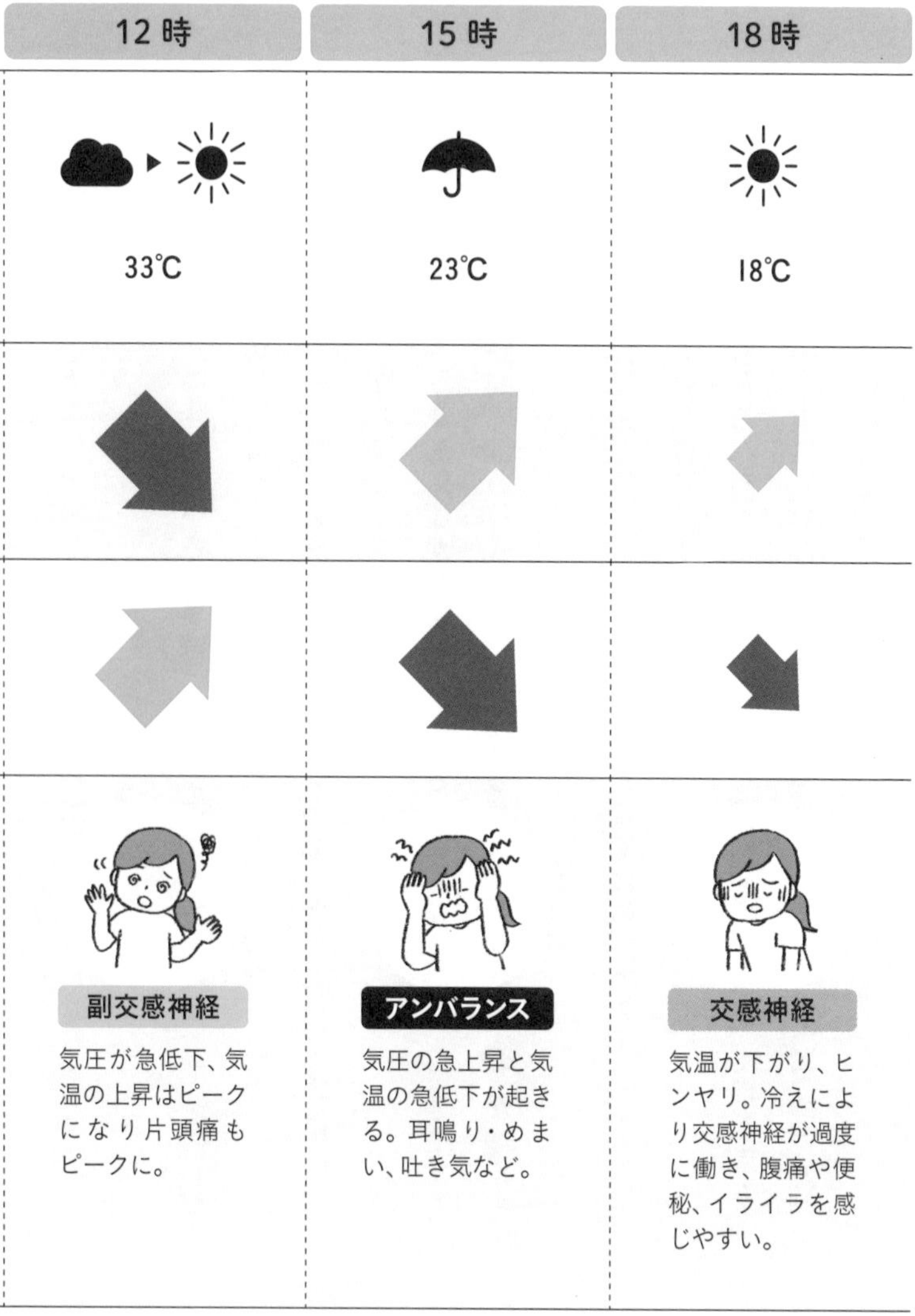

12 時	15 時	18 時
33℃	23℃	18℃

副交感神経	アンバランス	交感神経
気圧が急低下、気温の上昇はピークになり片頭痛もピークに。	気圧の急上昇と気温の急低下が起きる。耳鳴り・めまい、吐き気など。	気温が下がり、ヒンヤリ。冷えにより交感神経が過度に働き、腹痛や便秘、イライラを感じやすい。

ゲリラ豪雨が起きる場合の典型的な天気予報

	6時	9時
天気 気温	☀ 25℃	☀ 29℃
気圧	↘	↘
気温	↗	↗
症状	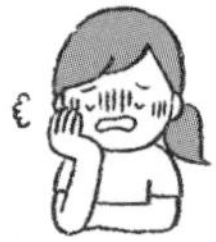 副交感神経	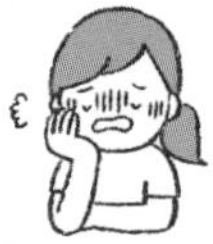 副交感神経

朝から気温・湿度ともに高く蒸し暑い。
湿度が高く発汗しにくいため熱がこもりがちになり
食欲低下、片頭痛などが起きやすい。

（ゲリラ豪雨）

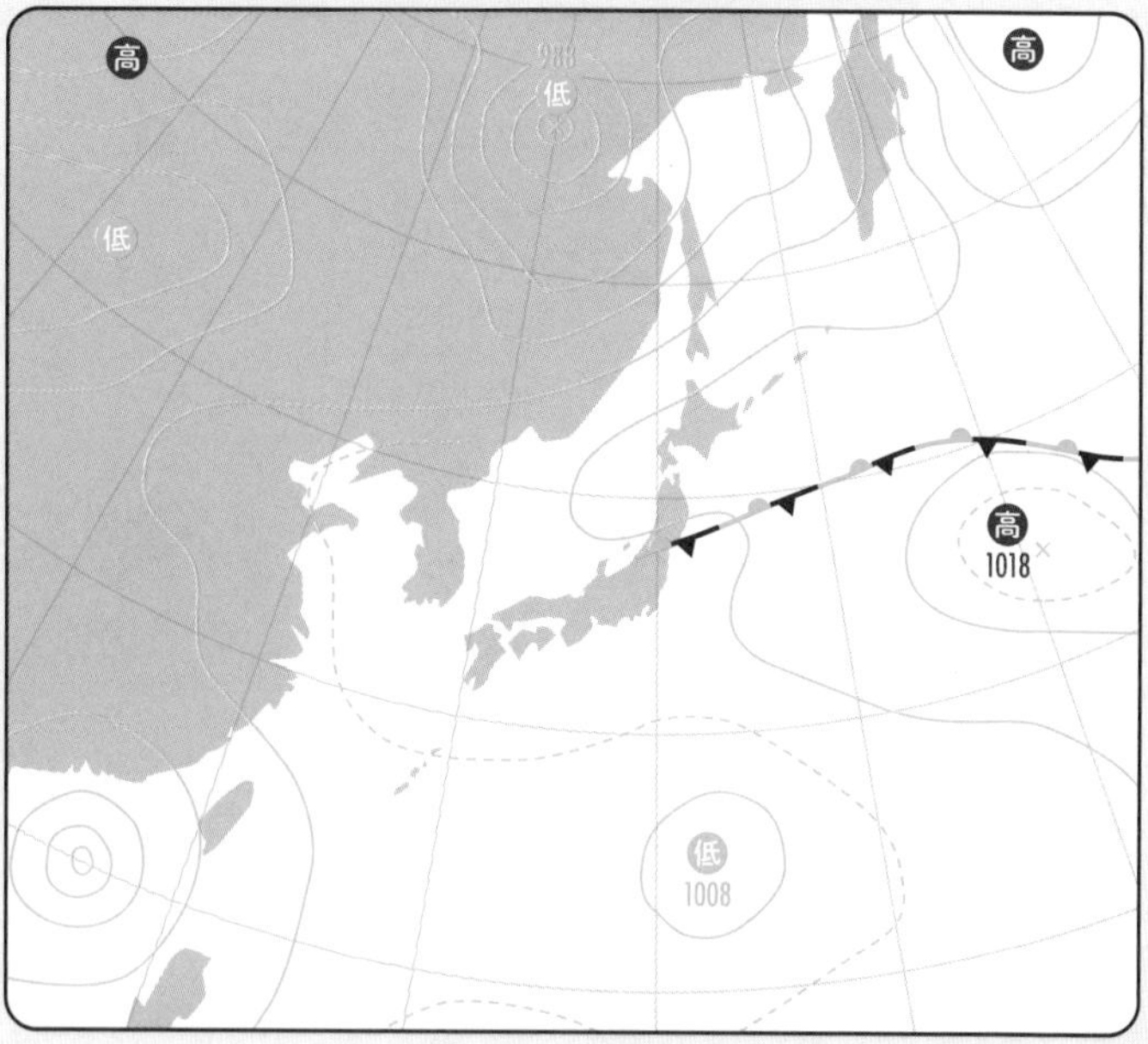

2008年8月5日　午前9時の天気図より作成

起こりやすい症状

頭痛
首・肩こり
生理痛
むくみ
腰痛
古傷の痛み
熱中症
風邪

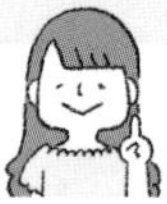

お天気解説

太平洋高気圧が弱まると上空に寒気が入りやすくなり、積乱雲が発生！　右の天気図では、関東甲信で短時間に強い雨を降らせました。

ゲリラ豪雨は気象庁が定めた天気予報用語ではなく、明確な定義はありません。午前中の晴天がウソのように午後に急に雨雲が湧き上がるので、ゲリラ豪雨を天気図から読み解くのは気象予報士といえども至難の業。

朝の天気予報では☂マークがつかないことも多く、「大気の状態が不安定」というキーワードを聞き逃さないことと、☀マークひとつなのに「雷注意報」が出ているときは要注意です！

急激な気温と気圧の変化で、頭痛や肩こり、生理痛の悪化などの症状が出やすくなります。

２００８年、全国で局所的な大雨が頻発し、「ゲリラ豪雨」がユーキャン新語・流行語大賞トップ10に選ばれたのをきっかけに、テレビのワイドショーや雑誌などで、この言葉を見聞きする機会が増えました。

しかし、「ゲリラ豪雨」は正式な天気予報の用語ではありません。そのためというわけでもないですが、ゲリラ豪雨を予測するのはとても難しいんです……。といっても、事前に知っていれば、〝ゲリラ〟とは呼べないわけで（笑）。

結果論としてのゲリラ豪雨なので、いつ、どこで、突発的な強い雨が降るという予測はできませんが、天気予報をきちんと見ていれば「ゲリラ豪雨に気をつけて！」という情報をキャッチすることができます。

ポイントはふたつ。

天気予報は晴れマークひとつなのに雷注意報が出ているときか、気象予報士が「今日は、大気の状態が不安定です」といった日はゲリラ豪雨の可能性が高まるので、折り畳み傘の準備があるといいでしょう。

いよいよゲリラ豪雨の正体です。それは、〝雪だるまがごろん〟です。

記録的短時間大雨情報　発表回数

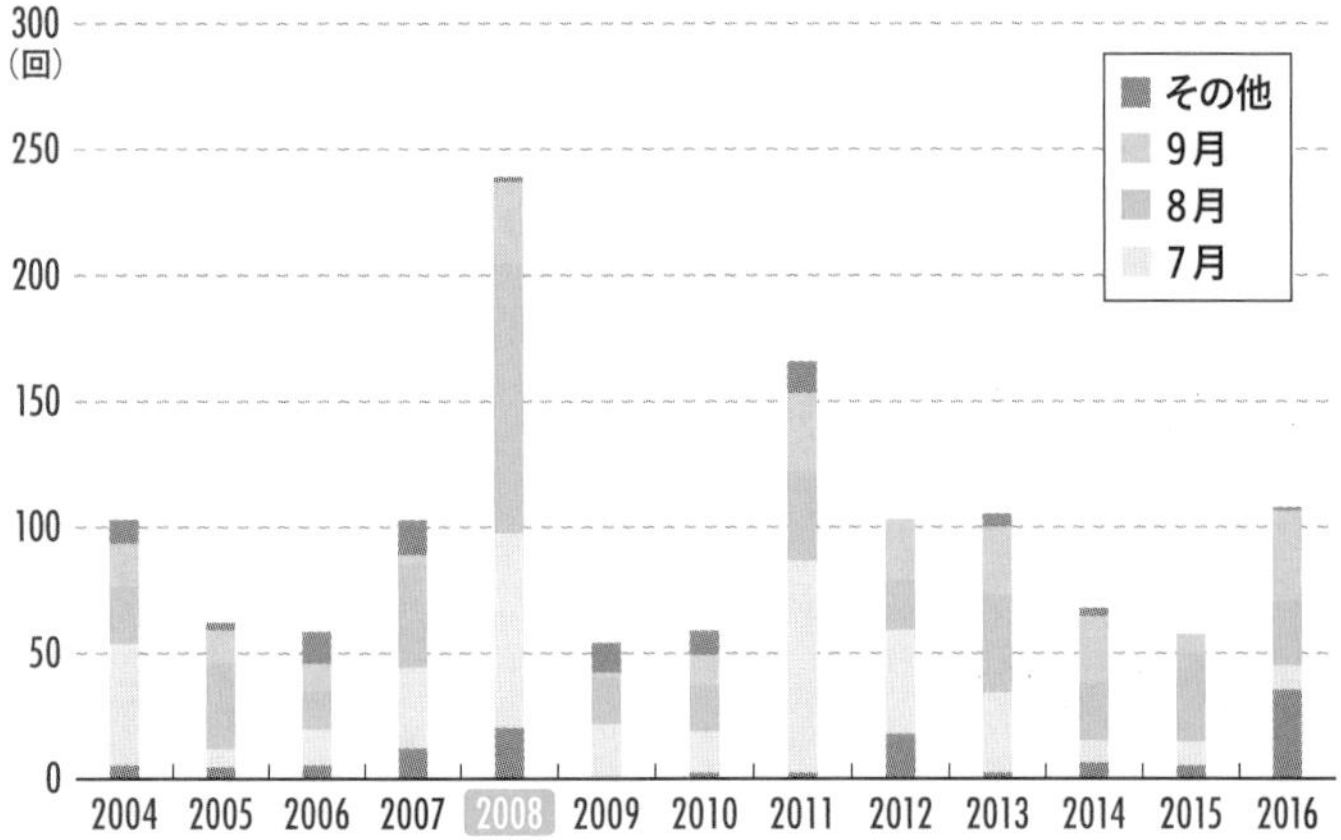

tenki.jpのデータをもとに作成

大気の状態を雪だるまでたとえるなら、暖かい空気は頭で、冷たい空気が胴体です（空気は暖かいと軽く、冷たいと重い性質があるためです）。

もし、雪だるまが逆さまになったらどうでしょう。とても不安定で、ごろんとひっくり返ってしまいます。

そうです！　この雪だるまがひっくり返った状態こそが「大気の状態が不安定」なのです。

雪だるまがごろんとなったその勢いで上昇気流が起こり、縦長の積乱雲が湧きます。この積乱雲が降らせる雨が、ゲリラ豪雨です。

積乱雲と雷はセットなので、天気予報が晴れマークでも、雷注意報が出ているときは要注意、というわけです。

積乱雲の大きさは、わずか5キロメートル四方ほどしかありません。5キロメートルといえば、ちょうど皇居を1周するくらいの距離。いかに限られたエリアでの現象なのかがわかりますね。

ゲリラ豪雨は、地上が暖かく、上空に寒気が入ったときに起こりやすくなり

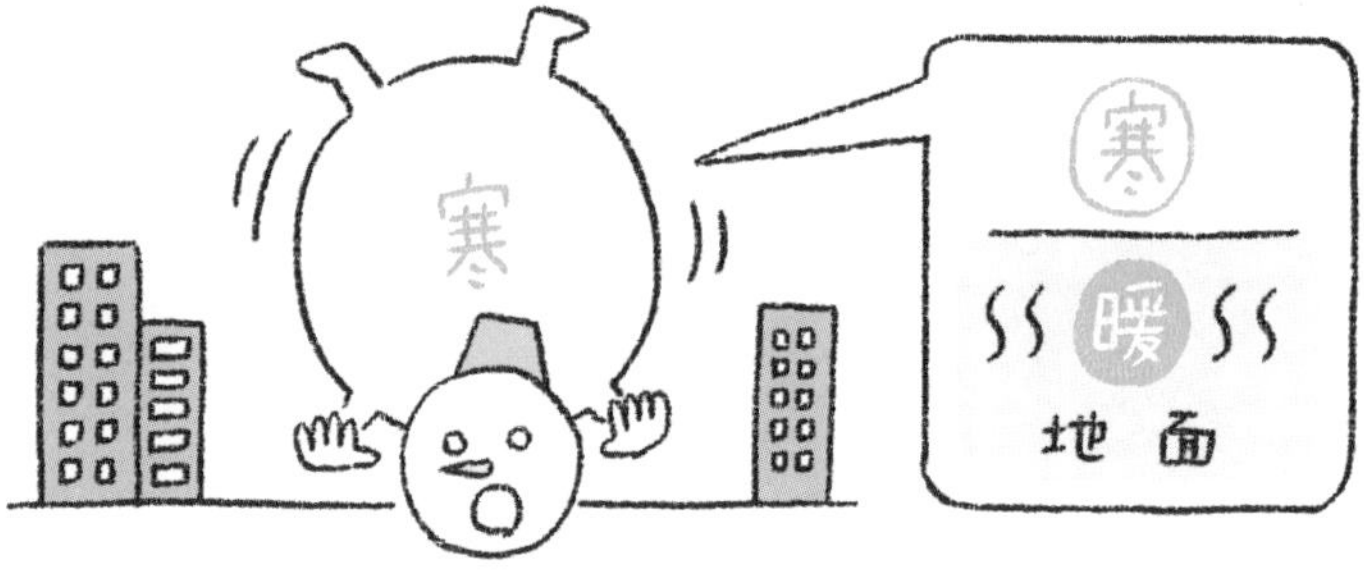
寒
寒
暖
地面

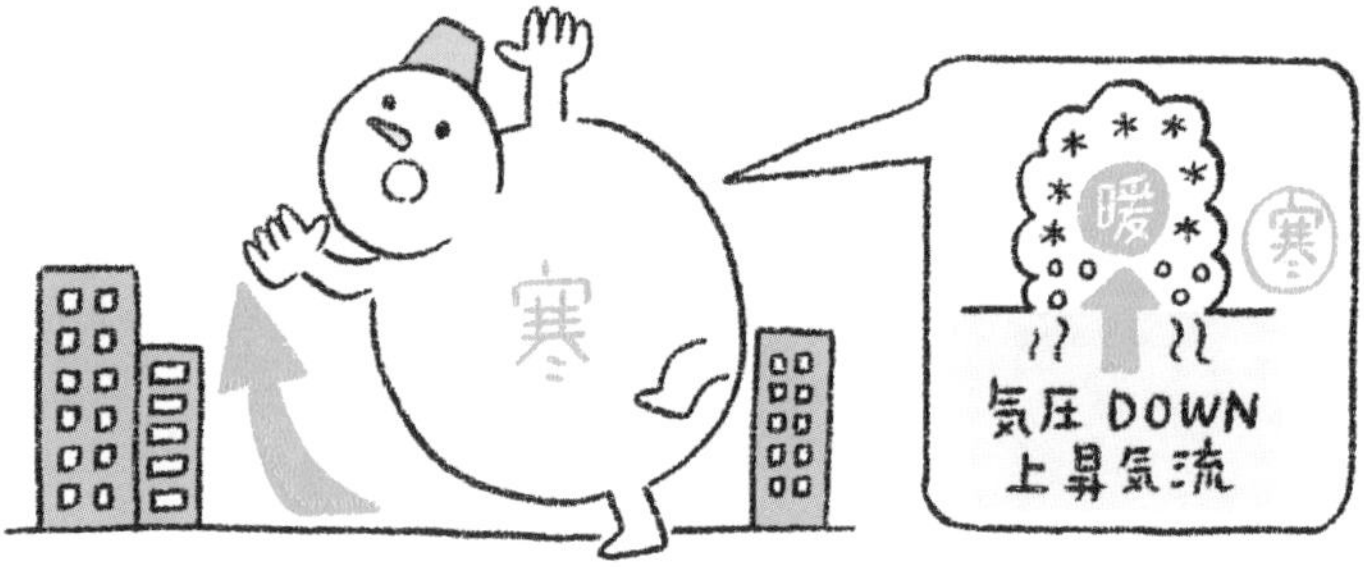
寒
暖
寒
気圧DOWN
上昇気流

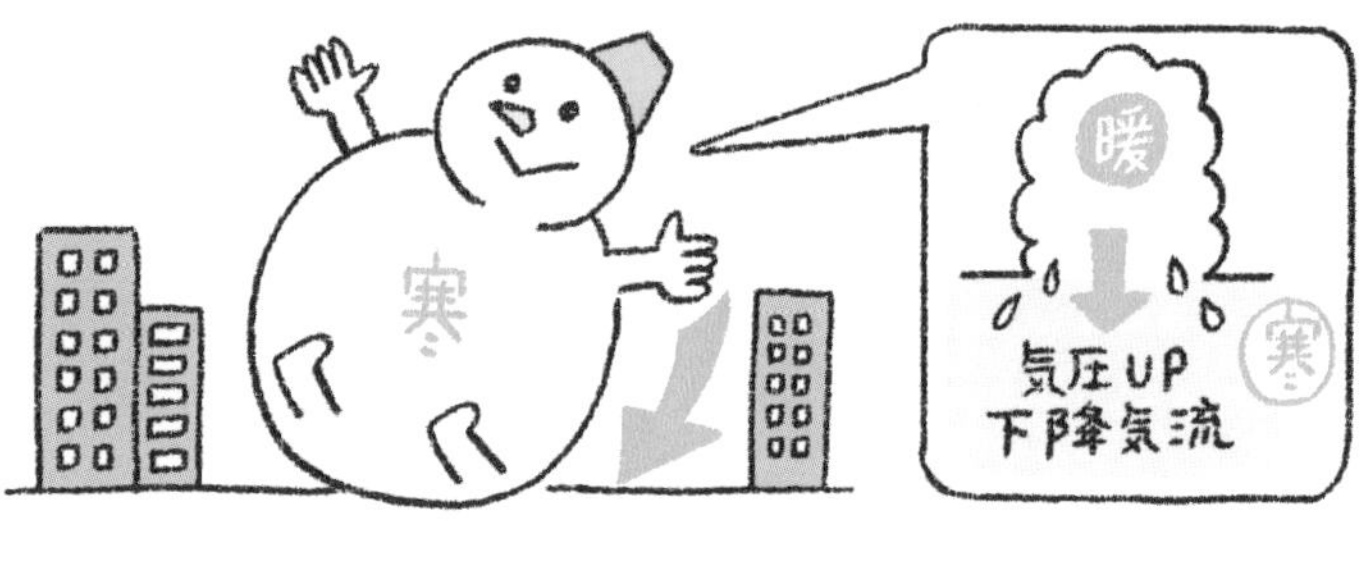
寒
暖
寒
気圧UP
下降気流

ます。そのため、ゲリラ豪雨が起きる前後では、短時間で急激に気圧や気温が変化します。

雪だるまがごろんとするときに上昇気流が起こると説明しましたが、上昇気流によって地上の空気が薄くなる＝気圧が下がります。

ごろんとしたときに、雪だるまの胴体にあたる冷たい空気が下りてくるので、雨が降るのと同時に周辺が急に寒くなり、気圧が上昇します。

雨の降る場所に隣接するエリアにいると、ひんやりした空気を肌で感じることがあったり、気圧変化に特に敏感な人の場合には、隣町にいたのに頭痛がした、というケースもあるようです。

ゲリラ豪雨による気圧変化は急激なので、いきなりズキンと片頭痛がして、「なんだろう？」と思っていたら、強い雨が降り出したというパターンが圧倒的に多いです。

また、ゲリラ豪雨は命に関わる大災害をもたらすことがあるので要注意。

短時間での降水量が多いため、あっという間に道路の冠水や住宅の浸水、あるいは、川が増水する危険性もあります。少しでも身の危険を感じたら、すぐに安全な建物の中に避難する心がけが必要です。

ゲリラ豪雨のサインは、「急に空が暗くなる」、積乱雲が発生したことによる「雷鳴」、雪だるまがごろんによる「冷たい空気」の3つ。発生しやすいのは、5〜8月の時期。夏になったら、この3つのサインに気をつけて行動してくださいね。

特に、高いビルが集合している都心部は、ヒートアイランド現象によって、地表近くの空気が熱くなっているため、大気の状態が不安定になりやすく、ゲリラ豪雨の被害にあいやすいです。コンクリートはなかなか温度が下がりにくいので、一度のゲリラ豪雨だけでは、敵もさっさと退散してくれないから怖いところ。地表の温度が下がるまで、ゲリラ豪雨は何度でも襲ってくる！

コンクリートジャングルにいる人は、一度目のゲリラ豪雨が去ったあとも油断しないこと！

summer

夏の自律神経サポート

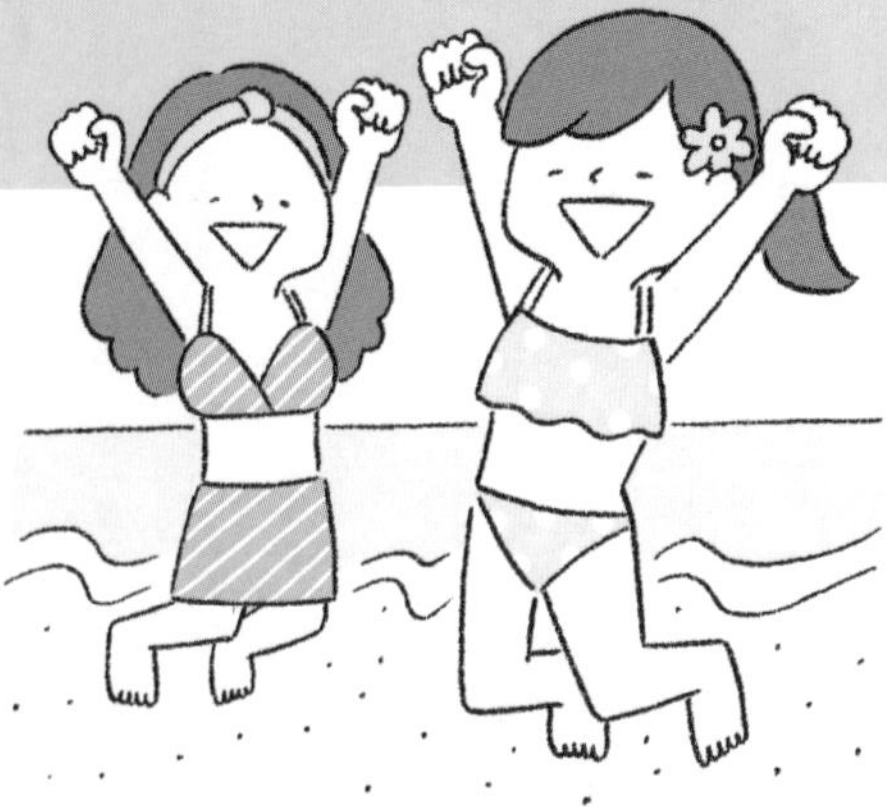

夏の天気で自律神経は比較的安定していますが、外の暑さと室内の冷房の温度差、大気の状態が不安定になることでの急な気圧の低下やゲリラ豪雨、そして熱中症などで自律神経もバテ気味になります。きちんと水分補給をしなければ、血液がドロドロになり、血流が悪くなって不調の原因になりかねません。また冷たすぎる飲み物や食べ物も胃腸機能低下につながります。食欲が低下しがちですが、こまめな水分補給と腸が喜ぶ食生活を心がけましょう。

はしゃぎすぎて、予定を詰め込みすぎない

夏の上空は太平洋高気圧に覆われていて、気圧や気温が安定しているので、自律神経のトータルパワーを高いレベルで保つことができます。

そのため、季節的にはリラックスモードの副交感神経が優位になりがちではあるものの、夏の開放的な気分も加わって、ついついあれもこれもと欲張ってしまいがちです。特に夏は、海水浴、花火大会、ビールの飲み放題など期間限定の遊びやイベントも多く、何かしなくては損とばかりに予定を詰め込んでしまいますよね。

活動的になれるのは、自律神経のトータルパワーの高さに助けられている部分も大きいことを自覚して、自律神経をいたわるような行動も忘れないようにしたいもの。

基本的には、当たり前のことを当たり前にするというだけなのですが、夏特有のテンションの高さから、その当たり前が「まぁ、いいか」になってしまいがちなので要注意。

具体的には、**週1回は何も予定を入れない日を意識的につくって、心身ともにクールダウンする時間にあてる。**夏だからとシャワーですませず、1日の終わりには湯船につかってリラックスする時間を持つようにする、1日3食食べるようにするなど、基本を大切にするだけでも夏バテ回避に役立ちます。

猛暑日の予報が出たら、無理は禁物

世界的に温暖化が進み、日本でも気温が35度以上になる「猛暑日」が珍しいことではなくなりつつあります。しかし、長い歴史においては、猛暑日はまだまだイレギュラーなこと。日本に暮らす私たちの体が猛暑日に対応できるようになるにはもっと時間が必要です。

人間の平均体温である36度台を超えて40度に迫る日もありますが、こんな日は決して無理はせず、長時間の外出は控えるのがベターです。当日になって急に予定は変えられないということもあるでしょうから、天候の安定している夏こそ週間予報を活用して、スケジュールを立てるようにしてみましょう。

また、夏の暑さはじわりじわりと体力や気力を奪っていきます。外出したついでだからと**1日にいくつも予定を詰め込まないで、1週間の中で分散させる**など、ゆとりあるスケジュールを組むことが自分をいたわることにつながります。

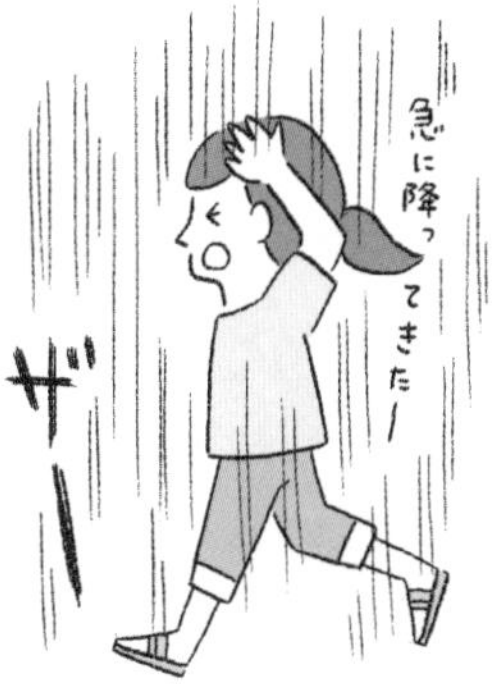

体温を超える気温の日は適度に手を抜く

真夏のコンディショニングに大切なのは、天気予報を参考にして先回りして対策を立てること。そして、同じくらい重要なのが、適度な手抜きを自分に許すことです。真面目な人ほどがんばりすぎてしまい、疲れを溜め込んでしまう傾向が見受けられます。

家事には終わりがないとよくいわれますが、**うだるような暑さの日にあれもこれもとがんばってしまうと交感神経ばかりが働きすぎてしまいます。**香りのいいお茶でも飲みながらリラックスする時間も予定に組み込むくらいがちょうどいいのです。

仕事をしている人も、1時間に1回席を立って空や木々の緑を眺めることを自分に許してあげて、負担が溜まり続けないようにしていきましょう。

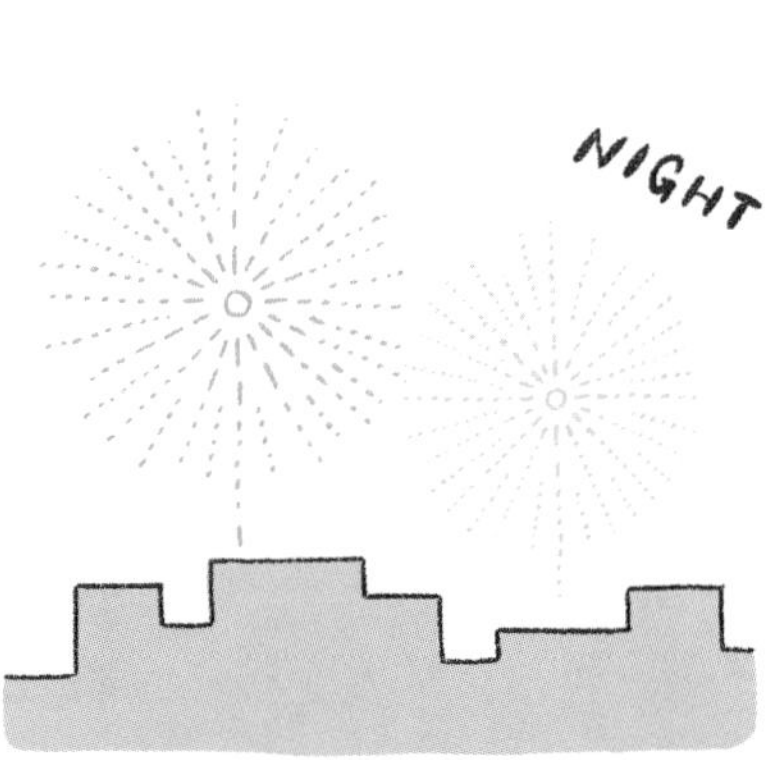

自律神経のためにも紫外線対策を

日焼けやシミ予防を目的に紫外線対策を行っている方は多いと思いますが、これは自律神経を守るうえでも続けていただきたい習慣です。

日焼けは肌の炎症です。真っ赤に腫れるほどの日焼けは、軽い火傷と同じような状態。**紫外線を浴び続けたことで交感神経が引き上げられているうえに、皮膚の修復のために自律神経はイレギュラーな働きを求められ、そのバランスを崩してしまいます。**

外で長時間過ごし、たくさんの紫外線を浴びてしまいそうなときは、日焼け止め、サングラス、日傘、UVカット効果のある上着などを準備して臨みましょう。

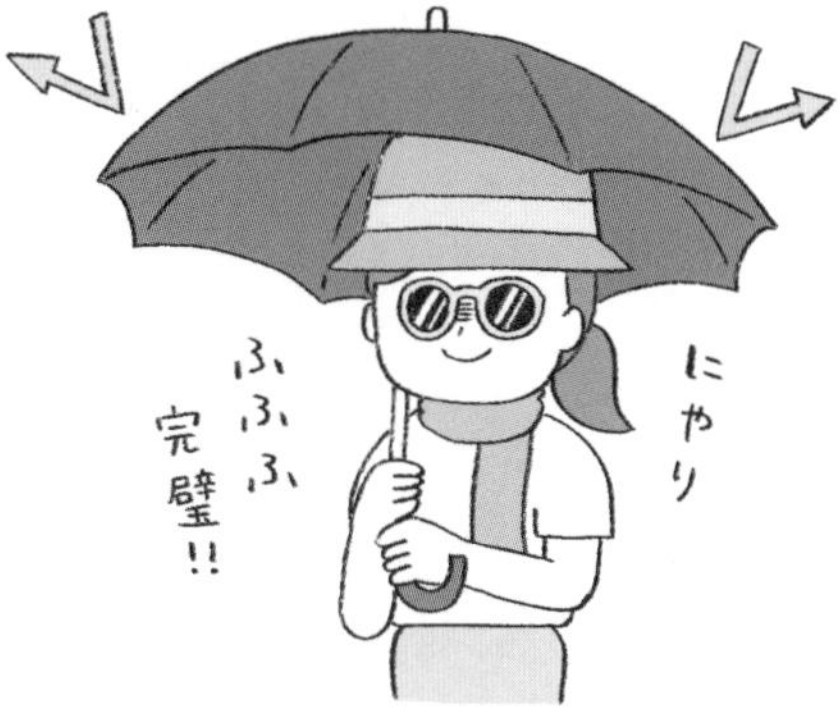

夏バテの正体は自律神経の乱れ

うだるような暑さばかりが夏バテの原因ではありません。冷房によってガンガンに冷えた部屋に長く滞在しすぎると、**夏なのに寒いという真逆の状況が生まれ、自律神経は混乱します。**この混乱こそが、夏バテの正体。

抗酸化作用のある食べ物で紫外線の害を最小限に

たくさんの紫外線を浴びることによって発生する活性酸素は、肌へダメージをもたらすだけではなく、細胞に酸化ストレスを与えて疲労感を生じさせる原因にもなります。

夏も終盤に近づいてきたら、活性酸素対策も兼ねて抗酸化作用の高いフルーツをたくさん食べるようにしましょう。

スイカ、キウイ、ブルーベリー、オレンジ、イチゴ、バナナ、グレープフルーツ。ビタミンやポリフェノールが豊富なフルーツを食べて、**活性酸素を体内に溜め込まないようにすることが大切。**食べ物であれば、緑黄色野菜、海藻類、キノコ類、大豆製品などに抗酸化作用が期待できます。

照りつける太陽の下を歩くのは体力を奪われますし、汗もいっぱいかいて不快かもしれません。だからといって、冷えた室内にばかりいても、だるさは増すばかりです。

日傘や帽子など日差しを遮るものを取り入れながら適度に外に出る。冷房の温度は1～2度上げる。オフィスなど温度調節の難しい場所では、ストールやカーディガン、膝掛けなどで体が冷えすぎるのを防ぎましょう。

冷たいものとりすぎが腸内環境の悪化を招く

冷やし中華、冷麺、ざるそば、アイスコーヒー、かき氷。夏は食欲も低下し喉越しのよい冷たいものが欲しくなります。しかし、一日中、冷たいものばかりを飲んで食べてしていると胃腸を冷やしてしまいます。

胃腸が冷えれば、当然、その働きも悪くなります。

腸の働きが鈍ると、当然血液循環に影響が出て、全身の不調につながってしまいます。特に夏場は食欲が落ちて腸が喜ぶ食材を摂取しにくいため、冷たいものばかりとって、さらに腸をいじめることはNG。

冷やし系の食事が2食続かないようにする、冷たい飲み物はいったん口に含んでから飲み込むようにする、自宅で飲む水は常温にするなど、胃腸を冷やさない心がけが肝心です。

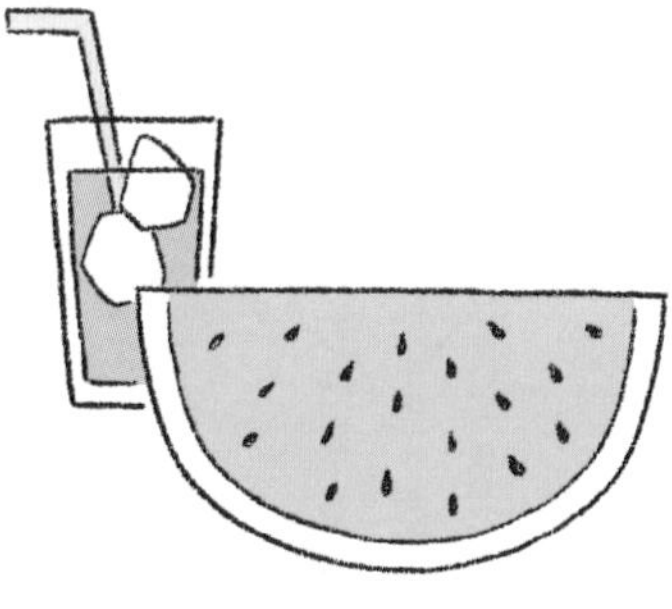

夏こそアツアツのものを食べる

夏は自律神経のトータルパワーが高いとはいえ、強い日差しや偏った食事など、自律神経を疲れさせる要因はそこここに転がっています。また、トータルパワーが高いからこそ、疲れていることに気づきにくいということも考えられます。

自律神経には、赤ちゃんをあやすような気持ちでいつでもやさしく接したいもの。

夏は副交感神経が優位な季節です。夏バテで食欲がないからと喉越しのいい冷たいものばかり食べていると副交感神経優位の状態が続いてしまい、さらに動きたくなくなってしまうでしょう。

自律神経にやさしい食事をと思うのならば、夏こそ温かいものを食べて交感神経を刺激しましょう。スパイスの効いた食べ物ならより交感神経を引き上げてくれます。

スパイスカレー、トムヤムクン、スンドゥブ、ユッケジャンなど、汗をかきながら食べ終わるころには、活力が湧いてくるのを感じられるはずです。

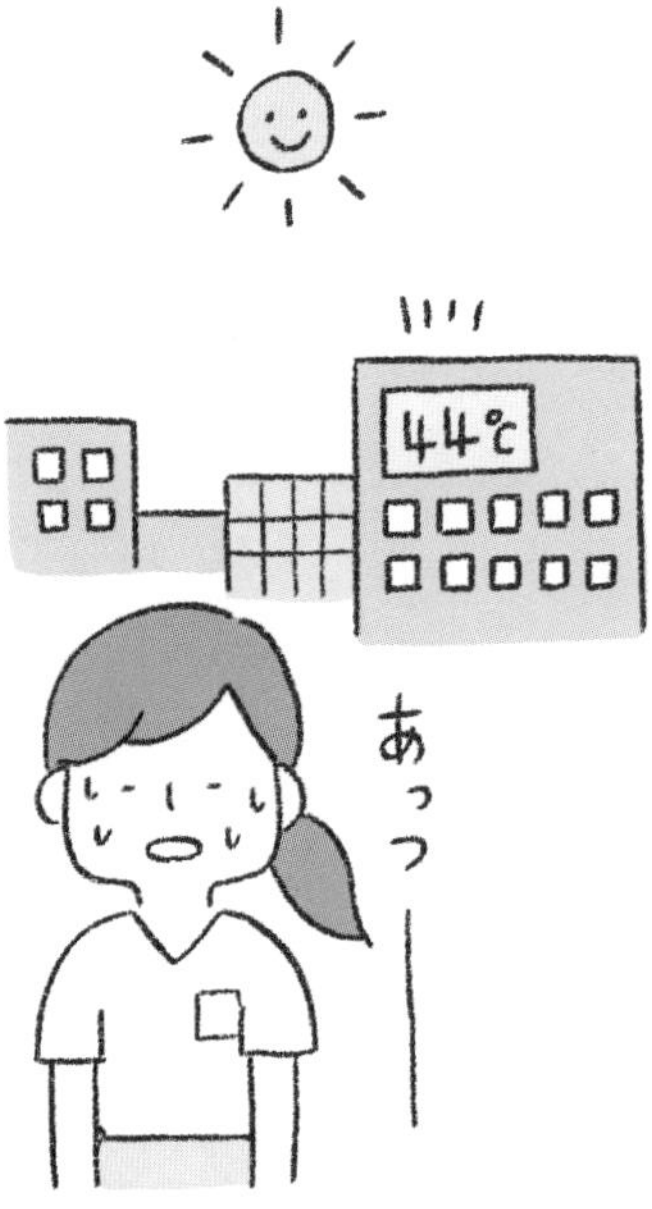

冷房の効きすぎた部屋からは、1時間で退散する

夏は、炎天下と冷房の効いた屋内を行き来することで「寒暖差疲労」が懸念されます。しかし、どちらも**滞在時間を1時間以内にすることで、寒暖差疲労の影響を最小限に抑えることができる**のです。

冷房の効いたオフィスで仕事をしている方は、1時間に1度は席を立ち、冷房が効いていない場所へと行きましょう。屋外でのイベントに参加する際も、1時間を目安に冷房の効いた室内に移動できるのがベストですが、それが難しい場合でも日陰の少しでも涼しい場所に避難して体を休めるようにします。できれば、避難した場所で20分くらいいられるとリセット効果が高まります。

冷房に弱い人は、首を温める

エアコンが苦手、冷房の効いた部屋に長く滞在すると具合が悪くなる、あるいは、オフィスでエアコンの風が直接当たる席の人もいるでしょう。そういった方々は、首を冷やさないようにするのがおすすめです。

ゲリラ豪雨対策に夏用ストールを持ち歩く

夏は暑さ対策への備えだけではなく、寒さへの備えも忘れてはいけません。夏特有の夕立やゲリラ豪雨があると急に気温が下がり、降る前との落差からより一層肌寒く感じるものです。また、強い雨に降られて足元が濡れるなどして体が冷えてしまうこともあります。

朝の天気予報で「大気の状態が不安定」という言葉を耳にしたら、迷わず夏用ストールやカーディガンを1枚、バッグに入れて出かけるようにしましょう。

車内や屋内施設での冷房対策にもなりますし、夏の間は常に持ち歩くと決めてしまってもいいくらいです。

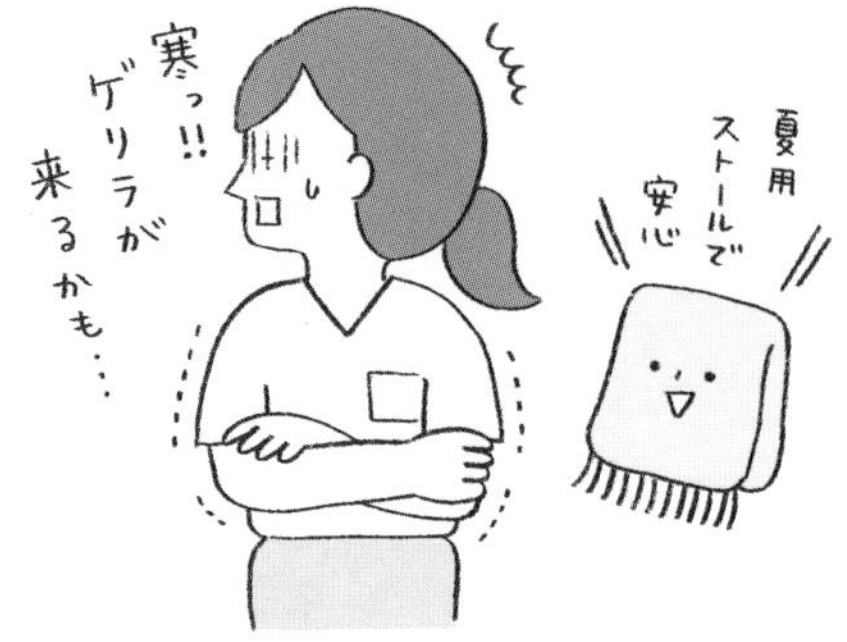

首には太い血管が通っているため、ここが冷えてしまうと、全身を冷やしてしまいます。

小さなサイズのストールやスカーフ、薄手のネックウォーマーなど、ファッションの延長線上で首周りを寒さから守るグッズはいろいろあります。ぜひ、楽しんで自分の趣味に合うものを見つけてください。

帰宅後のシャワーは何度浴びてもOK

夏は、ちょっとの外出でも汗をかいて、肌のベタつきが気になったり、匂いが気になったりということもあるでしょう。**少しのことでも不快な感情をそのままにしておくと、交感神経を刺激し続けることになってしまいます。**

外出先であれば、汗拭きシートのようなものを活用して、サッと肌表面の汗を拭いてしまいましょう。また、人と会う予定があるときは、待ち合わせ時間よりも早めに到着して、汗を拭いたり、汗がひくまで落ち着いたりできる余裕があるといいですね。

休日なら、自宅に戻るたびにサッとシャワーを浴びてしまうのがいちばんです。いちいち服を脱ぐのも面倒だなと思うかもしれませんが、結果的にシャワーを浴びてしまったほうが不快な感情を引きずらずにすみ、その後の時間を気持ちよく過ごせます。

熱中症予防で手を冷やす

夏は大量に汗をかくと「かくれ脱水」になりやすいので要注意。脱水症状になると、血液がドロドロになってしまうので、こまめに水分補給することが必須。最近は酷暑になりやすいので、熱中症にも気をつけましょ

お盆を過ぎたらペースダウン

梅雨が明けても戻り梅雨で長雨が続いたり……。夏は文字通り期間限定で、案外と短いものです。だからこそ、夏を感じられる場所に遊びに行きたいし、夏ならではのイベントにも参加したくなります。それ自体は決して悪いことではありません。わくわくした気持ちで過ごすことは、自律神経にはプラスに働くのです。

しかし、夏の日差しの強さと過密スケジュールの組み合わせで、じわじわと疲労が積み重なっていきます。

お盆の長期休暇に旅行や帰省を楽しんだら、そのあとは徐々にペースダウンをして、**心身を癒やすモードへと切り替えていきましょう。**そうやって、いったん、夏の疲れをリセットしておくことが、次の季節を快適に過ごす鍵になります。

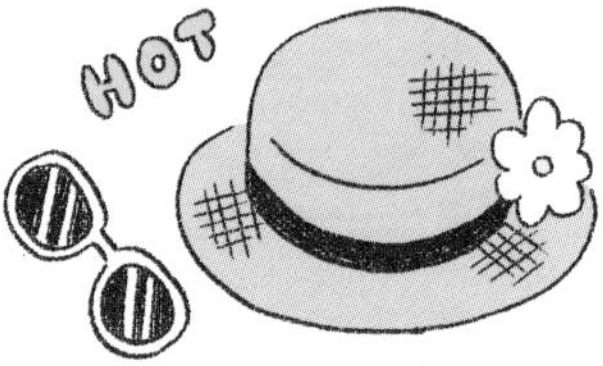

う。

予防としておすすめなのが、外出前や外出後に手のひらや足を冷やすこと。10〜15度くらいの水や冷たいペットボトル、保冷剤などで5〜10分くらいを目安に冷やしましょう。

手や足の血液が冷やされることで、冷たい血液が全身を流れます。こうすることで血流量も増え、体を内側から冷やすことができます。

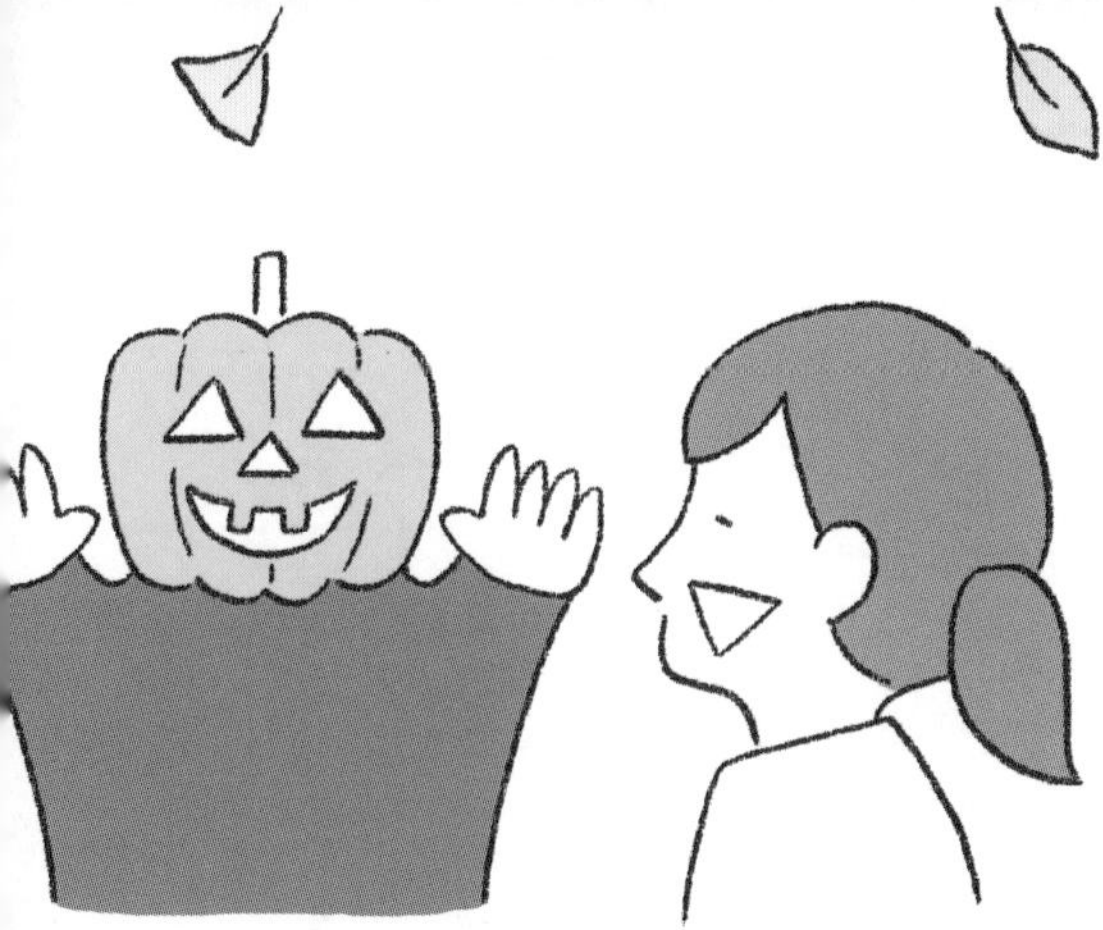

秋

autumn

しっとり秋雨
朝晩冷えこみ
台風直撃
不調のループ

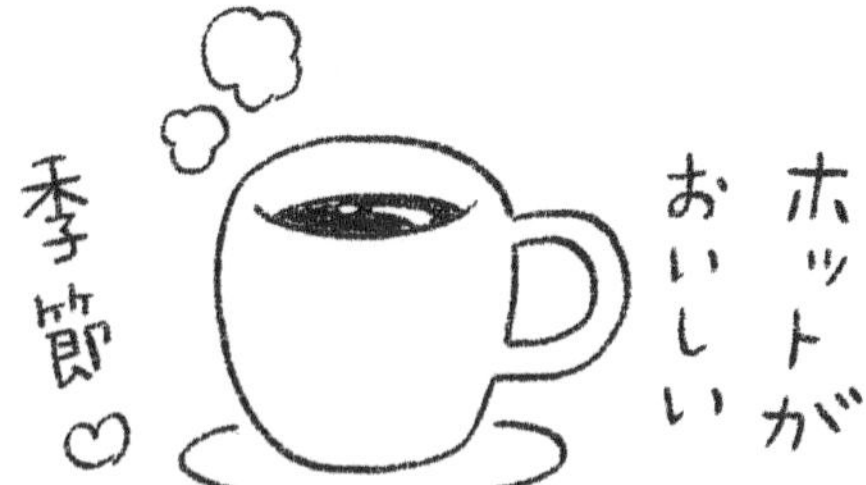

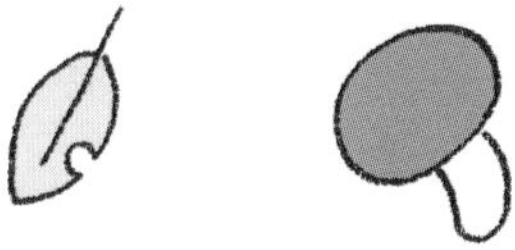

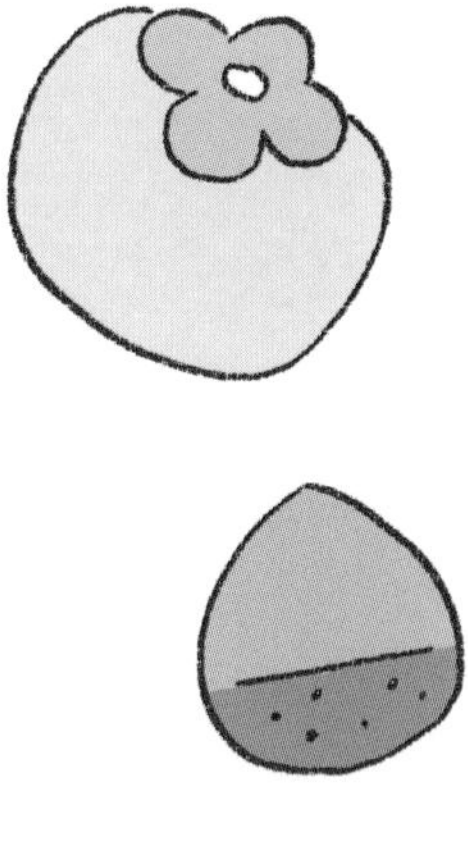

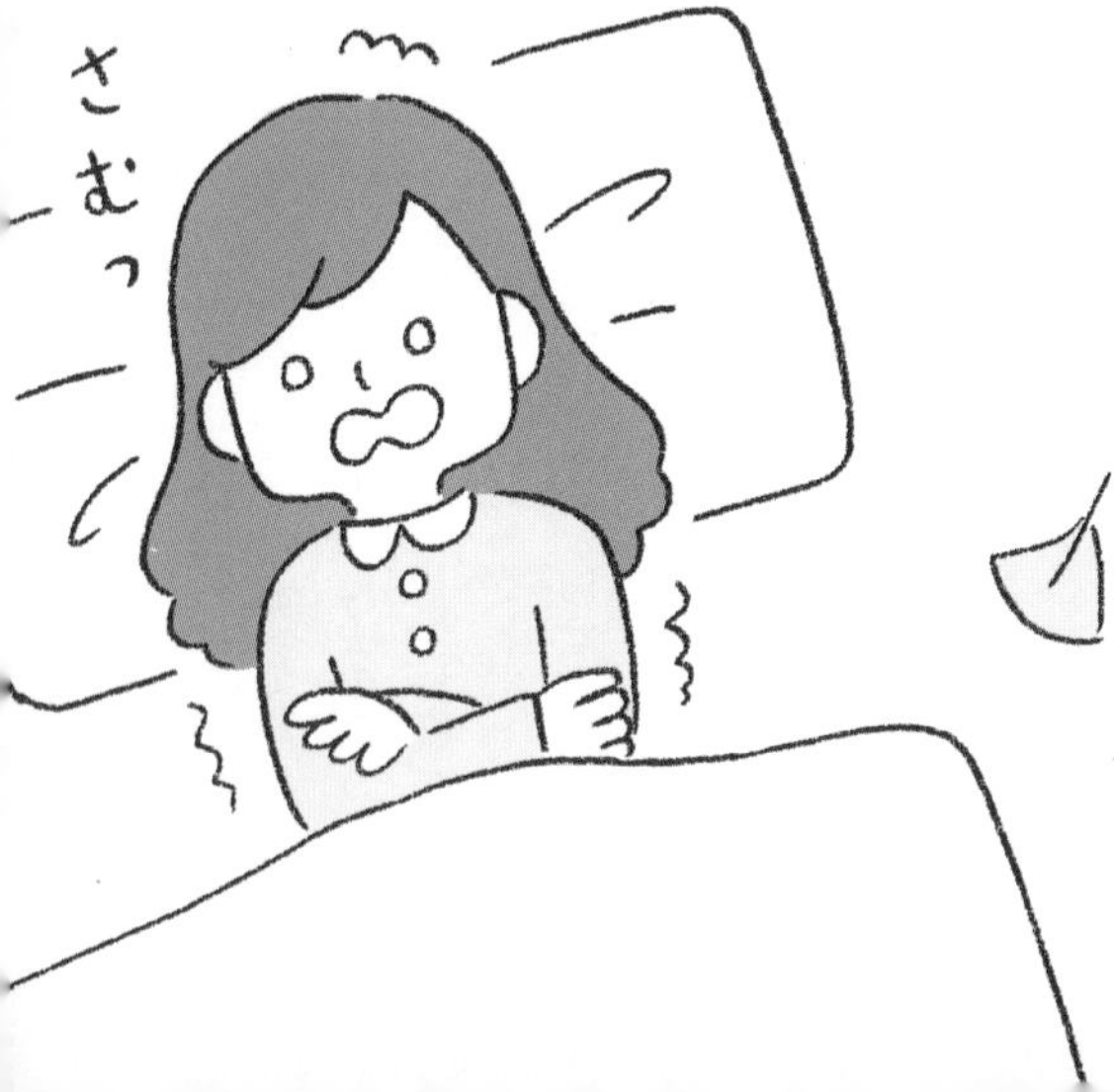

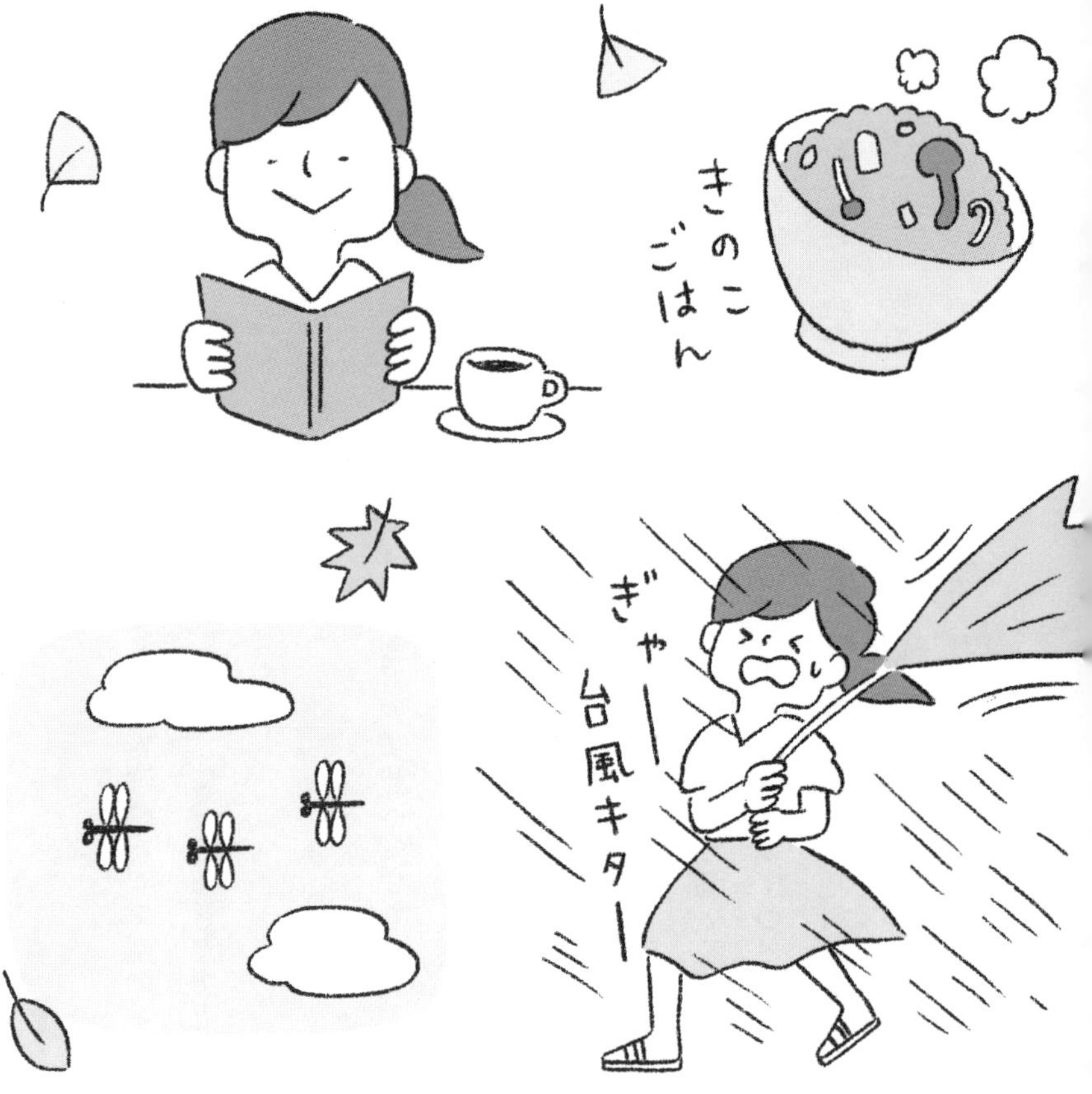

厳しい残暑も秋雨前線が降らせる雨で
少しずつ暑さをやわらげていきます。
しかし！　この雨に台風が直撃すると……
予期せぬ大雨になることも。
肌寒さと気圧変化が私たちを悩ませます。

厳しい残暑もひと雨ごとに落ち着き始め、吹く風の中に秋の気配を感じられるようになってきます。春が嵐のようにやってきたのとは対照的に、秋はしのびよるようにやってきます。

夏の間、さっぱりしたものを好んで食べていた私たちでしたが、秋から冬にかけて基礎代謝が高まっていくと、カロリーの高いものを体が欲します。「食欲の秋」は自然のメカニズムがそうさせるのであって、逆らうのは困難。この時期にダイエットを始めるのは、よほどの覚悟が必要ですね。

秋は地面の温度が冷えてくるため大気の状態が安定し、「行楽の秋」「スポーツの秋」の季節でもありますし、気温が下がると交感神経の働きが高くなるため集中力もアップして「読書の秋」にもうってつけです。

秋晴れという言葉もある通り、秋の気候は比較的安定していますが、夏から秋へ、季節の変わり目には短い梅雨を挟みます。

秋雨前線が降らせる雨を「秋の長雨」「秋霖」などと呼びます。

梅雨と比べれば、秋霖はそれほど激しい雨を降らせるものではありません。しかし、秋は台風シーズン。台風に秋雨前線が刺激されると、大雨となることがよくあります。

台風は気圧の変化が大きく、頭痛や肩こりなど〝痛み系〟のウィークポイントを持つ人には、少々つらい時期といえそうです。

また、このころから気分がうつうつとして、何もする気が起こらない、外出が億劫になる、食欲が増す、寝ても寝てもまだ眠い、おしゃれ心もしぼみがちなど、何かとやる気を失う低気圧女子&男子が増加傾向に。

これは、「季節性感情障害」や「秋バテ」などといい、秋から冬に襲ってくるうつに似た症状です。その原因ははっきりとは特定されていませんが、男性よりも女性に圧倒的に多く、その割合は1対4ともいわれています。この自覚症状がある方は、秋の気配に負けないように、元気に動き回ることが鍵です！

秋は低気圧が次から次へとやってきます。特に秋雨前線と台風が重なると大雨を降らすため、梅雨時期の憂うつな気持ちを感じやすいかもしれません。

木	金	土	日
		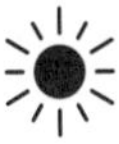	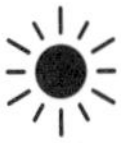
18℃ 16℃	23℃ 18℃	28℃ 18℃	23℃ 15℃
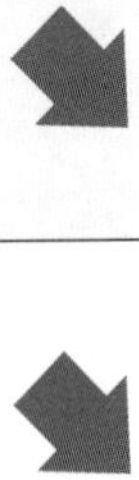	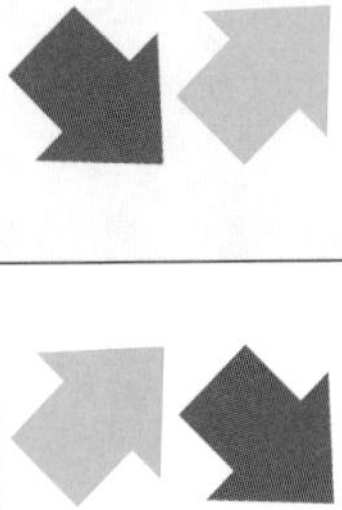	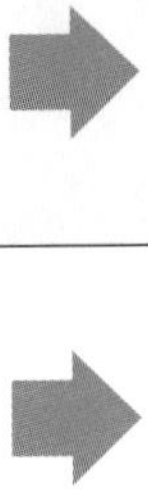	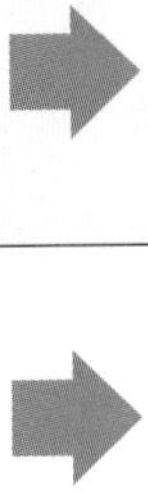
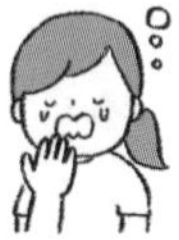	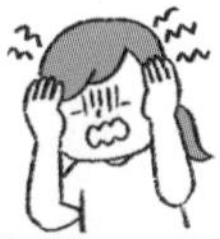	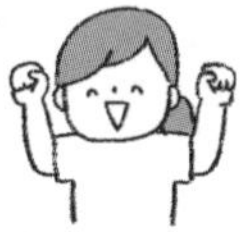	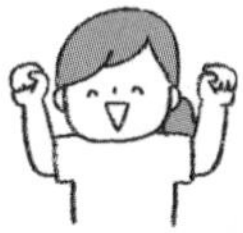
副交感神経	アンバランス	バランスGOOD	バランスGOOD
	台風通過。気圧の急低下・急上昇、気温の急上昇・急低下が起きる。めまい・耳鳴り・頭痛・吐き気などが起きやすい。	台風一過の秋晴れとなり、気圧も気温も安定。次に天気が崩れるまで3日程度は心も体も安定し気持ちよく過ごせる。朝晩と昼間の寒暖差には要注意。	

典型的な台風シーズンの一週間

	月	火	水
天気	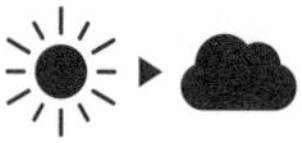	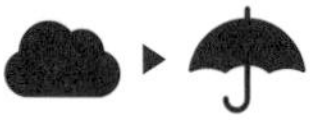	
日中の最高気温	28℃	23℃	18℃
朝の最低気温	20℃	18℃	16℃
気圧			
気温			
症状	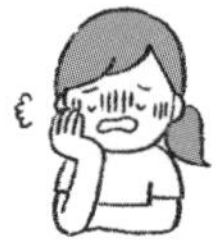 副交感神経	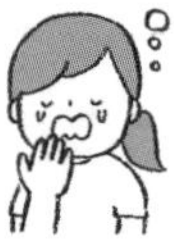 副交感神経	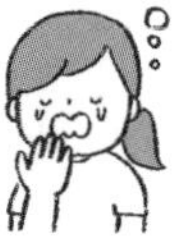 副交感神経
	台風接近前は高気圧が強まり厳しい残暑がぶり返す。片頭痛や食欲低下が起きやすい。	秋雨前線の停滞で台風接近前は雨が続く。眠気・倦怠感・片頭痛が起きやすい。	

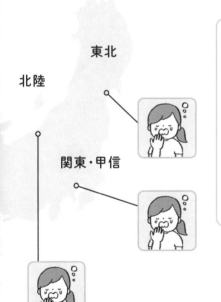

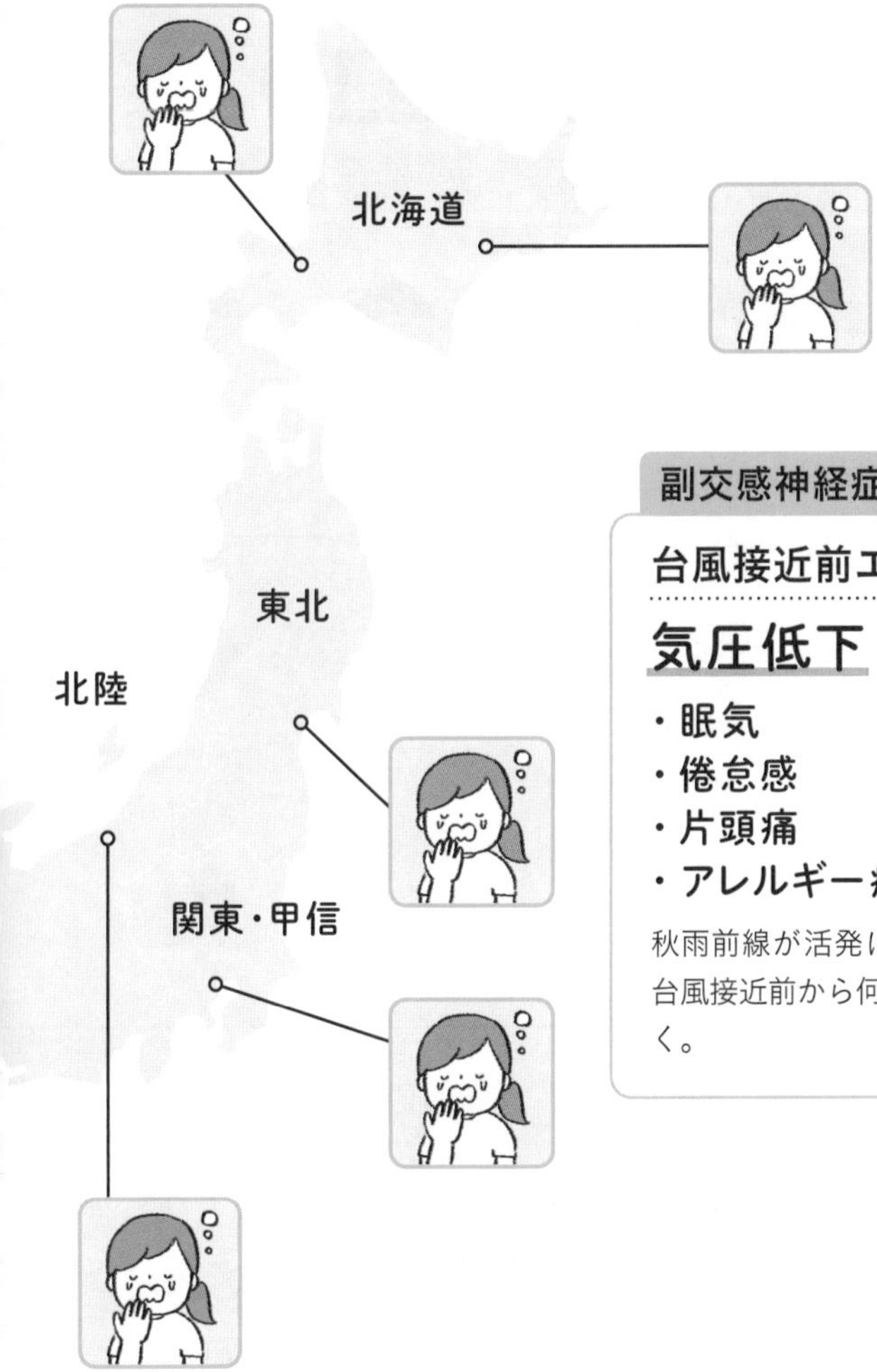

副交感神経症状

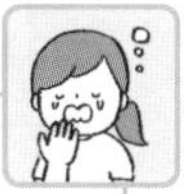

台風接近前エリア

気圧低下

- 眠気
- 倦怠感
- 片頭痛
- アレルギー症状

秋雨前線が活発になるため、台風接近前から何日も雨が続く。

台風＋秋雨前線

自律神経アンバランス

西日本エリア

急激な気圧変化

- 耳鳴り
- めまい
- 吐き気

急激な気圧低下、気圧上昇が起きる。自律神経がアンバランスでさまざまな症状が起きやすい。

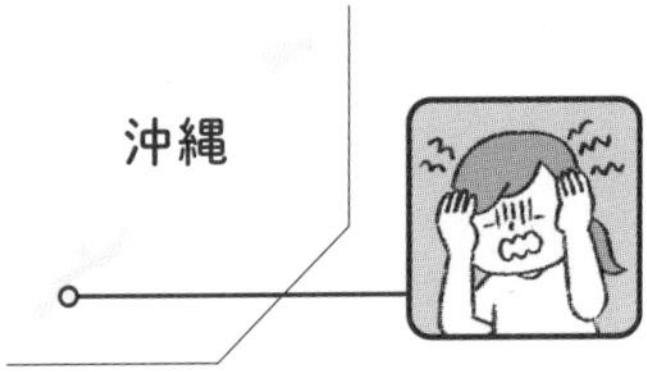

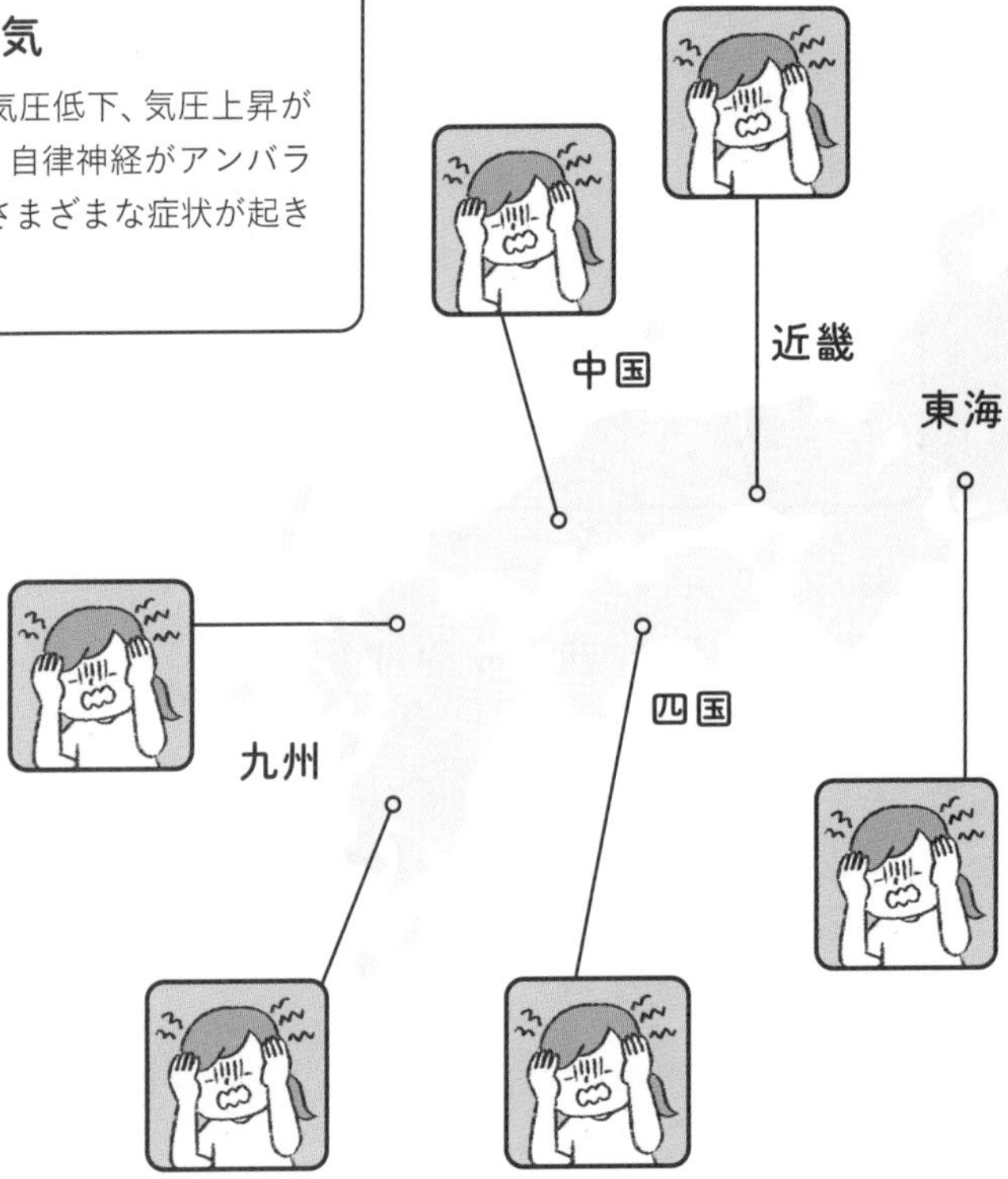

台風＋秋雨前線

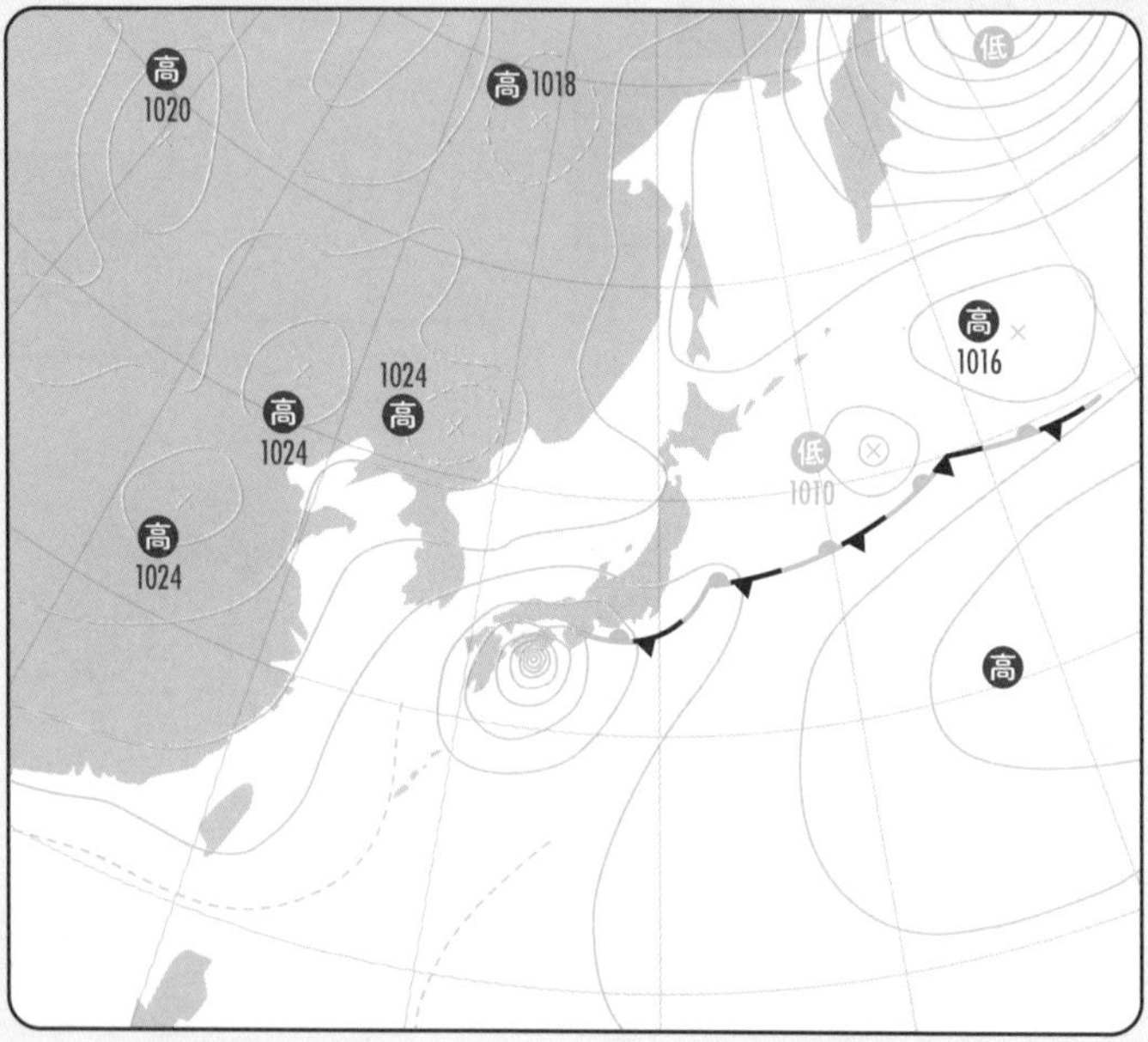

2016年9月20日　午前9時の天気図より作成

起こりやすい症状

頭痛	首・肩こり	生理痛	むくみ
腰痛	古傷の痛み	関節痛	台風ハイ

お天気解説

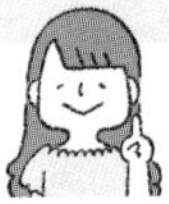

秋雨前線は、夏の空気をもたらした太平洋高気圧と、大陸から秋の気配を連れてくる高気圧がせめぎ合うところにできます。この気圧配置は梅雨とほとんど同じ。ただし秋は台風シーズン。台風が秋雨前線を刺激すると、広範囲で大雨になることがあります。東京の場合、梅雨どきよりも秋の方が降水量が多いのです。
台風はジェットコースター並みに急激な気圧変化をもたらすのはもちろん、猛烈な雨と風で平穏な日常さえも奪ってしまうことがあります。右の天気図で、台風は鹿児島県に上陸。枕崎市で最大瞬間風速 44.5m/s を記録しました。風速 25m/s で樹木が倒れ、50m/s で木造家屋が倒壊するなどの被害が生じるといえば、どれほど強い勢力かがわかるはず。
台風に刺激された秋雨前線は広範囲に大雨を降らせ、大分県では 9 月ひと月分に相当する 300 ミリ超の雨が 1 日で降ったところも。
また、全国的に気圧変化に襲われ、“痛み系”の不調を感じる人が増加するためか、秋は湿布薬の売り上げ年間ナンバーワン。

夏の間、日本列島を覆っていた太平洋高気圧が弱まると、北へと押し上げられていた梅雨前線が南へ下がってきます。これが、秋雨前線です。

梅雨前線も秋雨前線も天気図上では同じ「停滞前線」の記号で描かれ、一見すると違いがありません。

暑中見舞いのはがきが立秋を過ぎると残暑見舞いに変わるように、梅雨前線も立秋を過ぎると秋雨前線と呼び名が変わります。

同じ停滞前線でも呼び方によって季節を感じられるようになりますし、秋雨前線が降らせる雨を「秋の長雨」「秋霖」などと呼ぶと、日本らしい風情が出ますね。

一見同じと言っても梅雨前線と秋雨前線には違いがあります。

アジアの雨季の一部であった梅雨前線は、熱帯・亜熱帯からの湿った空気が大量に入りこみ、西日本や太平洋側ほど雨量が多くなる傾向がありました。

これに対し、日本特有の現象である秋雨前線は、北から南下することが多いため北日本や東日本など、日本海側に多く雨を降らせるのが特徴です。

秋雨前線は、梅雨ほど多くの雨を降らせることはないのですが、秋といえば台風シーズン。

台風が秋雨前線を刺激すると、日本列島の広範囲で大雨が降ることがあります。

東京の年間降水量を見ると、梅雨時の6月よりも、秋雨＋台風の9月や10月の降水量のほうが多いので、秋の長雨にも気を抜けません。

梅雨の間、どうにも体調がすぐれなかったという人は、要注意。

眠気、やる気減退、便秘などの不定愁訴が再来しそうですし、梅雨はどうにか乗り切ったという人でも、秋になると落ち込んだ気分を盛り返すのが難しくなり、「季節性感情障害」に陥る方も少なくないようです。

季節性感情障害は、冬までズルズルと引きずってしまいがちなので、とにかく、朝起きたら動き回って、交感神経を上げてあげることが重要です。

また、食中毒が増えるのは夏より秋に多いといわれているので、衛生面にも注意を向けて、心も体も元気に過ごしましょう。

また、夏の終わりから秋は台風シーズンで、大型の台風が多いのが特徴。

天気図を見たとき、台風の中心に書かれた数字（気圧）が低いほど勢力が強くなり、「猛烈」や「非常に強い」などと表現されることの多い、上陸時に中心気圧９４０ヘクトパスカル以下の台風のほとんどが8月の終わりから9月に集中しています。

土砂災害や家屋の倒壊など、台風が大きな被害につながりやすいのもこの時期です。

台風といえば渦を巻き、グルグルとすごい勢いで進んでくるイメージがありますが、実は、台風はほとんど自分で進むことができません。

では、どうやって移動するかというと、偏西風にあおられるようにして進みます。この性質が、台風の進路に影響しています。

夏台風の時季、偏西風帯は日本の北側にあります。南海上で発生した台風からは距離があって偏西風の影響を受けにくく、夏台風はのろのろと進みます。

その速度は自転車くらいゆっくりなこともあり、自転車がのろのろ運転のときに左右にふらつくのと同じように、速度の遅い台風の進路は定まらず、進路予報が難しいという側面を持っています。

夏台風の勢力はそれほど強くないけれど、のんびり進むがために、台風の影響が長引く場合があります。

対する秋台風の時季、偏西風は冷たい北の空気に押されて南下してきています。

そのため台風も偏西風の影響をもろに受け、自動車並みの速度でグングン進みます。

秋台風は進路が定まりやすい一方、予想より早く、あっという間に通過してしまうこともしばしば。

勢力が衰えないまま通過するので、広範囲に暴風をもたらします。また、秋雨前線を刺激すると、大雨を降らせます。

台風による気圧変化も注目すべきところ。

春や秋に偏西風に乗ってやってくる低気圧の場合、気圧は2〜3日かけて徐々に下がり、上がっていきます。

ところが、です。台風の気圧変化は急激！

半日から1日の間に、気圧が20〜30ヘクトパスカルも下がり上昇に転じる、ということが普通に起こります。

30ヘクトパスカルの気圧降下で、海面が30センチほども上昇します。海の水が30センチも上がるんです！

体への負担がどれだけのものか、想像できますよね。

実際に、9月、10月は九州から関東にかけて湿布薬の売り上げが年間でピークになるようです。

秋台風の進路と見事に重なりますし、台風によって引き起こされる症状ともピタリと当てはまりますよね。

最後に、余談ですが、台風がくるとテンションが上がって、嬉々として台風の備えをしている人、周りにいないでしょうか？

昔から、「子どもが騒ぐと、雨が降る」といわれますが、雨の降り出す前は交感神経が活発に働くことが多く、その作用でアドレナリンが増え、体は興奮状態になります。

その結果〝台風ハイ〟になり、妙に張り切ってしまう人が出現します。台風好きに見える人にも、気象学的な理由がちゃんとあるのです。

さらに「秋晴れの日の、朝晩の冷え込みに注意！」です。

秋は高気圧の中心が日本列島の真上にやってきて、全国的におだやかな秋晴れの日が多くなります。日中は過ごしやすく、まさに「スポーツの秋」「行楽の秋」といった様相です。

雲ひとつない青空はとても気持ちのいいものですが、上空に雲がないため、日中、太陽によって暖められた地表の熱が、夜になると宇宙空間へと逃げていってしまいます。これが、「放射冷却現象」の仕組みです。

浴槽にふたをすればお湯が冷めにくいのと一緒で、上空に雲があれば地表の熱も逃げにくい、ということなんです。

では、上空に雲のかかりにくい夏は、放射冷却が起こらないのかと疑問に感じる人もいるでしょう。もちろん、夏でも放射冷却は起きています。

でも、夏は空気中の水分が多く、熱が逃げにくいことに加え、地表の空気もたっぷり暖められているので、宇宙空間に熱が逃げていったとしても、涼しく感じるまでにはいたらないのです。

秋の放射冷却による寒暖差は、体にとってはかなりの負担です。

2014年10月18日、茨城県つくば市では前日の日中は23度と暖かかったのに、朝は5度まで冷え込みました。その差、18度。

こういった日が何日も繰り返されれば、不調にもなるというものです。

秋晴れの日、日中の気温がどれだけ高かったとしても、帰宅が遅くなるとわかっているときは、カーディガンやストールをバッグに入れて出かけましょう。

また、昔から喘息発作は秋の晴れた日に起こりやすいといわれていますし、統計でもそれが証明されています。

放射冷却により、冷たい空気が沈殿するときに溜まる汚染物質がアレルギー源となって喘息の引き金になっているとも考えられていますので、喘息やアレルギー体質の方はご注意ください。

autumn

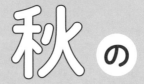

秋の自律神経サポート

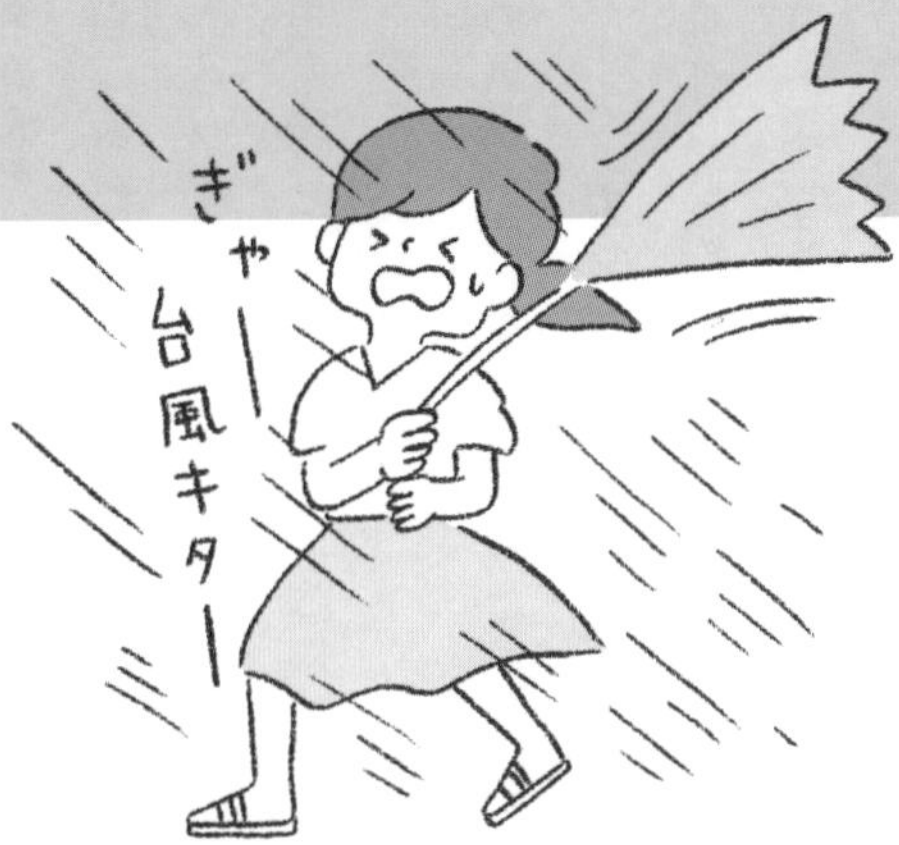

夏の遊び疲れが残る中、厳しい残暑が過ぎたと思えば、今度は秋雨が続き、そのうえ台風までくる……。ジェットコースターのように気温や気圧が安定しないためか、心も体もバテ気味に。「秋バテ」になる人が多いのです。お盆を過ぎたら、ほかの季節以上に自分のメンタルケアに時間をあててみて。

ハッピーホルモンで秋バテ、秋季うつを乗り切る

秋もまた、自律神経を健やかに保つのが難しい季節。「秋バテ」や「秋季うつ」という言葉があるように、感情面が不安定になりやすいのも秋の特徴といえます。

気分が落ち込んでうつっぽくなると、やる気まで削がれてしまいます。ですから、**秋のアプローチは幸せホルモンと呼ばれる「セロトニン」の分泌量を増やして、気分の安定を図るのが正解。**セロトニンには、自律神経のバランスを調整する働きを高める作用もあります。

セロトニンの分泌を促して、毎日をハッピーな気分で過ごすための鍵となるのが、リズムです。朝昼夜と3食食べるのも1日のリズムを整えることにつながりますし、食べるときの咀嚼もリズム運動ですから、よく噛んで食べるようにするのもポイントです。

歩くときも一定のリズムを刻むように、気持ちよく歩きましょう。ダラダラ歩いてはいけません。さらに、音楽を聴くのもいいでしょう。心を落ち着けるにはクラシックやヒーリングミュージックがいいように思いますが、リズムという観点からいくとおすすめはロックです。曲調の激しさは関係なく、8ビートを刻んでいるロックは自律神経にとってはとても心地がいいのです。

また、セロトニンの分泌を促すための腸活も大切です。

朝日を浴びて セロトニンを分泌する

秋に限りませんが、朝起きたらすぐにカーテンを開けて朝日を浴びるようにしましょう。太陽の光を浴びることでセロトニンの分泌が促進され、安定した気持ちで1日のスタートを切ることができます。

また、朝日を浴びることは時計遺伝子のスイッチを入れることにもなり、自律神経のバランスが整いやすくなるという効果も期待できます。

くもりや雨の日も屋外に出ることでセロトニンの分泌量を増やすことができます。**天気のよくない日こそ午前中に外に出て、少し長めの散歩をするのがおすすめです。**

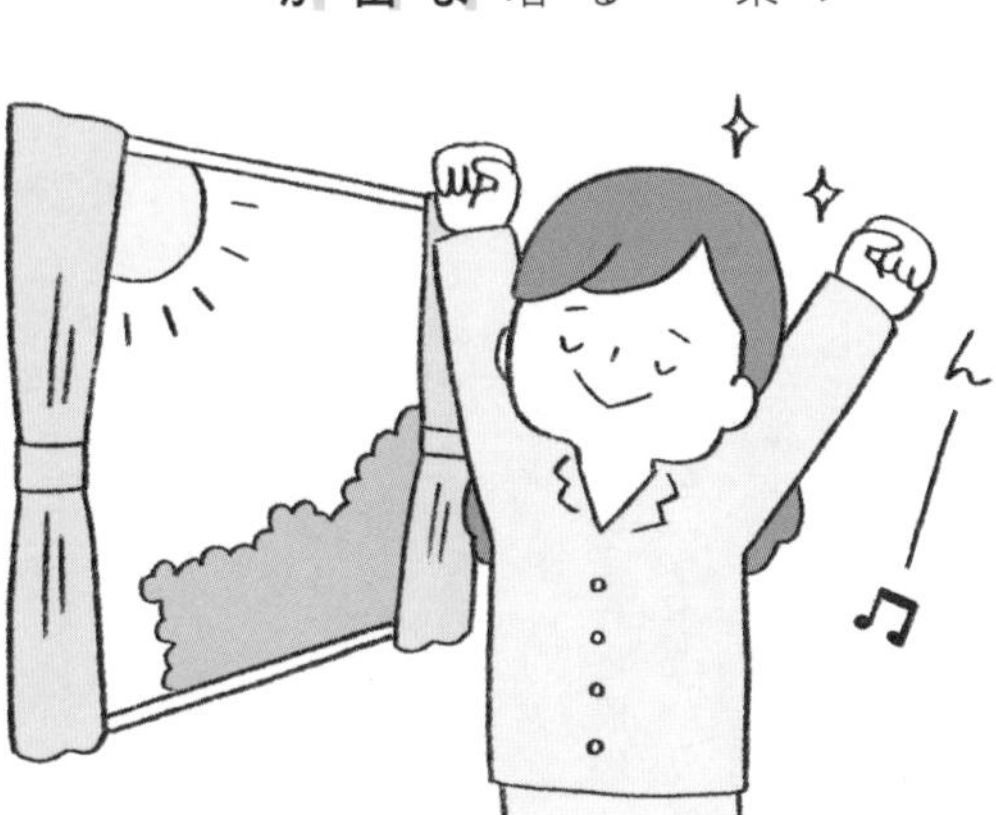

残暑がやわらいできたら「腸活」に励む

暑い夏にはさっぱりとした食品が好まれるため、ネバネバする納豆やねっとりとした食感のヨーグルトなどの〝朝食系食品〟の売り上げが落ちるというデータがあります。加えて夏は食欲の低下や冷たいものの摂りすぎでも胃腸の働きが低下してしまいます。

しかし、セロトニンの約90％は腸で作られるため、腸内環境をいい状態にキープしておきたいところ。

秋の始まりには、夏の間にバランスを崩してしまった腸内環境の立て直しをぜひ行ってください。腸内環境がよくなると、質のいい血液を供給できるようになり、全身の細胞にしっかり栄養を届けられます。

また、幸せホルモンのセロトニンにとってもいい環境が整います。セロトニンがしっかり分泌されるようになるとやる気も湧いてきて秋を元気に過ごせます。

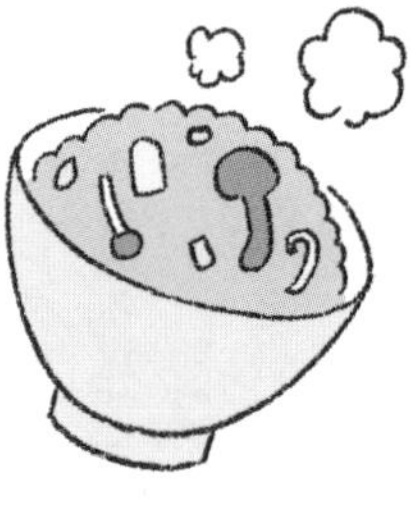

口角を上げて、にっこり

　人間の脳は精密機械のように精巧でありながらも、ちょっとしたことに騙されるという親しみやすい一面も持ち合わせています。この特性をうまく利用すれば、本当に簡単なことで心身の調子を整えることができるのです。

　その代表的なものが、作り笑い。笑うとナチュラルキラー細胞が活性化して免疫力がアップするとか、脳が活性化して記憶力が高まるなどといわれますが、本当に笑わなくてもにっこり笑顔になるだけで脳は楽しい気分だと錯覚して、これらの恩恵をもたらしてくれるのです。笑顔になると、ハッピーホルモンのセロトニンの分泌量もアップ。**ひとりの時間が多い日は、意識的に口角を上げてにっこり微笑んで過ごす時間を作ってみましょう。**お金も手間もかけず、健康に近づけますよ。

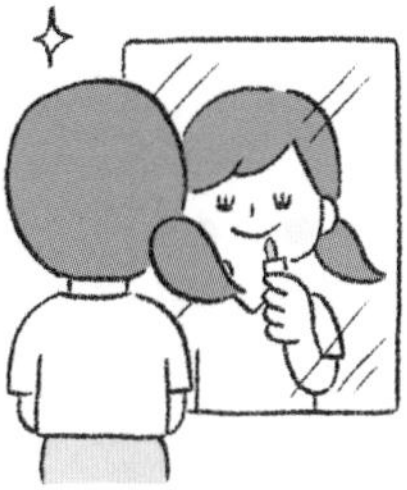

暑さの峠を越えたらリズム運動で汗をかく

　夏の疲れを引きずったまま秋を迎えてしまうと、秋バテによる疲労感や季節性感情障害によるメンタルの落ち込みなどに悩まされる可能性が高まってしまいます。問題なのは、疲れているからといって、ダラダラと過ごしてしまうこと。これだと副交感神経が下がりすぎてしまい、かえって疲れを倍増させてしまうことになります。

9月も中旬を過ぎると、朝晩はだいぶ過ごしやすくなるはずです。こういった**動ける時間帯を活用して、軽く汗をかける運動を始めましょう。**ウォーキング、軽めのジョギング、ダンスなどのリズム運動はセロトニンの分泌も促すので二重におすすめです。

お月見をきっかけに秋冬モードにシフト

1年の中でも、最高に美しい満月を愛でることのできる十五夜。9月の下旬という時期は、心身を秋冬モードへと切り替えていくのにもベストなタイミングでしょう。

窓際にススキとお団子を供えてとまではいかなくても、今は100円ショップなどでもセンスのいい飾りが手に入ります。飾り付けをすることが大切なのではなく、飾り付けをしようと思える心のゆとりを大切にしたいもの。

日が沈んだら夜空を見上げましょう。美しい満月を見上げて深呼吸をすれば、相乗効果で深くリラックスできるでしょう。

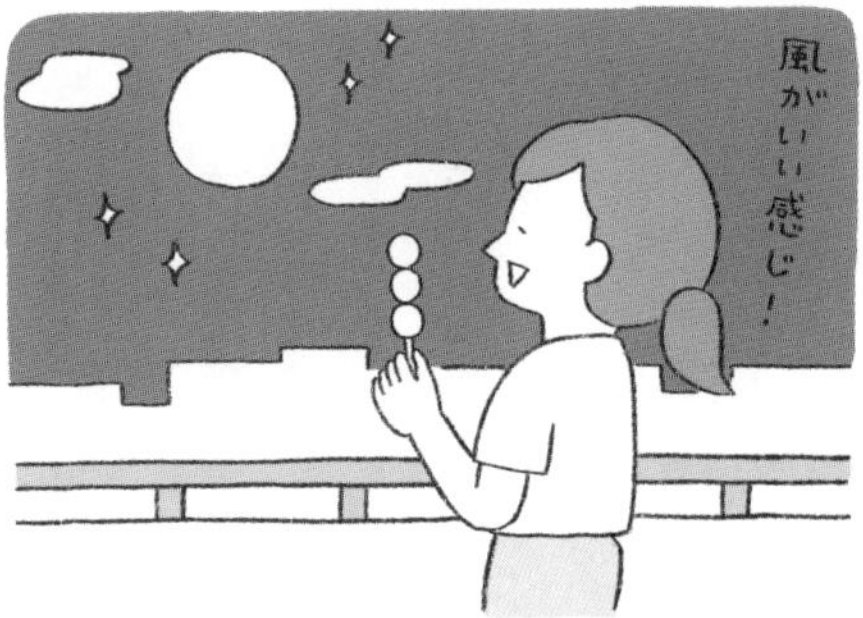

季節を先取りして寝具を準備する

秋の始まりは、肌に当たる風に涼しさを感じるようになるものの、照りつける太陽は夏の暑さを残したままで、厳しい残暑が続きます。しかし、9月になると秋雨や台風の影響で、夜になって急に冷え込むことがあります。

できれば9月に入ったら、毛布や薄掛けの布団をお日様に当てておき、いつでも使える状態にしておきましょう。どの季節にも共通することですが、質のいい眠りが明日以降の健康をつくるので、部屋の模様替えなどよりも先に寝具の準備をしておくのがおすすめです。

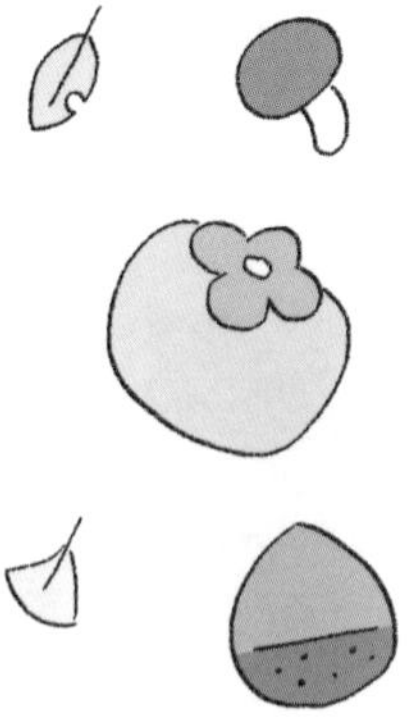

首を温めて血行促進

秋から冬へと移り変わる季節に、うつっぽさに悩まされる人が少なくありません。

脳への血流をよくすることが解決策のひとつになるので、どうにも気分が上がらないというときは、**太い血管の通っている首筋を温めてみましょう。**濡らしたタオルをビニール袋などに入れてレンジで1分程度温める、レンジで温めて繰り返し使える温活アイテムなどもうまく取り入れてみましょう。

また、スマホやパソコンをのぞき込むような前屈みの姿勢が長時間続くと、首周辺の筋肉は硬くなり、脳への血流が悪くなります。30分程度画面を見続けたら、首をクルクル回して筋肉をほぐすなど、硬くなる前のケアも同時にしていけるといいですね。

肩周辺の緊張をとって、スムーズに入眠

人は寝ている間に体の大掃除をします。これがうまくいかないと、体の流れが滞ってしまい、自律神経もなかなか整っていきません。睡眠の質を上げることは、自律神経を安定させることとイコールなのです。

副交感神経は脳の中枢の延髄から首の後ろや背中側を通るように走っているので、首や肩周辺の緊張をとってあげることで副交感神経が働きやすくなります。

両手の肘を伸ばした状態でまずは頭上に上げ、遠くのものを触りにいくようなイメージで手を伸ばしながら弧を描くようにゆっくりと体側に下ろしていきます。脇の下から指先にかけてピリピリするかもしれませんが、それこそが神経が伸びている感覚です。これだけでもだいぶスッキリするのではないでしょうか。

足と手のグーパー体操で血流アップ

秋バテの原因として考えられるのが、全身の巡りの悪化です。

血流の滞りや腸の働きが弱って排泄がうまくいかないと、体の中の循環がスムーズにならず疲れを感じやすくなります。

健康とは、全身に質のいい血液が巡っていることにほかなりません。血液が全身の隅々にまで行き渡らないと、細胞が必要としている酸素や栄養の供給が滞り、元気にはなれないのです。

そこで、148ページでも紹介している手足のグーパー体操を実践してみましょう。心臓からいちばん遠く、血液の折り返し地点でもある手先と足先をギュウッと握ってグーを作り、パッと開いてパーにします。これを起床後と就寝前、ベッドに横になったままでいいので5～10回繰り返しましょう。

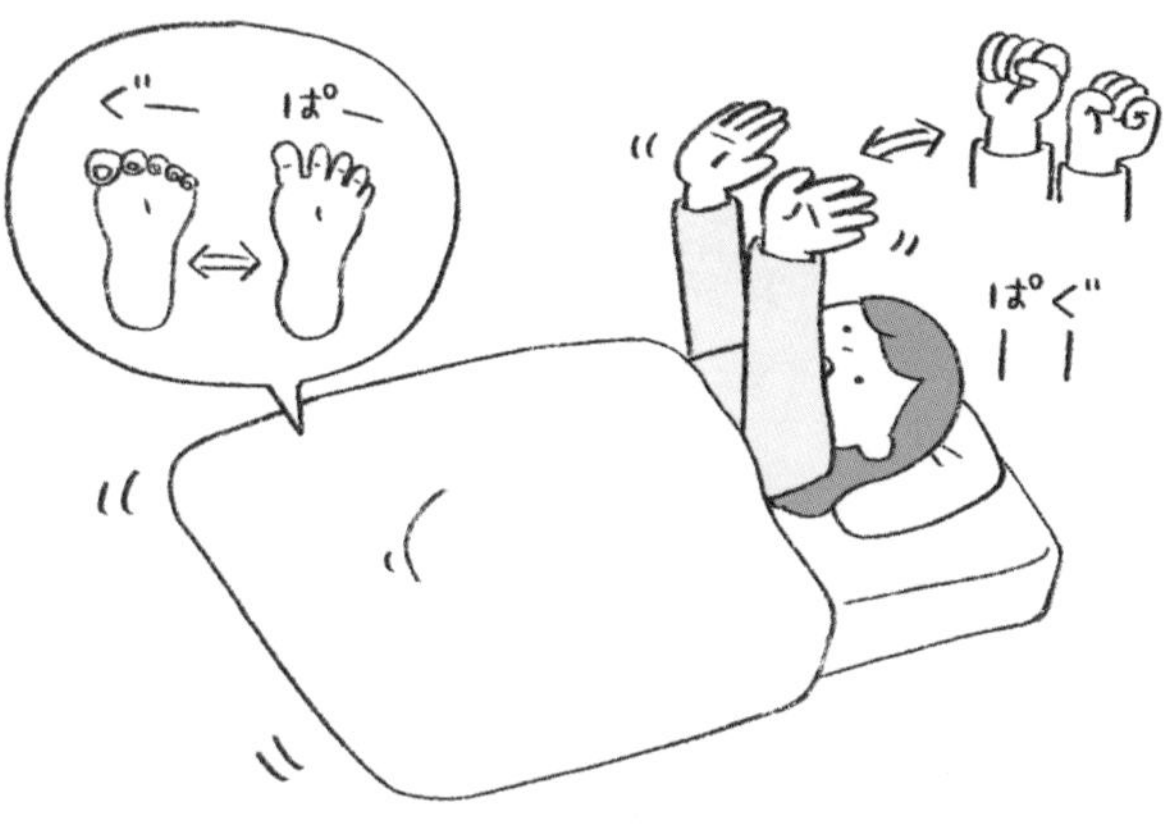

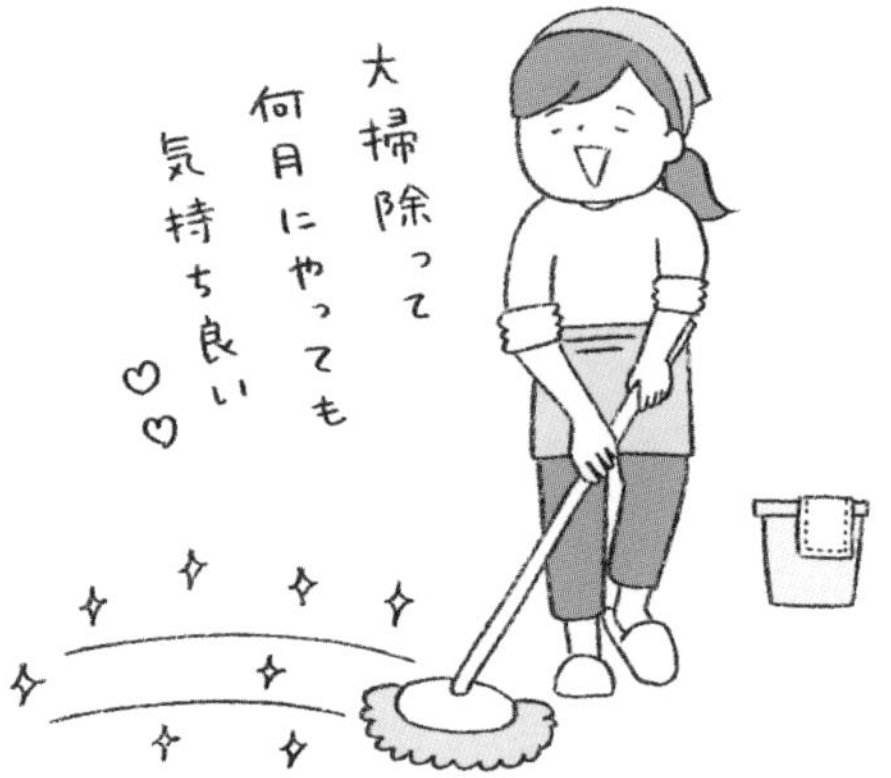

10月になったら年末年始の予定を立てる

「あとでやろう」が積み重なると、「あれもこれもしなくちゃいけない」というプレッシャーや焦りにつながります。**自律神経の安定のためには、ゆとりが持てるように先回りで行動すること。**「あとでやろう」を「先にやっておこう」に変えていくだけでも、自律神経の乱れを大幅に抑えることができるでしょう。

特に、年末年始など多くの人が移動する時期は、飛行機や新幹線を手配するだけでも大変な労力を要します。早めに予定を組むのはリスキーな面もあると思いますが、それでもやはり、早め早めの行動をおすすめします。「どうしよう、席がとれない」という焦りや不安よりも、「もう予定は決まっている。手配もすんだ」という安心感が優先順位では上です。

秋晴れの過ごしやすい気候になる10月ごろは、気持ちにもゆとりが生まれて、物事を決めるには最適な時期。年末年始の予定を考え始めるのにもちょうどいいでしょう。

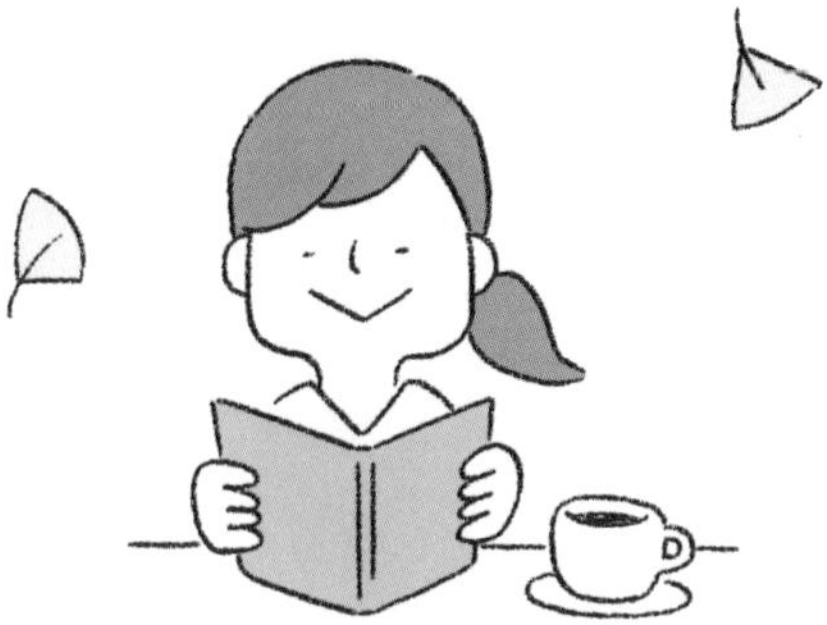

感動する映画で涙を流す

最近、思いっきり泣いたことがあるでしょうか。涙は我慢せず、大人こそどんどん泣いたほうがいいのです。

涙を流すと副交感神経が引き上げられ、それだけで質のいいリラックス状態を手に入れることができます。また、涙を流すことでセロトニンの分泌が促されるという報告もあり、**泣くことが秋の自律神経にはプラスに働くのです。**

芸術の秋だからこそ、映画、ドラマ、読書に励み、感情にふたをすることなく、泣きたいときは声を上げて思いっきり泣いてしまいましょう。

年末の大掃除は10月からスタート

大掃除といえば年末の一大行事のように思っている人が多いのですが、イベント盛りだくさんで忙しい12月に大掃除をするよりも、**気候のいい10月ごろから計画的に大掃除をスタートさせるほうが効率もよく、自律神経も安定します。**

10月に手がけるのは、ラグやカーテンなど面積の大きな布類の洗濯。これらの洗濯を12月に行うと乾くのに時間がかかりますが、10月の晴れた日ならカラッと気持ちよく乾きます。

また、夏にフル稼働したエアコンも来る冬に向けて早めの時期にメンテナンスをすませておくと安心です。

引き出しの中の整理などいつでもできる細かなことは後回しにして、大物から片付けて冬の準備を整えていきましょう。

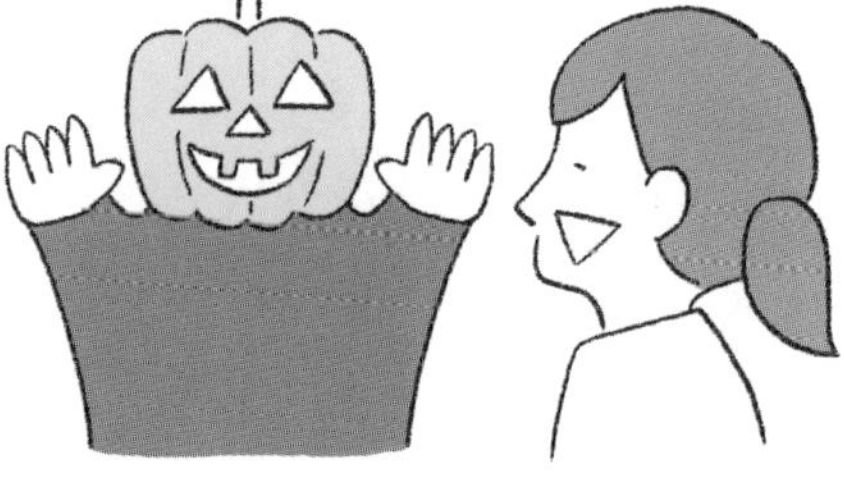

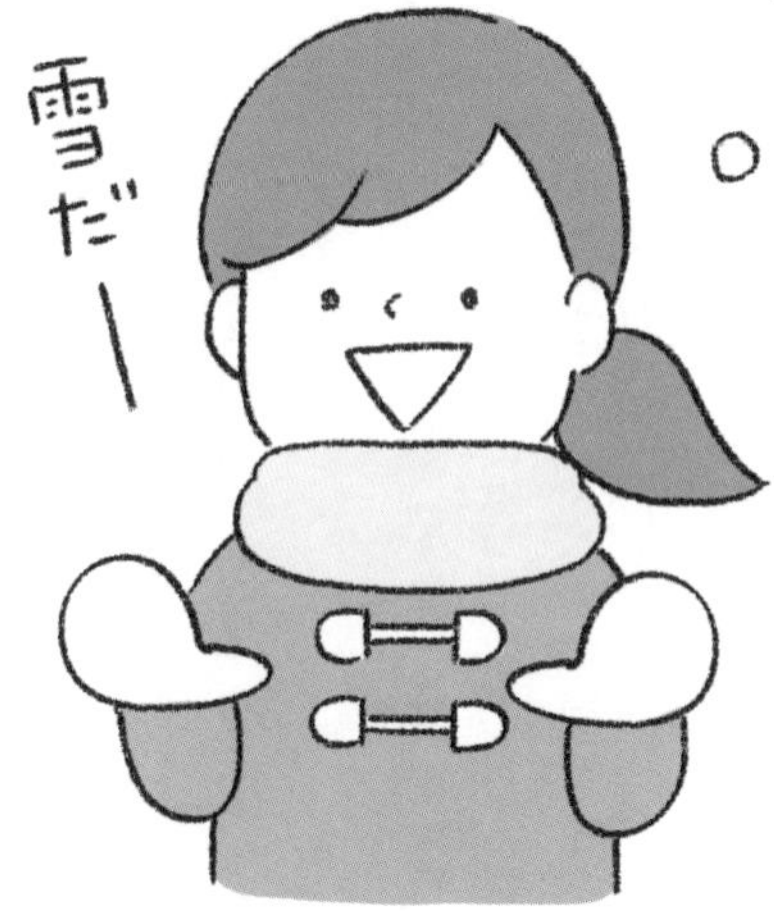

冬

winter

等圧線
多ければ多いほど
寒さ厳しく
気分もダウン

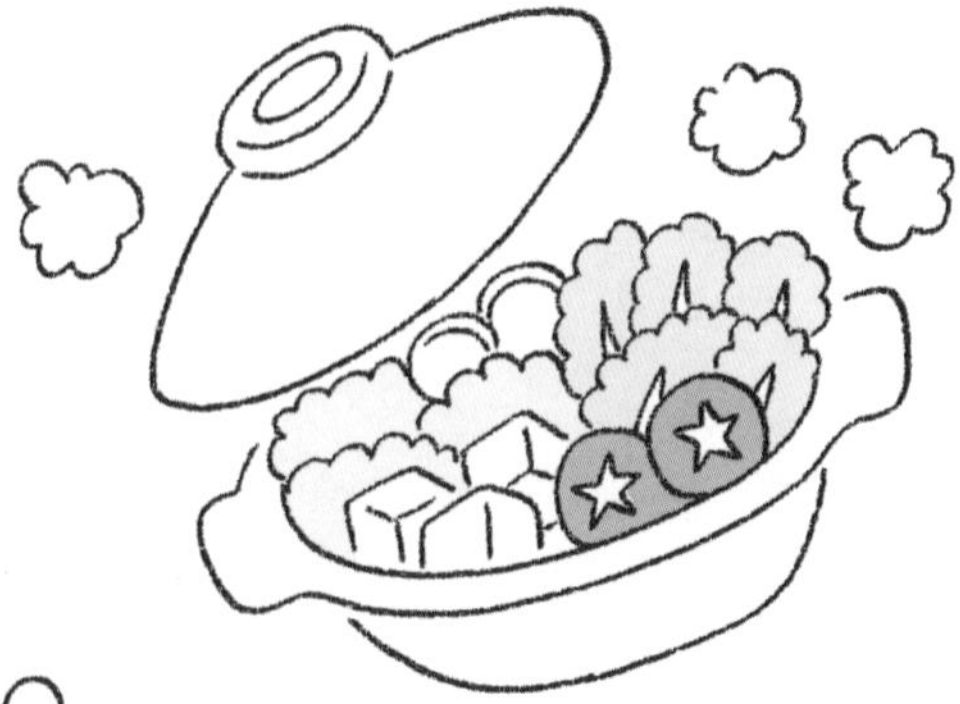

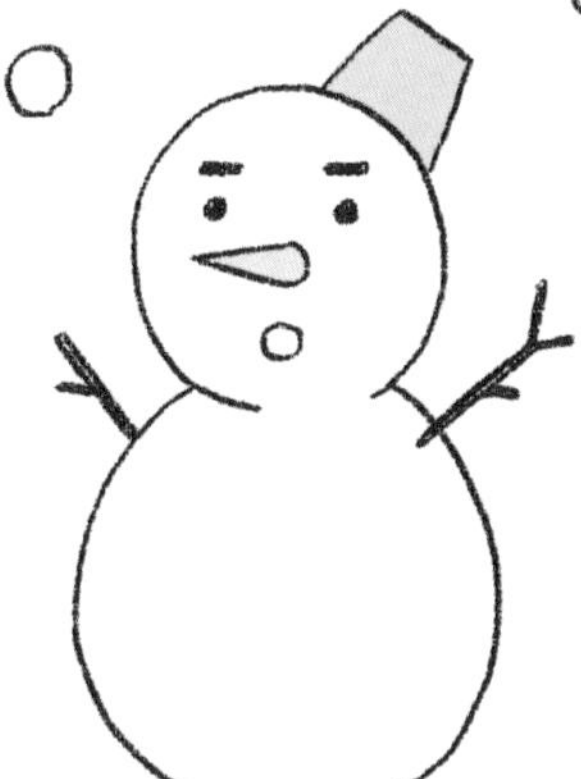

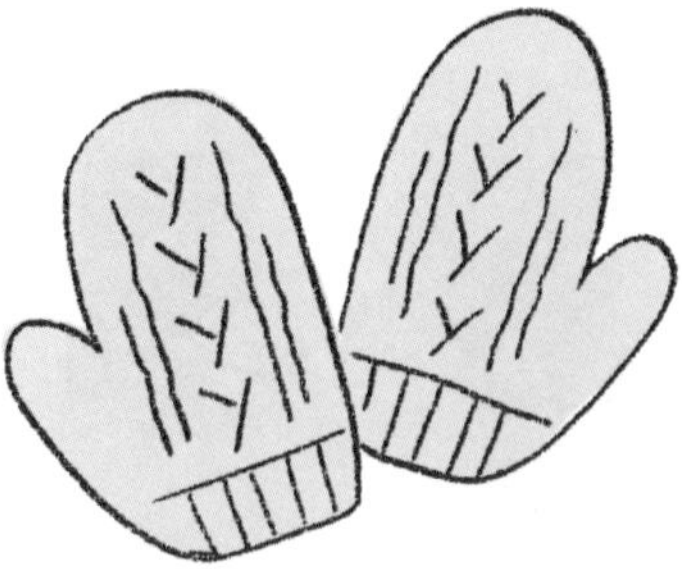

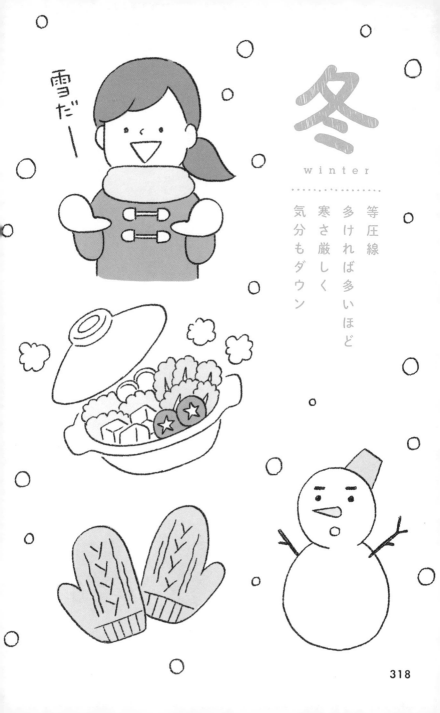

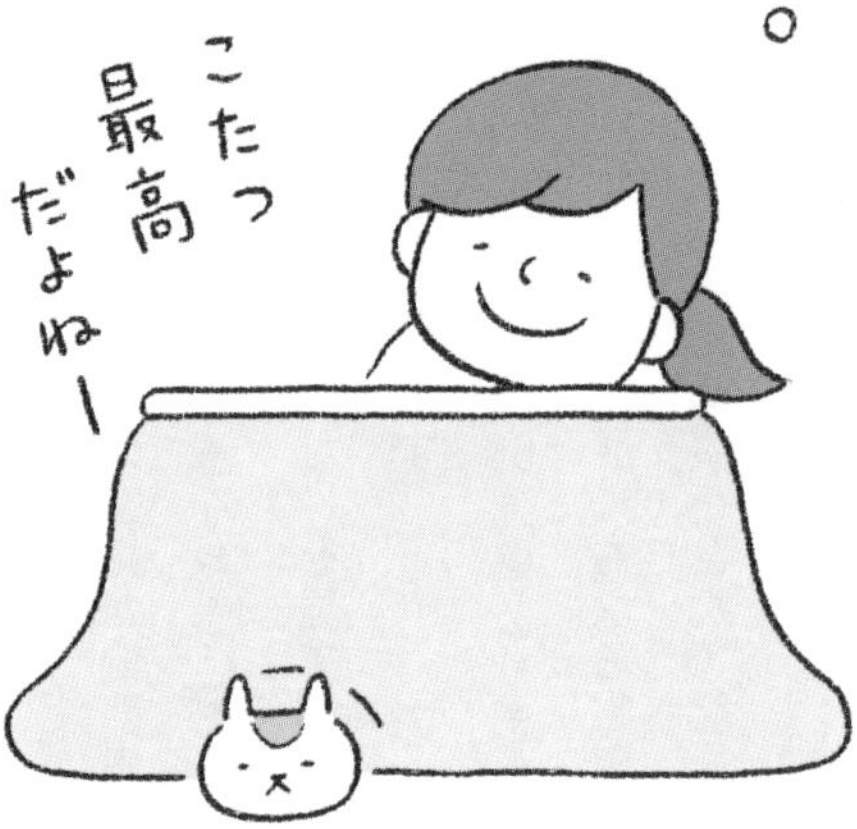
こたつ
最高
だよねー

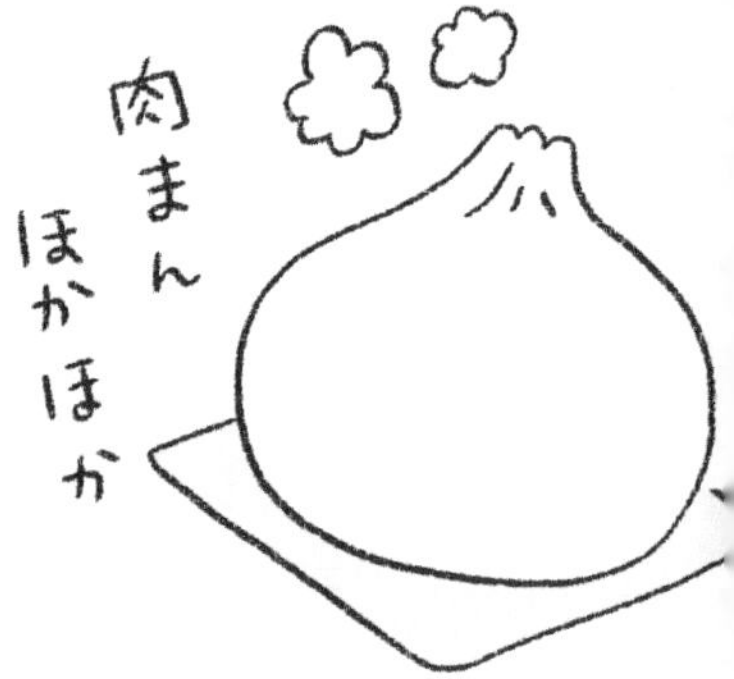
肉まん
ほかほか

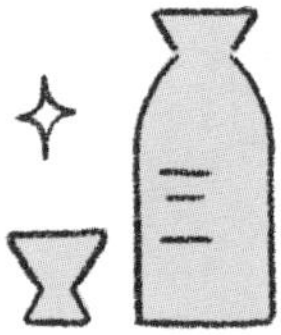

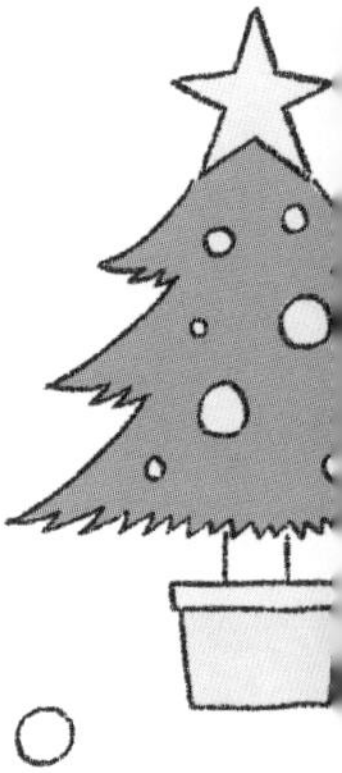

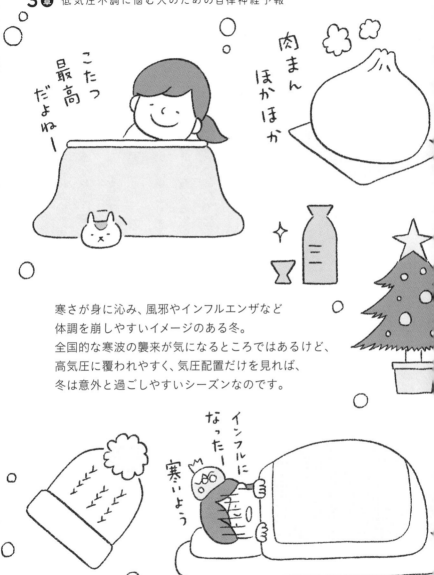

寒さが身に沁み、風邪やインフルエンザなど
体調を崩しやすいイメージのある冬。
全国的な寒波の襲来が気になるところではあるけど、
高気圧に覆われやすく、気圧配置だけを見れば、
冬は意外と過ごしやすいシーズンなのです。

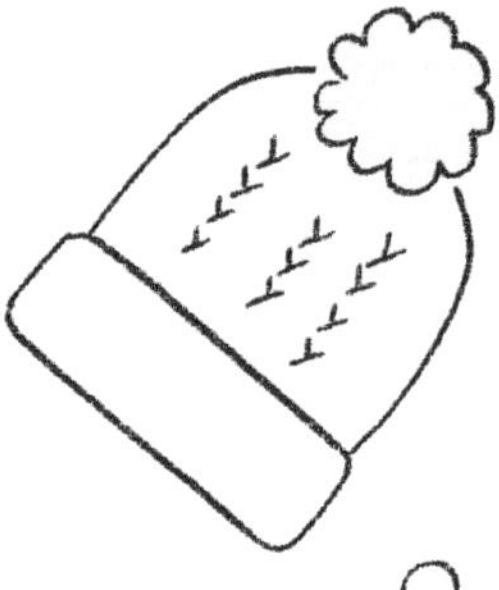

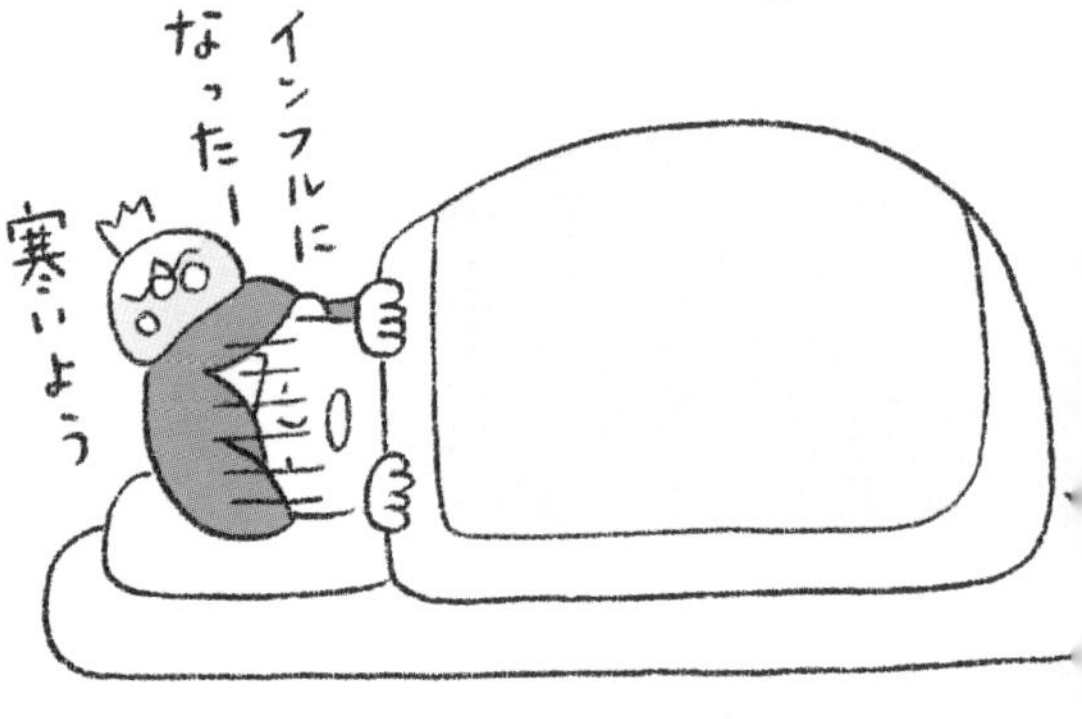
インフルに
なったー
寒いよう

冷たい冬の空気が偏西風帯を南に押しやって日本列島を覆い、低気圧は日本の南海上を通るようになります。寒いのは嫌い！ という好みの問題はさておき、天気図だけを見て判断すれば、気圧が安定する冬は、比較的過ごしやすいシーズンです。

ただし、例外はあります。冬は冷たい大陸でシベリア高気圧が勢力を強め、マイナス20度にもなる寒風を日本列島に向かって吹き出します。風は暖かい日本海で水蒸気を含んで雲を発生させ（お風呂のふたを取ったとき湯気が立つのと同じ）、日本列島の山脈にぶつかると日本海側に雪を降らせます。

雲が発達しているということは、当然、気圧の乱れが生じますし、日差しのない日は気分をうつうつとさせます。日本海側で暮らす人にとっての冬は、ベストシーズンとはいかないようです。

また、全国的にも、過ごしやすい冬からは、少しずつ遠ざかる傾向にあるといえます。

１９９０年代から暖冬傾向が続き、何十年か前に比べ、冬の平均気温は高くなりました。暖かい冬なら過ごしやすいのでは？と思うかもしれません。

ところが、２００５から２００６年にかけての冬、気象庁が「平成18年豪雪」と命名せざるを得ないほど、各地で大雪や寒波による被害が頻発しました。この年以降、豪雪による甚大な災害がたびたび起きています。

現代は、温暖化が進む一方で、急激で強い寒波が増加傾向にあり、各地で大雪を降らせています。その原因のひとつに、温暖化で北極海の氷が解けることで大気の流れが変わり、北極の寒気が流出しやすくなっているからではないか、とする研究報告もあります。

急激で強い寒波の襲来以外にも、冬の天気予報を見るときは、全国的に雪や雨を降らせる「二つ玉低気圧」、普段は大雪とは無関係な太平洋側にも雪を降らせる「南岸低気圧」などにも注目してみましょう。

特に南岸低気圧が近づいてくると、東京、名古屋、大阪など大都市圏で交通網がダメージを受けるほどの大雪が降ることがあるので、注意が必要です。

冬は日本海側と太平洋側で天気が異なります。日本海側は大雪になりやすく、太平洋側は空気が乾燥します。急激な冷えで交感神経が刺激され、痛みも出やすく、免疫力も低下しがちに。

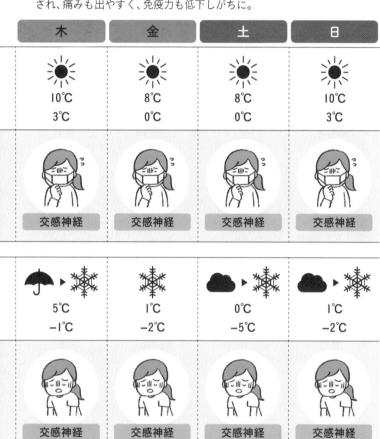

木	金	土	日
10℃	8℃	8℃	10℃
3℃	0℃	0℃	3℃

交感神経	交感神経	交感神経	交感神経

5℃	1℃	0℃	1℃
−1℃	−2℃	−5℃	−2℃

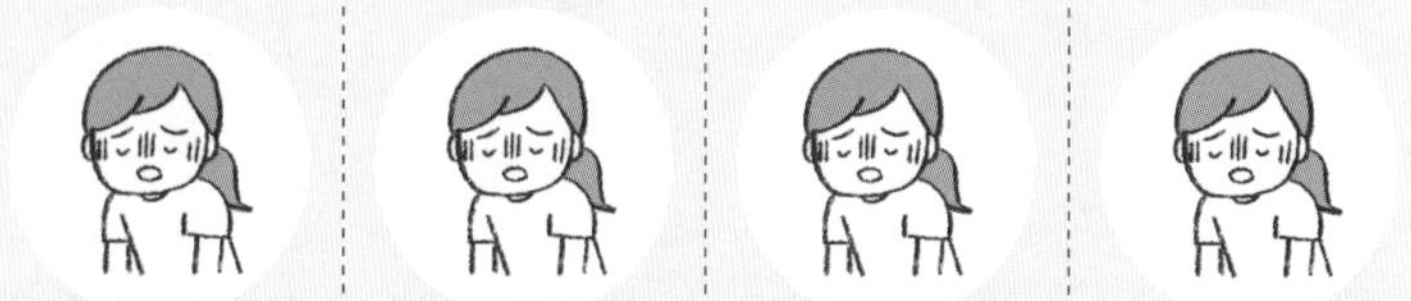

交感神経	交感神経	交感神経	交感神経

冬型の気圧配置。気圧は安定するが寒くなる。太平洋側は晴れて空気が乾燥、日本海側は雨から雪へ。

冬型の気圧配置は２〜３日（ときに１週間）続くことが多い。交感神経が働きやすく、緊張性頭痛、腹痛、生理痛、便秘、下痢、イライラが起きやすい。日本海側はくもりや雪の日が続き、日照不足によるセロトニンの不足から、うつ症状が悪化しやすい。

典型的な冬の一週間

		月	火	水
東京（太平洋側）	天気	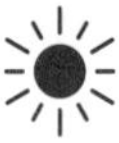		
	日中の最高気温	15℃	18℃	15℃
	朝の最低気温	8℃	10℃	10℃
	症状	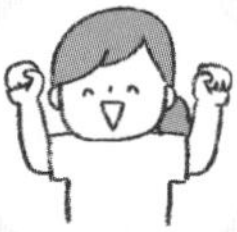 バランスGOOD	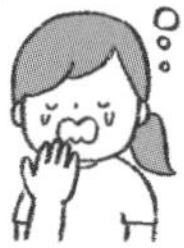 副交感神経	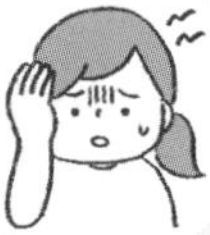 アンバランス
新潟（日本海側）	天気	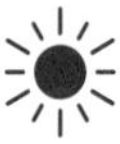		
	日中の最高気温	13℃	16℃	13℃
	朝の最低気温	6℃	8℃	8℃
	症状	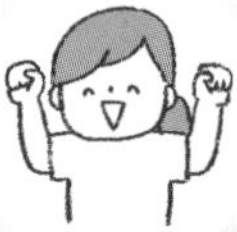 バランスGOOD	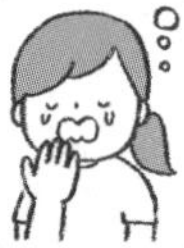 副交感神経	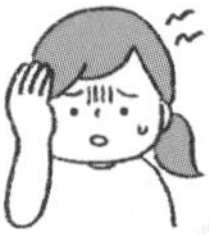 アンバランス
		高気圧に覆われ昼間は暖かですごしやすい。	低気圧接近。気圧低下・気温上昇で、副交感神経が働き片頭痛や眠気が出る。	低気圧通過。自律神経が乱れ、めまい、耳鳴り、頭痛などが出る。

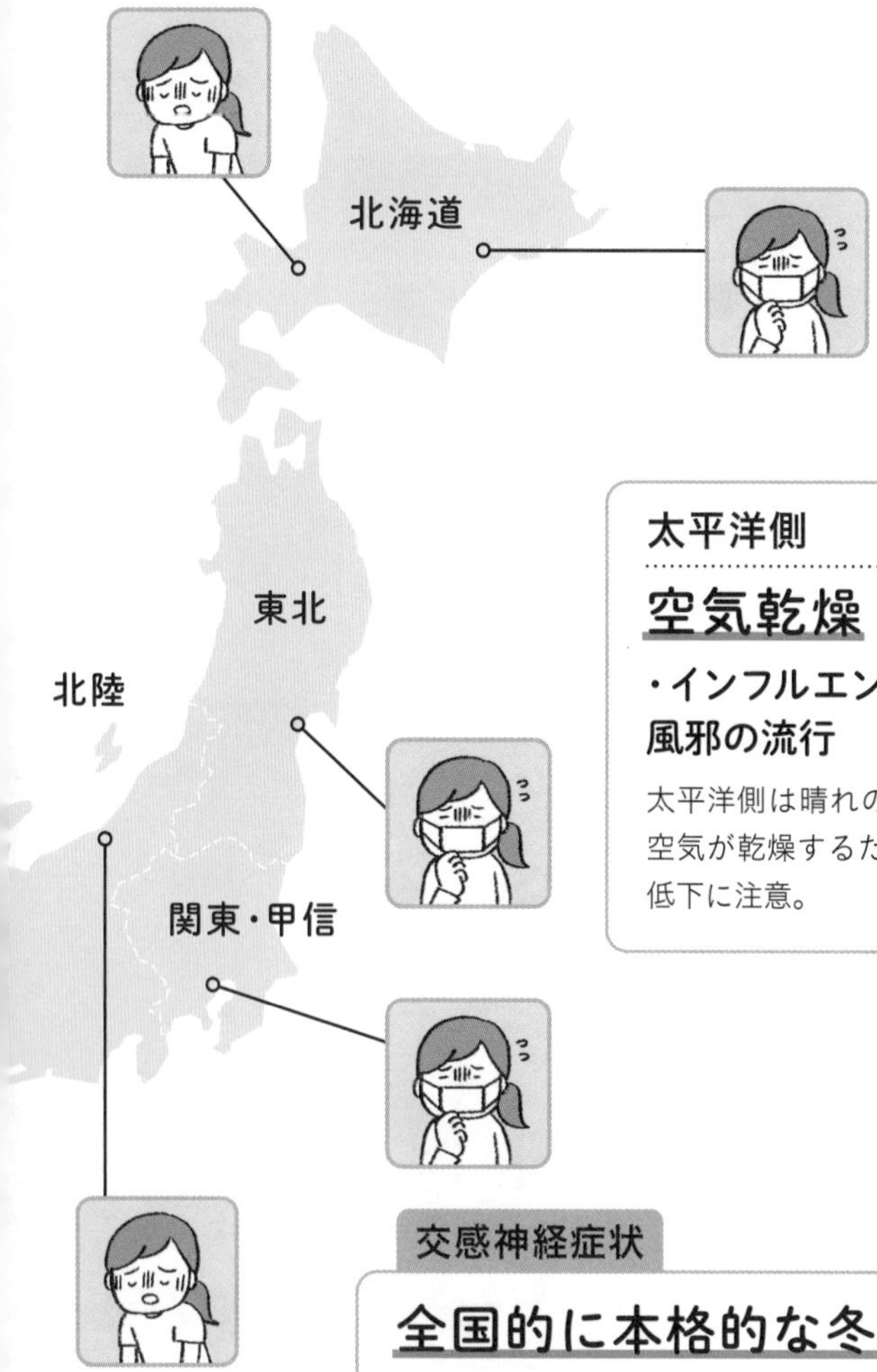

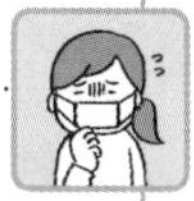

太平洋側

空気乾燥

・インフルエンザなど風邪の流行

太平洋側は晴れの日が続き、空気が乾燥するため、免疫力低下に注意。

交感神経症状

全国的に本格的な冬の寒さ

・緊張性頭痛
・イライラ　・腹痛
・腰痛　・生理痛　・便秘、下痢
・首こり、肩こり

冬型の気圧配置

日本海側

日照不足が続く

・うつ症状
（季節性感情障害）

日本海側は大雪になり、晴れる日がほとんどないため憂うつな気分になりやすい。

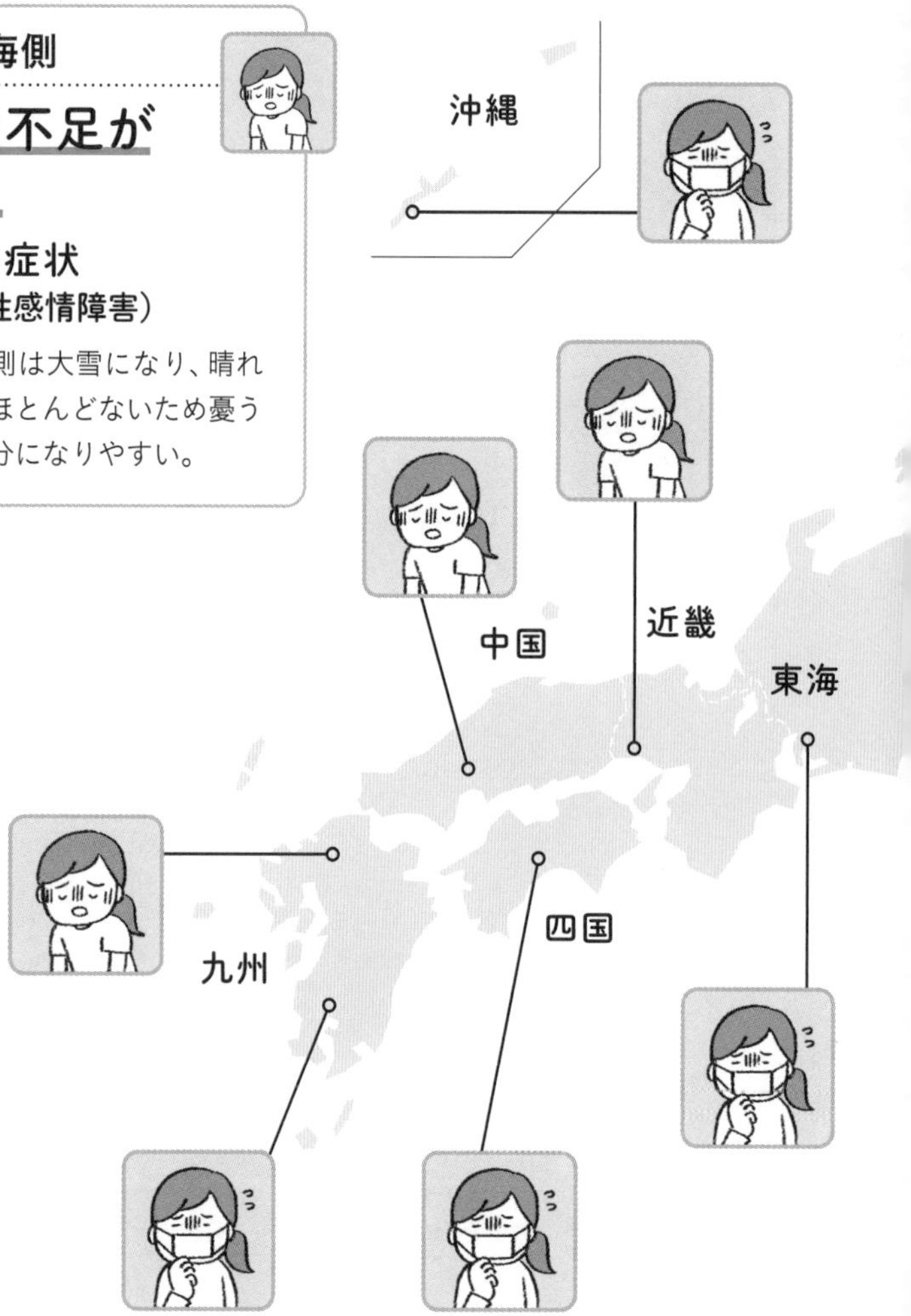

（冬将軍）

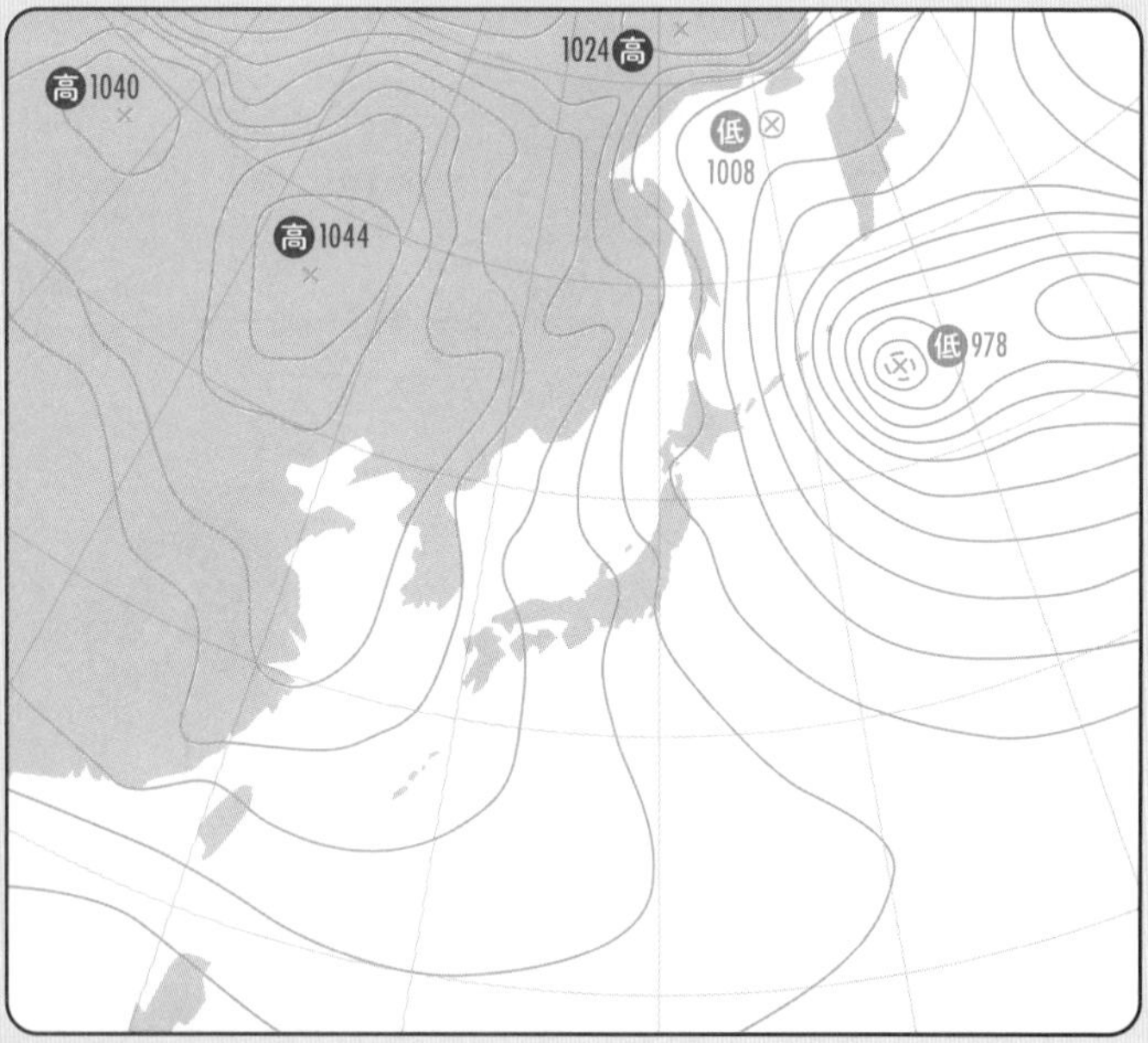

2016年1月24日　午前9時の天気図より作成

起こりやすい症状

頭痛
気分の落ち込み
免疫力低下
乾燥
インフルエンザ
血流の滞り
腰痛
古傷の痛み

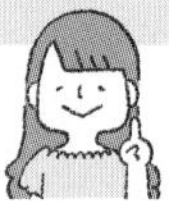

お天気解説

西に高気圧、東に低気圧、冬型の「西高東低」を示す典型的な気圧配置です。冬将軍がやってくると全国的に寒くなり、日本海側では大雪が降ります。

この天気図で注目すべきは、縦じま模様を描く等圧線。この等圧線の数が多いほど風が強く吹き、流れ込む寒気も強くなります。

風速1メートルで体感温度が1度下がるといわれ、冬将軍が出陣した日は予想気温よりも体感温度は低くなります。体の熱を逃がさないためには、首を温めること。マフラーは必須です！

冬の厳しい寒さを擬人化したこの言葉。いかにも勇ましく、厳しい冬の訪れを知らせるワードとしては最適ですが、これもまた、爆弾低気圧と同様に、気象庁が公式に用いる気象用語ではありません。

気象庁では、「冬期に、広い地域に２〜３日、またはそれ以上にわたって顕著な気温の低下をもたらすような寒気が到来すること」と定義し、これに当てはまる場合に、「冬型の気圧配置が強まる」「寒波」などの言葉で表現します。

冬は、低気圧の通り道である偏西風帯が南側に押し下げられているため、春や秋ほど頻繁に、日本列島の上空を低気圧が通ることはありません。

しかし、冬の初めや終わりには、偏西風に乗った低気圧が〝ダブルで〟やってくることがあります。

これが「二つ玉低気圧」です。

あまり耳慣れないかもしれませんが、読んで字のごとく、本州を挟みこむように、日本海と本州の南側にふたつの低気圧が同時にやってくる現象をいいます。

日本列島が低気圧にサンドイッチされているので、北海道から沖縄まで、全国的に雨や雪が降りやすい天気となり、風も強まります。

日本全国、どこにいても悪天候という事態を引き起こすのが、二つ玉低気圧なのです。

二つ玉低気圧が発生するときは、南北の温度差が大きいことが多く、低気圧が発達しやすい条件が整っています。そのため、日本の広範囲で大雨や大雪、落雷、突風、竜巻など、災害につながるような荒れた天気になりやすいのです。

低気圧ひとつだけでも厄介なのに、それがふたつともなれば、悪天候の度合いも高まります。もちろん、低気圧不調も、より深刻に。

気圧の低下と雨や風による冷えによって、ズキズキする〝痛み系〟のウィークポイントが反応してしまうことでしょう。

さらに、ふたつの低気圧が北海道付近でひとつになって発達するため、北日本を中心に天気が荒れ、気圧の急低下も避けられません。

そして、最後にとどめを刺すかのように、二つ玉低気圧が去ったあとは強い寒波が襲来！　もう、これでもか！　これでもか！と攻撃してきます。

発生から通りすぎるまでの1～2日間、寝不足などに注意して、いつもより規則正しい生活を心がけましょう。

また、11月の立冬を過ぎると、「冬将軍」という言葉を見聞きするようになります。冬将軍とは、シベリアから押し寄せてくる寒波のことで、日本海側に大雪を降らせます。

かの皇帝ナポレオンがロシアに遠征した際、その厳しい寒さと雪を前に撤退せざるを得なかったといわれているほどで、このエピソードが冬将軍の語源にもなっています。

西にシベリア高気圧、東にアリューシャン低気圧。これが冬型の気圧配置である「西高東低」です。

冬型の気圧配置が強まると、高気圧から低気圧に向かって吹く強い風によってシベリアの大地に溜まっていた寒気が日本列島に押し寄せます。冬将軍の出陣です。

この冷たく強い風が空気を乾燥させるため、冬将軍の声が聞こえたころから、風邪やインフルエンザが流行りだします。

寒さに身を縮めて血流も滞りがちになるため、意識してストレッチなどを取り入れましょう。

冬の終わりから春先になり、寒さが少し緩んだかなぁと感じるころ、日本の南に下がっていた偏西風帯が北上すると本州の南側を低気圧が通るようになり、太平洋側に雪を運んできます。これが、「南岸低気圧」です。

大阪、名古屋、東京など、普段は雪の降らない太平洋側の大都市圏に雪を降らせることがあるやっかいものです。

南岸低気圧がやってくるときは、朝の冷え込みが弱いのも特徴ですが、南岸低気圧が近づいて雨が降り出すと、気温がどんどん下がり、雪に変わって積もりだすころには氷点下、ということがよくあります。

油断して出かけると、雪で交通がマヒし、渋滞したバスやダイヤの乱れた電車を待っている間に体が芯から冷えきってしまう、なんていうことも……。

冷えた体が体調悪化を招き、気圧の低下と寒さのダブルパンチで、ウィークポイントの頭痛や肩こりが悪化する人が続出しそうです。

winter

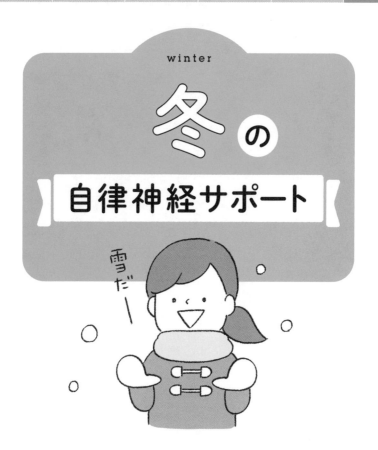

冬の自律神経サポート

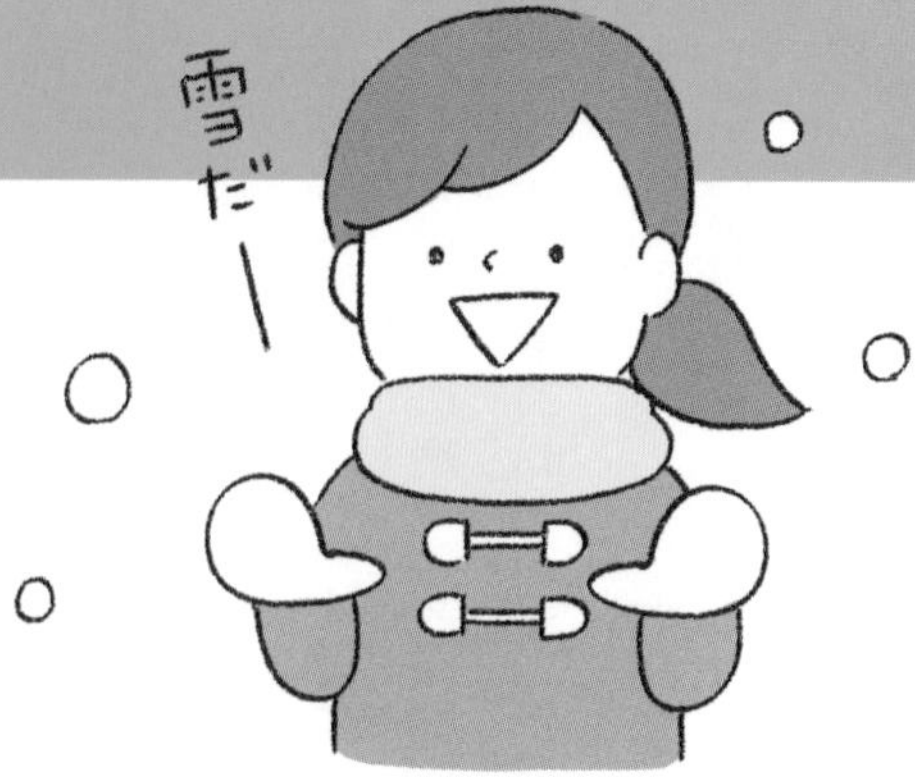

低気圧が少なく、気圧や気温の変化は大きくないはずなのに、外は寒くて、中は暑い「玄関前線」による気温差で自律神経が疲弊しがちに。もともと交感神経が優位なうえに、冷えも加わって痛み系の症状が出やすいのです。副交感神経を働かせるように心と体をほぐしていきましょう。

ため息と深呼吸で隙あらばリラックス

クリスマス、年末、お正月。街にはイルミネーションが輝いて、気分も上がってきます。同時に、交感神経も上がりがちになります。

ただでさえ冬は交感神経を働かせて、寒さから体を守るために血管を収縮させて体内の熱を守ろうとします。そこに冬の気忙しさが重なると、交感神経はフル稼働を強いられることに。

冬のキーワードは、リラックス。副交感神経が働きやすいように、焦らない、イライラしない環境づくりを意識しましょう。

1週間単位では、自分が息抜きできる時間も確保しながらスケジュールを組みましょう。1日単位で見たときは、隙あらばリラックスにつながる行動を。

たとえば、根を詰めた後には、4秒吸う+8秒吐くの1:2呼吸を5回くらい繰り返します。ため息も周囲に人がいないのならどんどんついてしまいましょう。副交感神経は背中側を走っているので、肩周りや背中をほぐすようなストレッチも効果的です。

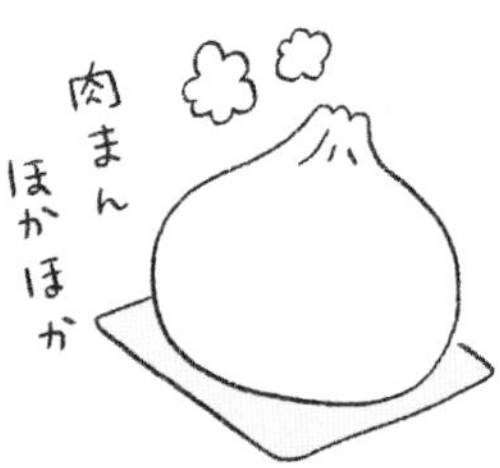

イラついている人に近づかない

自分は緊張していなかったのに、友人や同じチームの誰かが緊張しているのがわかった途端、自分までドキドキしてきてしまった。そんな経験がきっとあると思います。緊張やイライラ、興奮などは、近くにいる人に伝染してしまうもの。そして、このどれもが交感神経を刺激します。

いったん、**イライラしてしまうと、自律神経をベストなバランスに戻すまでに2～3時間はかかる**ので、イライラする機会はないのがベストだし、ピリピリした空気やイラついたオーラをまとっている人には近づかないのがベターです。ただでさえストレスフルな現代社会ですから、自らイライラの種を拾いにいかないようにしましょう。

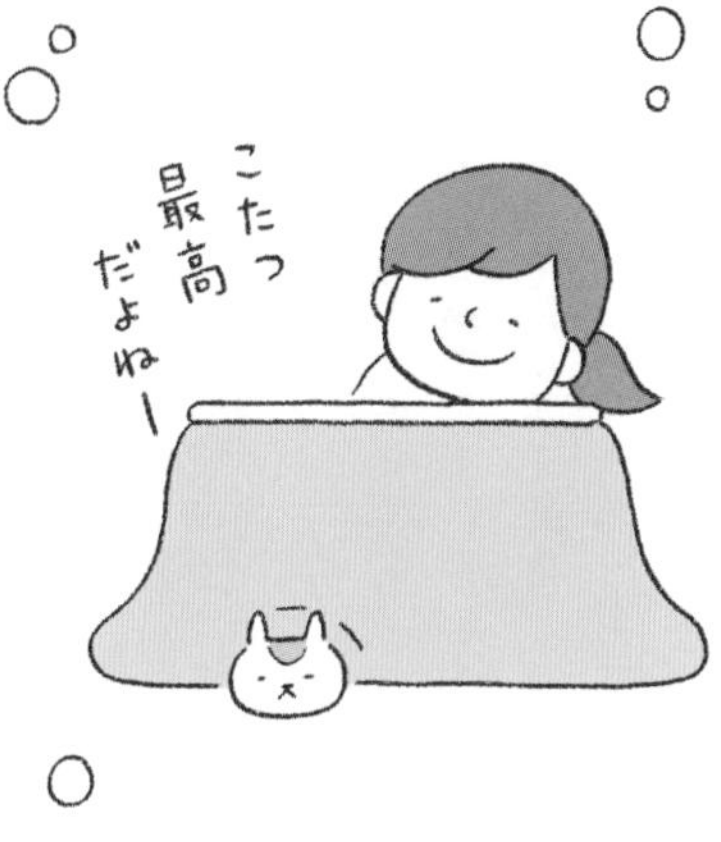

指先の力を抜く

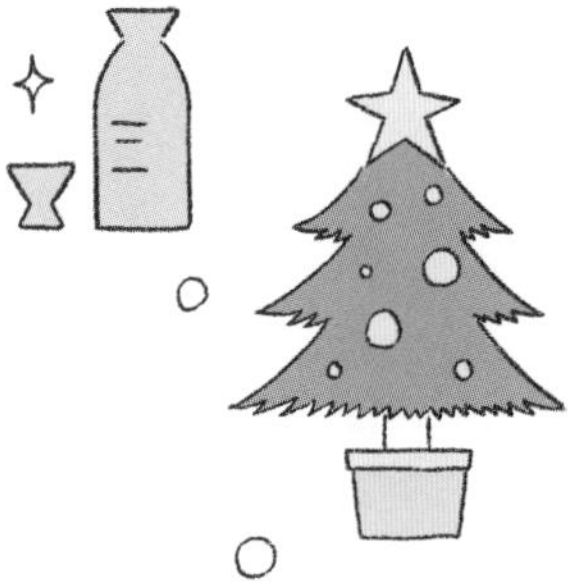

寒いときは、どんな姿勢になっているか想像してみてください。前屈みになり、肩や腕には力が入ってガチガチに固まってしまいますよね。そして、なかなか意識は向かないかもしれませんが、手や指先にも力が入っていることが多いもの。握りこぶしを握っている人もいるかもしれません。

これは、体から熱が逃げないようにするための本能的な姿勢ともいえるのですが、筋肉の緊張が続くとそれがこりになり、血流はどんどん悪くなっていってしまいます。

寒さが厳しいときは、まず、指先の力を抜くことから始めましょう。手をパッと開き、手をぶらぶらするなどして指先の力が抜けると、自然と腕や肩の緊張もほぐれていくはずです。

緊張しているときや苦手なことに取り組むときも同様に、まずは指先の力を抜いて深呼吸をしてみると、案外落ち着くものです。

コートの下は〝制服化〟で余計なストレスを手放す

決断疲れという言葉があるように、人は何かを決定することを繰り返すとそれだけで疲れてしまいます。もちろん、自律神経も疲れます。

「着ていく服が決まらない！」「あぁ、クローゼットに着たい服がない」。これが毎朝のルーティンになってはいませんか？

朝から決断できずにモヤモヤやイライラを募らせていると、ただでさえ交感神経が優位に働きやすい冬に追い打ちをかけることになります。

人は1日に3万5千回も決断しているという研究もあるほど。自律神経の負担を減らそうと思ったら、決断する機会を減らすことも考えてみましょう。

外出時にはコートなどの**アウターが欠かせない冬は、中に着る服を3パターンくらいに決めて制服化するのがおすすめ**です。朝の迷いがなくなるのはもちろん、あれもこれもと服を買い揃える必要がなく、節約にもなって一石二鳥です。

体温調節しやすい服を選ぶ

確かに外は寒いけれど、歩いているうちに背中がしっとり汗ばんだり、暖房の効いた車内や屋内施設では額に汗を浮かべてしまったりというようなことはよくあります。体温調整を担っている自律神経にとっては、1日の中で夏と冬が繰り返されているようなもので、かなりの負担です。

ファッションは見た目も大事ですが、自身の健康や快適さを優先させるなら、体温調節がしやすい服選びを考えてみましょう。

マフラーやイヤーマフなど簡単に着脱できる防寒具、ニットもカーディガンにして前を開けて体温調節ができると快適さに差が出ます。

ダラダラと汗が流れ出る前に、体が温まってきたなと感じたタイミングで調節するようにしてみましょう。

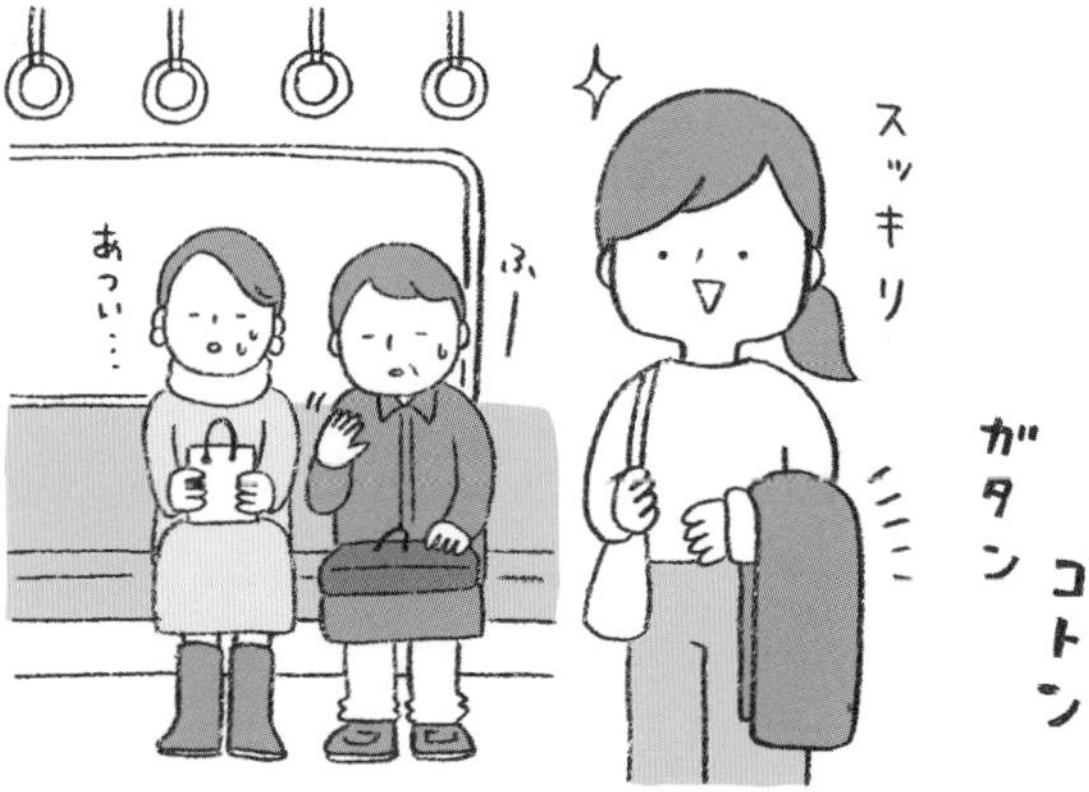

寒い屋外へ出るときが要注意

冬の寒暖差で特に気をつけたいのは、暖かな場所から寒い場所へと出る瞬間です。**気温差が大きいほど交感神経が跳ね上がり、血管の収縮によって血圧が急上昇することがあります。**太い血管の通っている首元はマフラーなどでしっかりと保護して、寒さの影響が小さくなるような工夫をしましょう。

また、家庭内でもお風呂で温まった後に寒い脱衣所に出るときなどの寒暖差で、急激に血圧が上がってめまいや立ちくらみを起こすことがあります。お風呂の中で体を拭いてから出る、小さなヒーターなどを使って脱衣所を暖めておくなど対策を考えてみましょう。

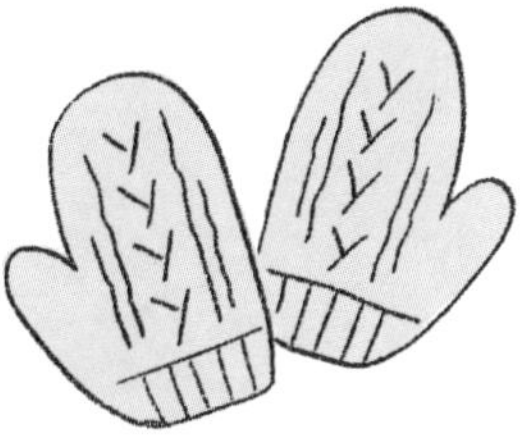

お酒を飲むときは、同量の水を飲む

アルコールやカフェインには利尿作用があり、いつも以上に水分が失われていきます。ビール10杯で11杯分の水分が失われる計算になるそう。**体内の水分**

こまめな水分摂取を心がける

冬はマスクをしていたり、汗をかいた感覚があまりないことから、水分摂取を忘れてしまいがちになります。しかし、冬でも吐く息や汗などで水分は失われていくため、季節に関係なく1日に1・5～2ℓの水分補給は必要なのです。

冬は寒さから身を守るために交感神経が高くなりがちなので、水を飲むことで副交感神経を刺激することも大事。 自律神経のバランスを整えるためにも、のどの渇きを感じていないときでもこまめに水を飲むことを習慣づけましょう。

不足は血液をドロドロにして血液の循環を悪くさせます。 お酒やコーヒー、紅茶を飲むときは、一緒に同量の水を飲むようにすると体内の水分不足を防げます。

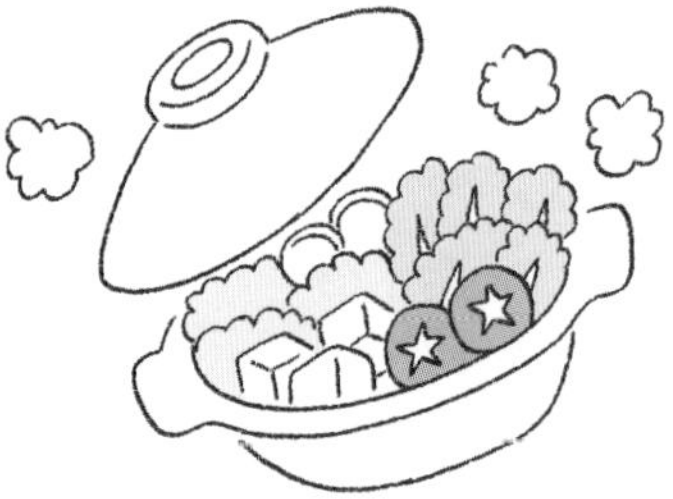

代謝アップで冷えを予防

冷え性の9割は、交感神経が異常に高くなっていることが原因です。血管が収縮した状態が続いてしまうために血液の流れが悪くなり、足先にまで新鮮な血液が行き渡らなくなってしまっているのです。

寒いからと家で縮こまって過ごしていると、血液を流すポンプ役であるふくらはぎの筋肉を動かすことがなくなり、ますます血行は悪化するばかり。

家にいてもできることはあります。ストレッチ、踏み台昇降、つま先立ちで歩くなど、ふくらはぎを意識して動かしてみましょう。オンラインでヨガなどのレッスンを受けるのもモチベーションアップにつながっていいと思います。

天然素材のパジャマで睡眠の質を高める

すぐにスイッチの入る交感神経は、ただ普通に日中を過ごしているだけでも適度に活動してくれます。しかし、**じんわりとスイッチが入る副交感神経は、〝心地いい〟感覚や環境を整えないと思うように上がってきてくれません。**

足裏もみでぐっすり眠る

「冷え性だから仕方ない」という言葉で片付けられてしまいがちですが、冷え性は血行不良によって末端の毛細血管まで血液が行き届いていないということ。交感神経ばかりが働いている、あるいは、副交感神経が下がりすぎているなど自律神経のバランスも乱れます。

　足先が冷えきっているとなかなか寝つけず睡眠の質も落ちて……という悪循環に陥りがちです。この悪い流れを断ち切るためにも、就寝前に足裏のマッサージを実行してみましょう。強い力で押す必要はありませんので、**両手で足の裏を包み込むように持って、足を温めながら気持ちのいい場所を指圧していきましょう。**足指のつけ根などを軽く押してみると、指先がぽかぽかとしてくる感覚があると思います。

　横になったら、マッサージの効果をさらに高めるために、布団の中で足首をぐるぐると回す、足首を伸ばして曲げてを繰り返すなど簡単にできることを行ってみましょう。これらを毎日の習慣にすることで、眠りの質も少しずつ改善していきます。

　部屋着やパジャマ、タオル、寝具など直接肌に触れるもののクオリティを高めることで、〝心地いい〟の数を簡単に増やせます。色の力を借りるのであれば、ブルー系で揃えましょう。視覚からもリラックスが得られて、睡眠の質向上にもつながります。

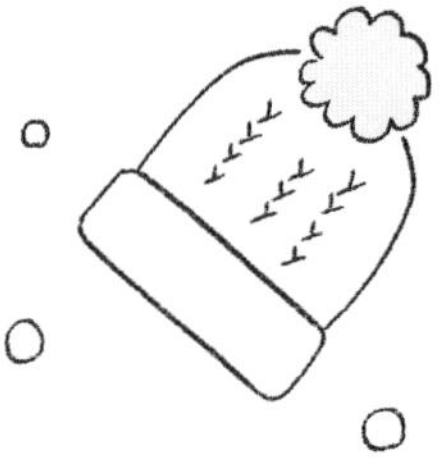

松の内が明けたら生活リズムを整える

年が明けて、三が日も過ぎれば仕事も始まり、日常生活が戻ってきます。しかし、人間はそう簡単にオン・オフを切り替えられるようにはできていません。**仕事始めの日の朝にばたつかないよう、前日の夜に荷物や着る服を選んでおく。**まずはそんなところから、気持ちを切り替えていきましょう。ゆっくり行動できるようなタイムスケジュールを組んで、お正月気分から通常モードへ、松の内（1月7日）あたりを目安に徐々に切り替えていき、松の内を過ぎたら日常のリズムに戻っている。それくらいのペースで体を慣らしていきましょう。

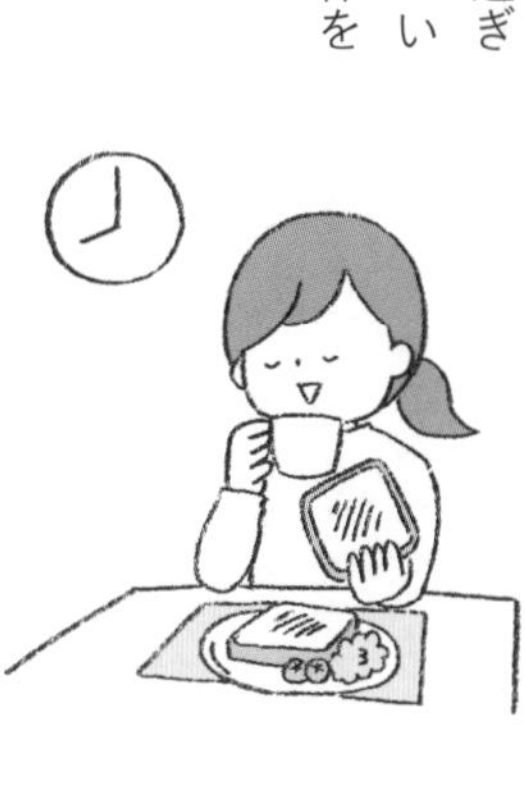

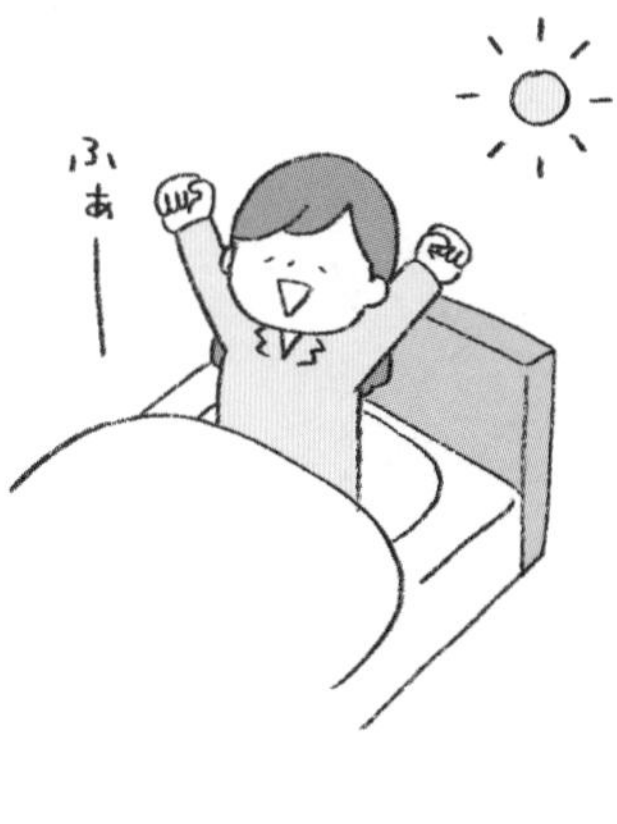

急ブレーキを踏まないことが風邪を遠ざける

週末に限って体調を崩す。ずっと忙しかった日々がようやく一段落して、ようやく休めると思ったら風邪を引いた。よく聞く話ですよね。自分の体験も含めて。

忙しいときは交感神経のアクセルペダルをベタ踏みしているような状態ですが、ようやく一息つけるとなった途端に何もかも投げ出して倒れ込むようにベッドに潜り込んでいるのだとしたら、それはアクセルペダルから足を離し、ブレーキペダルを思いっきり踏み込んで急ブレーキをかけているようなもの。

交感神経と副交感神経の振り幅が大きすぎて対応しきれず、自律神経がコントロールしている免疫力も低下してしまいます。

風邪などのウイルスはそういった人間の隙を突いてくるのです。休日だから、暇になったからとダラダラ過ごすより、起床時間は一定にしていつものルーティンはこなし、徐々にリラックスモードに移行していくのが風邪を寄せつけない秘訣です。

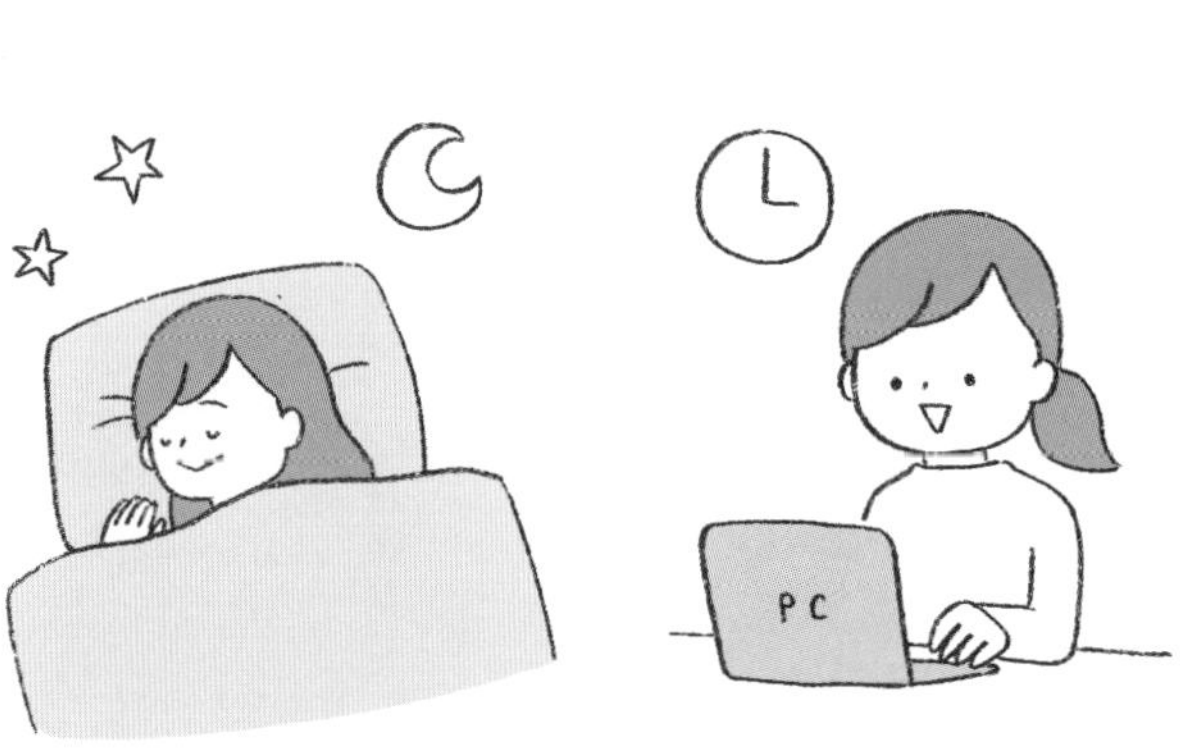

花粉症対策は1月から始める

多くの人を悩ませる花粉症ですが、その対策をするのならば1月から始めることをおすすめします。というのも、本格的に花粉が飛び始めるのは2月からですが、気温の高い日には1月でも少量の花粉が飛んでいることがあるからです。

その年の花粉の飛散量によっても症状の出方には差があるかと思いますが、実は、自律神経の総合力の高低によっても症状の出方は変わってきます。

毎年のように花粉症に悩まされている方は、ぜひ、1月から生活のリズムを整えていきましょう。

すべきことはとてもシンプルで、当たり前のことを当たり前にすることが大切。自律神経はルーティンを好むので、平日でも休日でも起床時間に大きな差が出ないようにします。1日3食で必要な栄養素をバランスよく摂取し、ウォーキングなどのリズム運動もできればベストです。

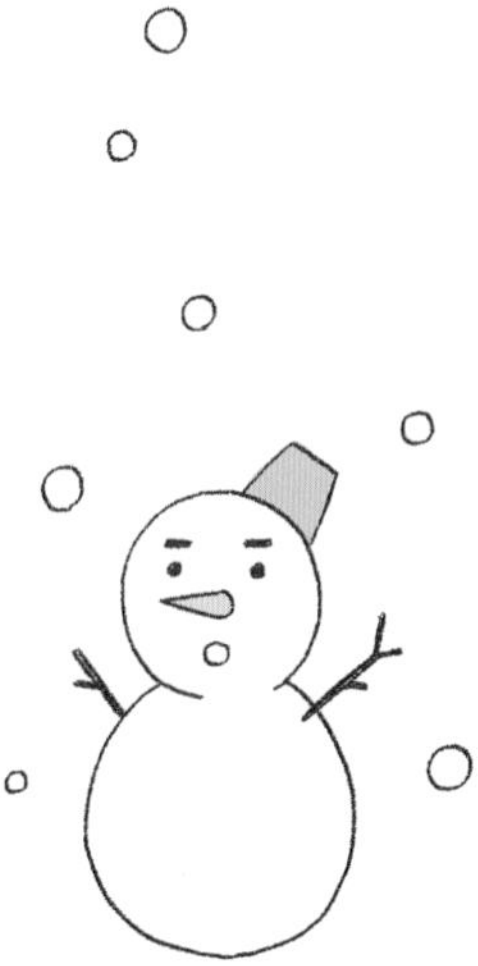

2月は健康強化月間にして体のメンテナンスを！

お正月気分も終わり、年度の切り替わる4月までもまだ時間がある。2月は、大きなライフイベントがあまりなく、おだやかな月といえます。

この落ち着いた環境を活かして、2月は健康強化月間と決めて過ごしてみましょう。

年末年始の食べすぎを調整するのに食生活を見直すもよし。毎日30分のウォーキングで冬の寒さで縮こまった体をほぐすのにもいいタイミングでしょう。あるいは、毎年2月に人間ドックなど健康診断を受けると決めてしまうのもいいと思います。

2月に健康を整えておくことは、気温と気圧の変化が激しい春先への備えにもなります。

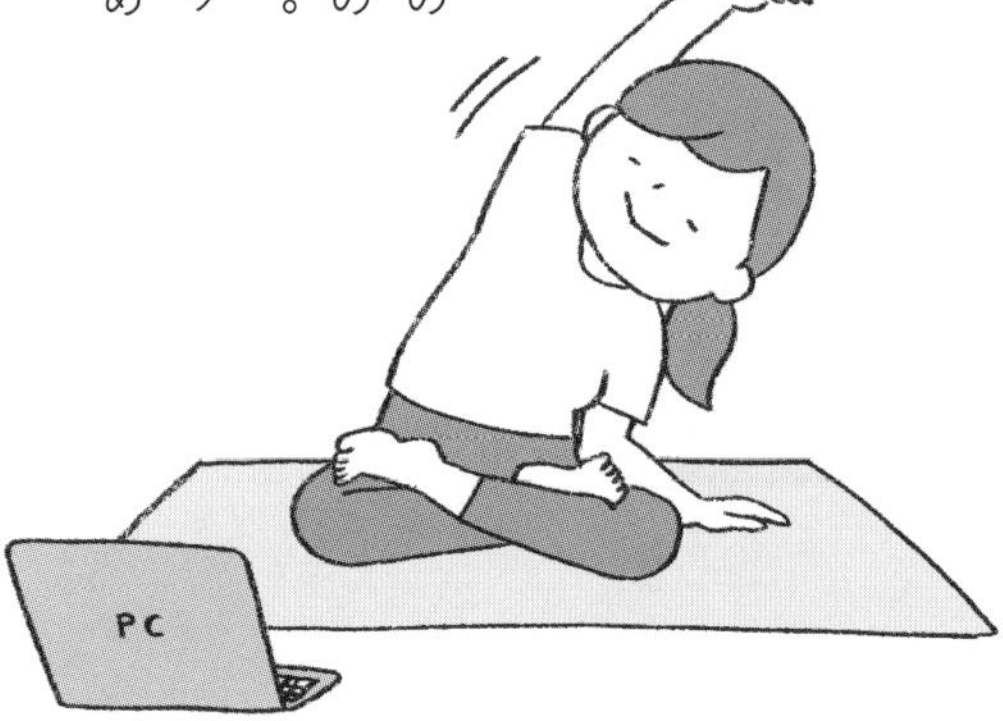

4章

ホルモンバランスと自律神経とお天気の関係

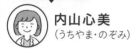

教えてくれた人

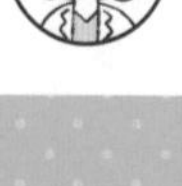

内山心美
（うちやま・のぞみ）

産婦人科医。医学博士。『のぞみ女性クリニック』院長。日本産科婦人科学会 専門医・指導医、日本東洋医学会 漢方専門医、日本女性医学学会 女性ヘルスケア専門医、女性ヘルスケアアドバイザー。

低気圧女子を悩ます気象病の数々を
月経周期と重ね合わせて見てみると……、
なるほど！と納得させられる出来事が
私たちの体で起こっているのです。
同じく女性の悩みの種である
ホルモンバランスと自律神経の
関係についても産婦人科医の内山先生に
教えてもらいました。

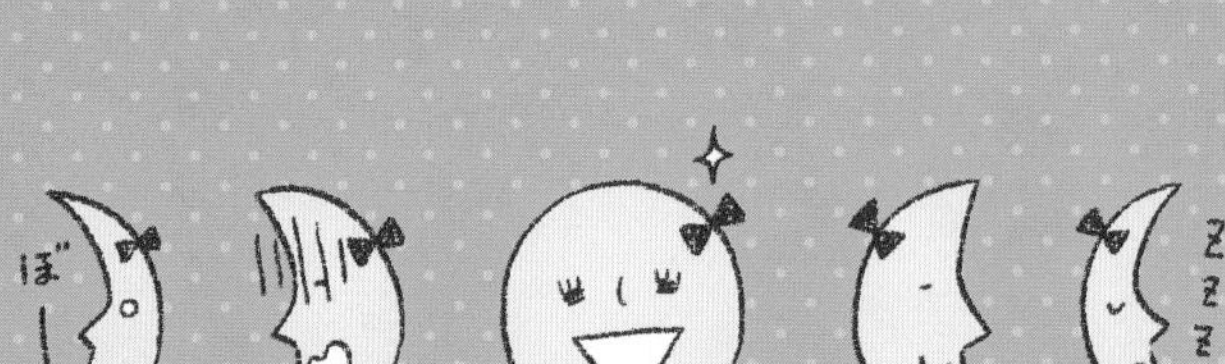

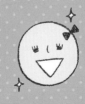

生理前&生理中×低気圧はサイアクの組み合わせ

ＰＭＳ（月経前症候群）の症状がある女性の3人に1人が、「天候変化で症状がひどくなる」と回答。

これは、漢方薬品メーカーである株式会社ツムラが10～40代でＰＭＳの症状がある女性８００人を対象に行ったアンケートの結果です。

このアンケートには続きがあり、ＰＭＳが重い女性では、台風などの低気圧はＰＭＳに影響があると回答した人が69・5％、天候や気圧の変化とＰＭＳが重なると「最悪な状態」になると答えた人が77・９％もいたのです。

生理前や生理中に低気圧が接近すると、いつもより倦怠感がひどくなったり、激しい頭痛に悩まされたりする低気圧女子はとても多いということが、アンケートの数字でも明らかになっています。

よく、低気圧による体への影響は、男性よりも女性のほうが敏感に感じ取りやすいといわれます。

自律神経の変化には、春夏秋冬という大きな波があり、男性の場合は、そこに日々の天候変化に対応するのが基本。ところが女性は、そこにもうひとつ、月経周期による月ごとの変化が加わります。

つまり低気圧女子である私たちは、季節の大きな波、月経による中くらいの波、そして毎日の天候という小さな波。

この大中小3つの波に対応しなければならないため、どうしたって低気圧の影響に敏感にならざるを得ないのです。

自律神経と女性ホルモンは切っても切れない関係

自律神経と女性ホルモン。一見、関係のなさそうな両者ですが、体の機能を維持し、調子を整えるという働きはどちらにも共通するものです。

ただ、自律神経は〝今〟に反応して体温の調節をしたりするのに対し、ホルモンはもう少し長いスパンで体に働きかけるという特徴があります。

たとえば、毎月、生理周期が安定しているのは、女性ホルモンの働きによるもの。

でも、女性ホルモンが分泌されたその日に生理が始まるわけではなく、生理周期に合わせて女性ホルモンの「エストロゲン」と「プロゲステロン」の分泌量が増減し、それによって排卵が起こり、生理がくるという一連の流れがあります。

自律神経とホルモンは、脳の中ではとても親しくご近所付き合いをしています。

脳の中で、自律神経をコントロールしているのは、視床下部という部位です。この視床下部では、同時に、女性ホルモンの分泌を調節している脳下垂体もコントロールしています。

自律神経とホルモンは同じ会社の違う部署で働いているような関係です。

どちらかの部署に不都合が生じれば会社全体の問題となるのと同じように、自律神経と女性ホルモンのどちらかが乱れるともう一方もその影響を受けてしまうという関係性にあるのです。

脳からの「女性ホルモンを出して」という指令は、視床下部→脳下垂体→卵巣という流れで伝わります。

ただ、さまざまな理由から女性ホルモンの分泌量が減っていると、脳からは「足りないから、もっと女性ホルモンを出して！」という指令が出されます。

このとき、その指令に応えることができないと、脳は混乱してしまい、システムに狂いが生じます。

その結果、自律神経が乱れるといったことが起こります。

女性ホルモンの減少は、更年期と呼ばれる閉経に向かう45歳以降の10年間には誰しも避けられないものですが、閉経まではまだまだ時間のある20代や30代の女性でも、更年期に似たような症状に悩まされることがあります。

若い世代で女性ホルモンの分泌量が減る原因には、過度なストレスや過労、体に負担となるようなダイエットなどがあります。30代後半から40代前半には緩やかなエストロゲン減少によって「プレ更年期」と呼ばれる症状がでることも。

倦怠感、めまい、のぼせ、動悸、頭痛、イライラ、うつっぽさ。

これらは、若年性も含めた更年期障害の代表的な症状ですが、実は、自律神経失調症の症状ともほぼ重なります。

自律神経と女性ホルモン、両者が互いに影響し合う関係にあると思えば、その理由も腑に落ちますね。

女性は生理周期によっても自律神経が変化する

低気圧の影響を最小限にしていくためには、自律神経のバランスを整えることが大前提ではありますが、その自律神経に影響を与えてしまう女性ホルモンについても正しい知識を得て、できる努力はしておきたいところです。

まず、生理周期について、簡単におさらいをしておきましょう。

［卵胞期（排卵前）・低温期］

卵胞期のうち生理がある期間を月経期と呼ぶことも。美人ホルモンとも呼ばれている「エストロゲン」の分泌が優勢となって体温が下がり、気分は安定、肌のコンディションも上々の時期。

【排卵期】

排卵期はエストロゲンの分泌量が変化することにより、排卵日前後に排卵痛や頭痛、気分の浮き沈みなどの不調を感じる人もいます。

【黄体期（排卵後）・高温期】

排卵後から次の生理が始まるまでの時期。妊娠に備えて子宮内膜が厚みを維持するホルモン「プロゲステロン」の分泌が増えて体温は上昇、心身ともに不調に陥りがち。生理の7～10日前からPMSの症状に悩まされる人もいます。

次に、生理周期と自律神経の関係を見ていきましょう。

卵胞期に入って生理が始まると体温が下がり、副交感神経が優位になります。血行はよく、心身ともにリラックスモード。気分が安定していて、部屋の片付けや目の前の雑務もペースよくはかどります。

排卵日後から体温は上昇して高温期に入り、黄体期は交感神経が優位に働くようになります。

交感神経には血管を収縮させる働きがあり、この時期は血行が悪くなりがちです。また、気分的にも不安定で、イライラしたり、出かけるのを億劫に感じたりする人もいます。


66ページに1年の自律神経のグラフがありますが、さらに女性は約1カ月単位で交感神経と副交感神経が変化していきます。

もともと自律神経は変化が苦手。変化が多いことで自律神経も乱れやすいことが、低気圧男子より低気圧女子のほうが多い一因と考えられます。

女性ホルモンと自律神経

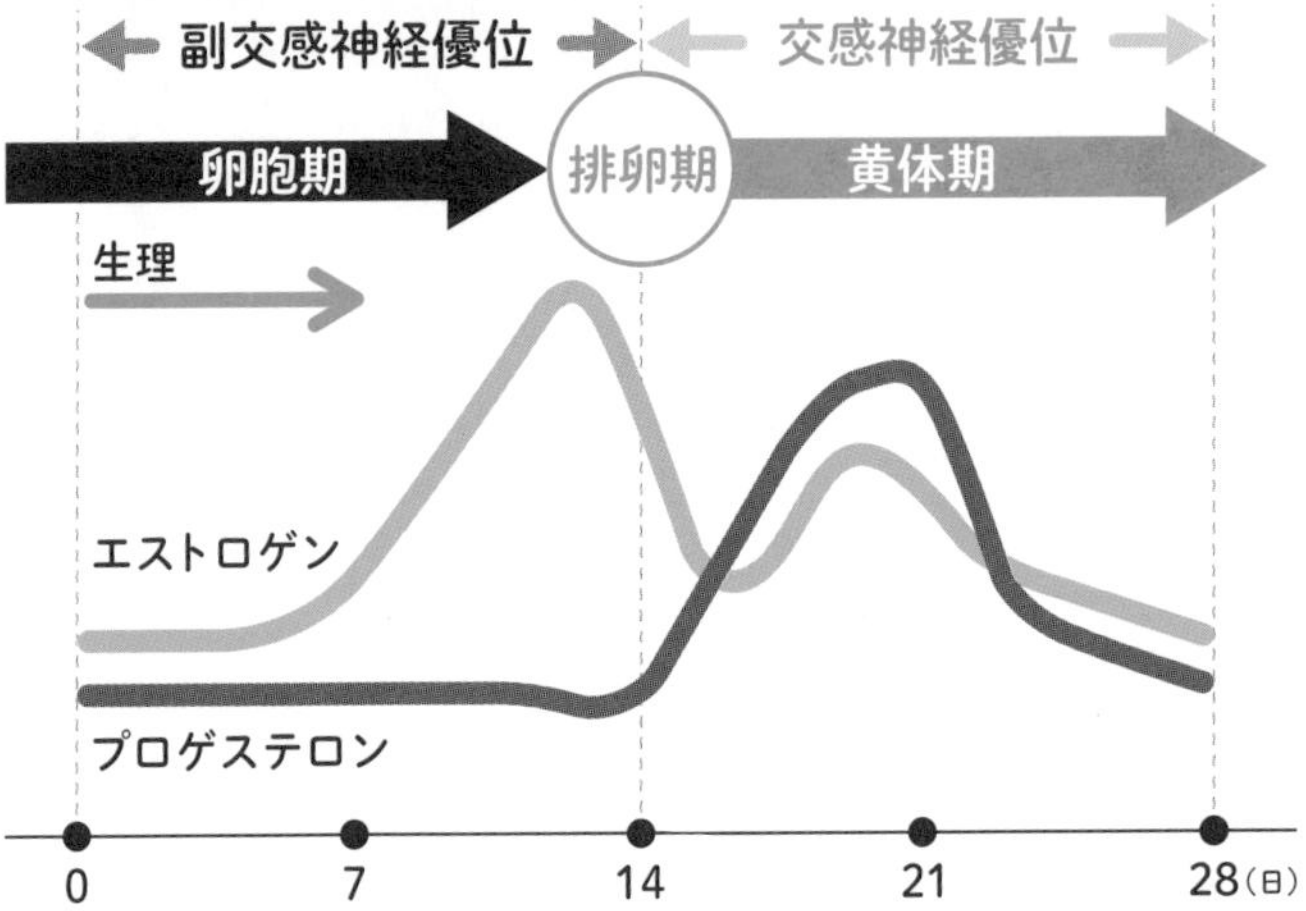

女性の自律神経の変化

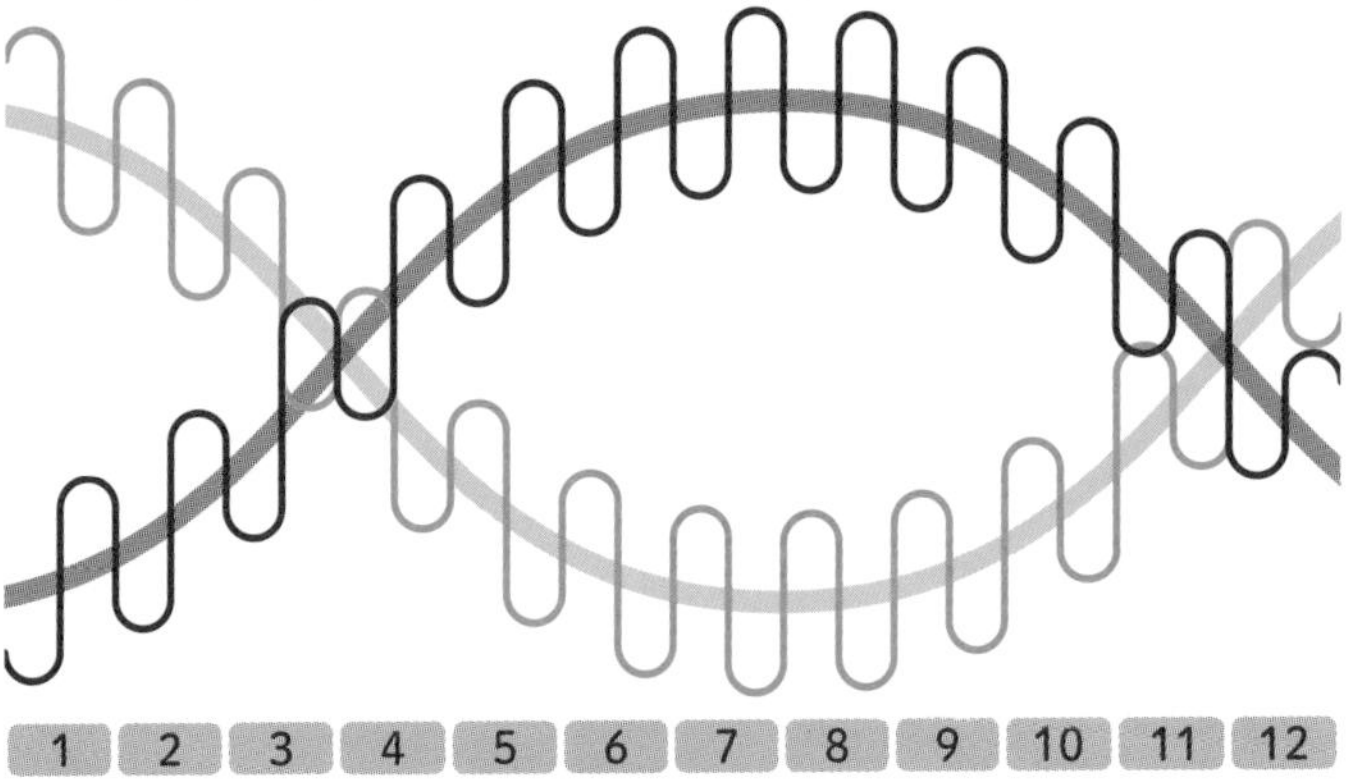

女性は、66ページのグラフから、
さらに約1カ月単位でも自律神経のバランスが変化する

多くの女性を悩ませるＰＭＳと低気圧と自律神経の深い関係

ＰＭＳの原因はまだ確定されていませんが、２種類の女性ホルモン分泌の大きな変化が要因のひとつといわれています。

生理痛の原因は、妊娠が成立せず、不要となった子宮内膜が剥がれ落ちて血液とともに体外へと排出されますが、このとき、プロスタグランジンという痛みのもとになる物質が働いて子宮を収縮させるために下腹部痛などの生理痛が起こります。

そして、ＰＭＳや生理痛をさらに重症化させるのが、自律神経の乱れです。

過度なストレスを抱えていたり、疲れが蓄積されてリラックスする時間を持てなかったりするときは、どうしても交感神経が優位な状態になってしまいます。

すると、血管が収縮することで血流が悪くなって痛みをより強く感じてしまったり、全身の細胞に必要な栄養素が供給できなくなって倦怠感やイライラした精神状態に陥ってしまったりするのです。

PMSの起こる生理前は、交感神経が優位になりやすい時期ですが、そもそも自律神経の総合力が低下しがちです。

生理前は溜め込む時期と表現されることが多いですが、これは黄体ホルモンの働きによるもの。排卵後からの高温期には、受精卵が着床して妊娠が成立しやすくするために黄体ホルモンが分泌されます。

このとき体は水分を溜め込む方向に働き、むくみやすくなります。

そこに、交感神経が優位な状態が重なると、さらに血流は悪くなって排泄も滞りがちになり、むくみなどの症状はますますひどくなっていきます。

生理が始まると副交感神経が優位になり、本来であれば心身ともにリラックスするはずなのですが、仕事やストレスなどで常に緊張状態が続いてしまうと交感神経ばかりが働いてしまい、血流が滞りがちになってしまいます。

さらに、血行不良によって子宮がうっ血すると、生理中の痛みをより強く感じるようになります。

これがPMSの原因のひとつと考えられますが、このとき低気圧が接近して自律神経が乱れると、痛みが増幅される場合があります。

低気圧女子を悩ませる低気圧と女性ホルモンの関係を見ていきましょう。

低気圧が接近してきて「気圧ダウン&気温アップ」の気象条件になると、副交感神経が優位に働き、眠気や倦怠感、片頭痛の症状が出やすくなります。

副交感神経優位の生理中から排卵前の卵胞期までに低気圧の接近が重なると、わずかばかり残されていたやる気まで削がれ、「もう、ゴロゴロしている以外、何にもしたくない」という状態になってしまう人もいるでしょう。

交感神経が優位な排卵後から生理前の黄体期にまで低気圧が接近してくると、副交感神経がほどよく働いて、PMSのイライラなどが緩和される人もいるかもしれません。

しかし、気圧に敏感に反応するタイプの方では、気圧が下がり始めたことを体がキャッチするとそれがストレス源となり、より交感神経の働きを高めてしまうケースもあるようです。

低気圧の通過中は、気圧と気温の変化が大きく、雨によるストレスも重なって自律神経は乱れやすくなり、副交感神経優位による眠気、倦怠感、片頭痛、交感神経優位による腹痛、イライラ、便秘・下痢、肌荒れ、どちらの症状が出ても不思議ではありません。

低気圧の通過後は［気圧アップ&気温ダウン］の気象条件となり、交感神経が働きやすくなります。

ただでさえ交感神経が優位になりやすい黄体期に低気圧が重なると、PMSの症状である頭痛や腹痛をひどくしたり、イライラを抑えきれなかったり、肩こりや関節痛など痛み系の症状も強まりそうです。

このようにPMSの症状の出方は天気によってさまざま。さらに、PMSの症状は200種類以上もあるといわれ、食欲が増す人もいれば食欲不振に陥る人もいて、まさしく千差万別です。

そのうえ、生活環境や精神的・身体的ストレスの強弱、心配事の有無など同じひとりの女性であっても取り巻く環境は毎月異なるため、PMSや生理痛の症状の出方や重症度を事前に知ることはほぼ不可能でしょう。

でも、不快な症状をそのままにしておいてはいけません。

月経周期にまつわるトラブルは我慢するものではなく、積極的に解決していくもの。

まず、もっとも手軽にできるのは、ＰＭＳおよび生理の時期と天気の関係を明らかにしていくことです。

巻末のセルフチェック表を使えば、ひと目で自分のウィークポイントがわかるようになっているので、ぜひコピーして使ってみてください。

たとえば縦軸に「生理前」「月経期」などと入れておきます。実際に生理前に雨が降ったとき、「生理前×雨」の枠にその日の症状を書き込んでみましょう。月経期に曇りだった場合は、「月経期×曇り」の枠にその日の症状を書き込みます。

これを続けることで、「月経期にくもりの日が多いと下腹部痛がキツくなるな」とか「生理前のシトシト系の雨は気持ちが塞ぎ込むな」など、生理前や月経期にどんな天候だと体調が悪くなるのか、自分の傾向が見えてくるはず。

苦手とする天気がわかれば、本書の132ページから紹介しているお天気別の自律神経サポート法を参考に、できることから取り入れてみましょう。

女性の体は、季節、自律神経、月経周期、3つの変化に対応しなければならないことはすでに述べた通りですが、そのどれもが細い線でつながっていたりもします。

無理をせず、できることをコツコツと取り組むというのが、いつでも快適な心身で過ごすための近道でもあるのです。

胃腸を整えて水はけをよくして長雨の季節を乗り越える

雨続きのとき、低気圧の影響もあって、体はいつも以上に水分を蓄えやすくなります。普段はあまりむくみを感じないというタイプの方でも、長雨によって一時的に体質が変わり、水分を蓄えやすくなることもあります。

雨が降る前日に頭痛がする、舌にギザギザの歯形がつく、脚のスネの骨の上を押して凹んだ跡が5秒たっても消えない、などがあれば、体内に必要以上に水分が溜まっている可能性が高い状態だと考えられるでしょう。

東洋医学では体内に水分がとどまったり偏在している状態を「水毒」といい、PMSの症状が悪化する可能性が考えられます。

体内の水分代謝が悪くなると、むくみ、倦怠感、拍動性頭痛、頭重感、立ちくらみ、悪心・嘔吐などさまざまな症状を引き起こします。

さらに東洋医学では「気・血・水」のバランスが大事というのが基本的な考えとしてあり、この3つのバランスをとるためには、まず、胃腸の調子を整えることが大切です。胃腸が弱っていると体の水はけが悪くなってしまい、それがさまざまな不調を招く引き金になってしまうのです。

自律神経から見ると、胃腸の調子を上げるためには副交感神経をよく働かせることが必須です。

水毒が原因と考えられる、雨（低気圧）とPMSや生理が重なった不調のときは次のようなセルフケアで、体を冷やさないようにすることが肝心です。

・冷たい飲み物を控え、なるべく温かいものを飲むようにする。
・甘いもののとりすぎは体を冷やすので、適量にとどめる。
・胃の不調とストレスは密接な関係にあるので、ストレスフルな生活にならないよう心がける。

・筋力不足になると脂肪が多くなり、それが水分代謝機能を低下させるので、適度な運動を心がける。

・シャワーですませずに入浴をして全身の巡りをよくする。

医療では漢方薬が助けになることがあります。

気・血・水のすべてをバランスよく改善する漢方

・加味逍遙散《かみしょうようさん》（月経痛、イライラ、肩こり、めまいなどに効果）

・当帰芍薬散《とうきしゃくやくさん》（むくみ、貧血症状、頭痛、PMSなどに効果）

気の異常を緩和する漢方

・抑肝散《よくかんさん》（イライラや不安、動悸などに効果）

・柴胡加竜骨牡蛎湯《さいこかりゅうこつぼれいとう》（イライラや不安、不眠などに効果）

・加味帰脾湯《かみきひとう》（気分の落ち込み、不眠などに効果）

気・血の異常を緩和する漢方

・桃核承《とうかくじょう》気《き》湯《とう》（イライラ、のぼせ、月経痛）

低気圧に伴う水毒を改善する漢方

・五苓散《ごれいさん》
・桂枝《けいし》茯苓丸《ぶくりょうがん》
・半《はん》夏《げ》白朮《びゃくじゅつ》天《てん》麻《ま》湯《とう》
・当帰芍薬散

漢方薬は、婦人科でも処方してもらえるところがあるので、かかりつけ医があると安心です。漢方専門医に相談するか、漢方薬局や市販薬購入などの方法もあります。

不調を極限まで溜め込まないようにする

「月経関連片頭痛」と言って、女性の場合は生理周期に合わせて片頭痛が起こる方も少なくありません。

生理によって引き起こされる片頭痛には、女性ホルモンのエストロゲンが関係しています。エストロゲンの分泌量は月経周期に合わせて増減していますが、分泌量が急減するタイミングで片頭痛が起こりやすいといわれています。

エストロゲンは、生理が始まると徐々に分泌量が増え始め、排卵前にピークを迎えます。そして、排卵が起こると急激に下がります。片頭痛が起こる一つ目のタイミングがこのときです。

そして、排卵後にエストロゲンの分泌量は少しずつ増えていき、生理前後に再び下がります。これが、片頭痛が起きやすい2つ目のタイミングです。思い当たる人も多いのではないでしょうか。

妊娠・出産を経た女性の中には、「妊娠中は片頭痛がなくて快適だった」という方も多いのですが、これは、妊娠中はエストロゲンの分泌量が高い状態で保たれており、急減するタイミングがこないためだと考えられます。

こういった不調に対して医学的にはホルモンの変動を減少させる低容量ピルや対症療法的な漢方薬の服用が効果的ですが、まずは、食事の質を見直して、適度に運動をして、質のよい睡眠をとることが重要です。

一日のリズムを整えていくことは自律神経のバランスをよく保つことにつながり、それがホルモンバランスを整えることにもつながっていくのです。

食事・運動・睡眠。もう聞き飽きてしまったかもしれませんが、どの分野の専門家でも、この3つが大切だと口を揃えていうはずです。

世の中は進化して便利なものもたくさんありますが、いくら時代が変わろうとも、結局は基本を整えることが健康への近道であることに変わりはないのです。

ＰＭＳや生理痛、月経関連片頭痛などホルモンが関連する痛みや不調は、20代以降の女性に多く見られます。

もちろん、10代でも悩んでいる方はおられますが、10代のときはなんともなかったのに社会人になってから生理痛がつらくなったという方の割合はかなり高いと感じています。

女性のライフステージと合わせて考えてみると、社会人になって生じる人間関係や仕事上のストレスもあるでしょうし、社会人になって運動量が減ったことも大きく関係していると思います。

20代から30代になると、仕事だけではなく、結婚する人や出産する人も出てきます。するとますます自分の体をいたわる時間がなくなって、極限まで不調を我慢してしまい、どうにもならなくなってから病院に駆け込む、という方がたくさんいます。

学生時代のように、自分が主役の時間を持つようにすることも、生理に関連した不調の改善には役立つと思います。

「忙しいから」と言い訳をせず、えいやっと立ち上がり、頭で考える前に行動してみましょう。

元気、やる気、活気。すべては気の流れがよくないと発揮できないものばかり。

自分の気が滞らないように、好きなことで発散する時間を積極的に持つようにしてみてください。

おわりに

この数年で、「低気圧不調」「低気圧頭痛」などという言葉もよく見聞きするようになりました。

不調がきっかけというとなんだかマイナスなイメージを持たれるかもしれませんが、気象予報を仕事としている身としては、どんなことであれ多くの方が天気に興味を持ってくださるのは本当に嬉しいことです。

日本ではあいさつ代わりに、「もうすぐ梅雨明けみたいですね」「すっかり秋めいてきましたね」なんていう話をしますし、それでひと盛り上がりすることもよくありますよね。

天気は知れば知るほどおもしろく、天気と体調の関係が理解できるとすごく納得もできる。さらに、そこで得た知識は一生モノで、この先の人生に必ず役に立つのです。

まずはみなさん、巻末のセルフチェック表で自己分析ができるデータを集めてください。気象病の症状が出たときに、気象と生活条件に合う場所にマークを書き込むだけ。本当に簡単です。コピーを手帳に入れて持ち歩くのもいいでしょう。

自分の傾向が把握できたとき、お天気はあなたを苦しめる存在から、味方に変わります。

毎月のホルモンバランスが変化する女性に向けては、天気と生理について、のぞみ女性クリニックの内山心美院長に解説いただきました。先生からのアドバイスに従って「つらいときほど重い腰を上げて自分の好きなことをして気を養う」ことを私も実践中です。

本書をきっかけに低気圧女子を卒業する方が増えてくれることを願っています。どうかあなたもお天気を味方につけて、1年365日、いつも元気な毎日を手に入れてください。

小越久美

おわりに

私が自律神経の研究を始めてからというもの、天気というのは実におもしろいものだなと事あるごとに感じています。

なぜ、雨の日は副交感神経がよく働いて、やる気が出ないようになっているのか。やはり、雨の日に狩りに行くと危険が増したりするから、体を休めるように太古の昔からプログラミングされているのだろうか。わからないことがあるから、研究はいくらでも続いてしまうのですね。

天気はコントロールできないけれど、自律神経は環境、呼吸、行動、五感などからのアプローチによってある程度はコントロールできることがわかってきています。

天気によって自律神経がどう働くのか、その働きを抑えたり高めたりして自律神経のバランスを崩さないようにするにはどうしたらいいのか、この本にはそのすべてを詰め込みました。

みなさんも自律神経にやさしい生活を続けてみてください。

自律神経のトータルパワーが高いレベルで安定するようになり、天気の変化には影響されにくい健康な体が手に入るといういい循環が生まれるだけでなく、全身の血流がよくなって細胞レベルから若々しい体をキープし続けられるようになっていきます。免疫力を高め、病気を遠ざけ、ハリのある肌を保って見た目にも若く、やる気があって行動力もある。自律神経をよく働かせることは自分自身の健康とともに、生活のすべてに関わってくるのです。

「今日はどんな天気かな」「星空が見えるかな」「明日は晴れるだろうか」。

どうぞ、たくさん空を見上げて、天気と仲良くなってください。

空を見上げると首の前側が伸びて、自然と深い呼吸になります。すると副交感神経が刺激されて、自律神経のバランスが整いやすくなります。

忙しい日々の中でも、空を見上げることは1秒あればできること。そのたった1秒が、あなたを健康にして人生を豊かにする鍵を握っているのです。

小林弘幸

参考文献

『天気痛を治せば、頭痛、めまい、ストレスがなくなる!』
佐藤純　扶桑社

『頭痛女子バイブル』
五十嵐久佳監修　世界文化社

『まんがでわかる自律神経の整え方』
小林弘幸・一色美穂　イースト・プレス

『アイスクリームは20℃で売れ!
〜気象とカラダを味方につけるマーケティング術〜』
石川勝敏　成美堂出版

『からだと温度の事典』
彼末一之監修　朝倉書店

『便秘・ダイエット・不眠・ストレスに効く!!　セル・エクササイズ』
小林弘幸　学研パブリッシング

『気象変化による慢性痛悪化のメカニズム』
佐藤純（日本生気象学会誌　40(4):219-224,2003)

『温度不耐性と慢性痛』
青野修一、櫻井博紀、佐藤純（日本生気象学会誌　51(1):3-7,2014)

『天気変化と気分障害』
佐藤純、溝口博之、深谷佳乃子（日本生気象学会誌　48(1):3-7,2011)

『高照度光照射療法による月経周期の自律神経機能の変化』
松本佳那子、松田昌子、宮田富美、唐樋さや香、市原清志、平野均
（山口医学 第55巻 第5号 167〜172頁,2006年）

『暑いだけじゃない地球温暖化2』
編集委員長　高薮縁（環境省環境研究総合推進費　2A-1201）

『On Human Autonomic Nervous Activity Related to Weather Conditions Based on Big Data Measurement via Smartphone』
Makoto Komazawa, Kenichi Itao, Hiroyuki Kobayashi, Zhiwei Luo (Health, 2016, 8, 894-904)

『Examination of fluctuations in atmospheric pressure related to migraine.』
Okuma H, Okuma Y, Kitagawa Y（Springer Plus 4：790, 2015)

参照ホームページ

- 国土交通省　気象庁（www.jma.go.jp）
- 株式会社ウェザーニューズ（weathernews.jp）
- 一般財団法人日本気象協会（www.tenki.jp）

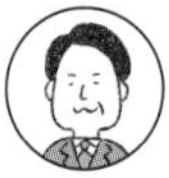

小林弘幸 (こばやし・ひろゆき)

順天堂大学医学部教授。日本スポーツ協会公認スポーツドクター。1960年、埼玉県生まれ。87年、順天堂大学医学部卒業。92年、同大学大学院医学研究科修了。ロンドン大学付属英国王立小児病院外科、トリニティ大学付属医学研究センター、アイルランド国立小児病院外科での勤務を経て、順天堂大学小児科講師・助教授を歴任、現職に至る。自律神経研究の第一人者として、トップアスリートや文化人へのコンディショニング、パフォーマンス向上指導に関わる。また、日本ではじめて便秘外来を開設した「腸のスペシャリスト」でもある。『聞くだけで自律神経が整うCDブック』(アスコム)などベストセラー多数。

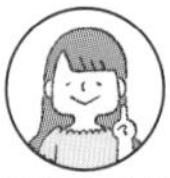

小越久美 (おこし・くみ)

気象予報士/健康気象アドバイザー
1978年、岐阜県下呂市生まれ。筑波大学第一学群自然学類地球科学専攻(気候学・気象学分野)卒業。2004年から2013年まで日本テレビ「日テレNEWS24」にて気象キャスターを務める。その傍ら、民間の気象予報会社(株)ライフビジネスウェザーに所属し、気象予報や桜の開花予想に携わる中で生気象学に出会い、健康気象アドバイザー・データ解析士の資格を取得。生気象学の視点から気象と商品の売り上げの関係を分析するなど、スーパーマーケットの売上予測の開発にも携わる。現在は(一財)日本気象協会に所属し、気象データとAIを活用した商品の需要予測事業に携わり、アパレルや飲料メーカーなどへのコンサルティングを行う。著書『かき氷前線予報します〜お天気お姉さんのマーケティング〜』(経済法令研究会)。

低気圧女子と男子のための天気用語講座

天気図の見方

等圧線	LやHを囲むようにある、 気圧の等しい地点を結んだ線のこと。混み合っているほど 気圧変化が大きいので低気圧女子&男子は要注意。
高またはH	高気圧(下降気流によって空に雲ができにくく、 天気は晴れることが多い)。
低またはL	低気圧(上昇気流によって空に雲ができやすく、 天気が崩れやすい)。
×	高気圧や低気圧の中心位置。
気圧	1018などの数字で表される。単位はhPa(ヘクトパスカル)。
寒冷前線	冷たい空気(寒気団)が暖かい空気(暖気団)に向かって 進んだとき、その接触面にできる前線。 寒気が下に潜り込んで暖気を押し上げると上昇気流で 積乱雲が発達し、雷雨、突風などが起こる。
温暖前線	暖かい空気(暖気団)が冷たい空気(寒気団)に向かって 進んだとき、その接触面にできる前線。 暖気が寒気に乗り上げて進む際、雲ができ、 寒気団側に広く雨を降らせる。
停滞前線	暖かい空気と冷たい空気のぶつかり合うところに前線が できるが、その勢力がほぼ互角のときに「停滞前線」となる。 前線の付近では悪天候になることが多く、 停滞して動かないため、悪天候が長引くことになる。

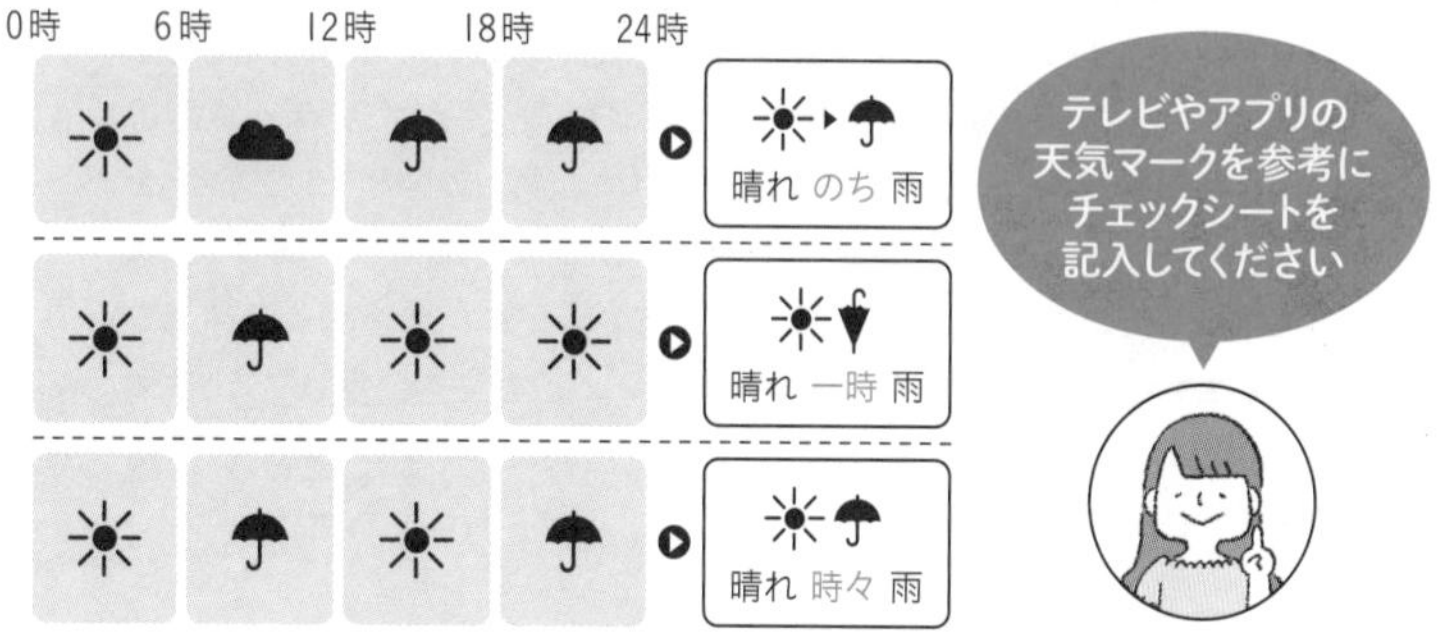

お天気マークの見方

巻末の「天気とカラダのセルフチェック表」の参考にしてください。雪の場合は雨マークを代用してください。

晴れ	空に雲が1割くらいならば快晴！ 雲が2〜8割くらいあっても、晴れ。
晴れ ときどき くもり	おおむね晴れるが、 雲によって日差しがさえぎられる時間もある。
晴れ のち くもり	朝は晴れて日差したっぷりだったのに、 時間とともに空が雲で覆われる。
くもり	空を雲が9割以上占めている日は、くもり。
くもり ときどき 晴れ	おおむねくもり空だが、ときおり、晴れ間が出ることがある。
くもり のち 雨	くもっていた空がだんだん暗くなり 午後から雨になる。
くもり のち一時 雨	おおむねくもり空で、 午後に数時間ほど雨の降る時間帯がある。
雨	一日中雨。 または、いったんやんでもすぐにまた降り出す。
雨 ときどき くもり	おおむね雨が降るが、 ときおりやんでくもり空になることがある。
くもり ときどき 雨	おおむねくもり空だが、 雨が降ったりやんだりする。
くもり 一時 雨	朝からくもり空が広がり、 数時間だが雨の降る時間帯もある。
雨 のち くもり	朝から雨だったが、 午後になって雨が上がりくもり空に。
雨 のち 晴れ	朝から雨だったが、 だんだん天気が回復して午後から晴れ。
くもり のち 晴れ	午前中は雲が広がっていたが、 午後から天気が回復して晴れ。
雷雨	番組・サイト・アプリによっては⚡マークがつくことも。 雷だけでなく激しい降り方の雨に。

天気とカラダのセルフチェック表

季節：

1日ぐずぐず	午前中まで雨や雪 午後から晴れ	天気急変 （天気予報マークにがなくても雨が降った日）	
低気圧 湿度高い	気圧上昇 気温上昇・急低下	気温・気圧急変化 ゲリラ豪雨など	

○ 頭痛（片頭痛）　★ 痛み系（緊張型頭痛、腰痛、首・肩こり、古傷の痛み）
◎ ふらふら系（耳鳴り、めまい、たちくらみ）　♡ メンタル系　● 便秘　△ その他

ストレス＆疲れ			
寝不足			
天気マーク例			
天 気	朝から日差し たっぷり	くもりがちで 日差し弱め	午後から雨や雪 （下り坂）
気象条件	高気圧 気温変化大	湿度やや高い	気圧下降 湿度高い

本書は2017年刊行『天気が悪いとカラダもココロも絶不調　低気圧女子の処方せん』(セブン＆アイ出版)を改題、大幅加筆・修正し、再編集したものです。

天気に負けないカラダ大全

2023年9月20日　初版印刷
2023年9月30日　初版発行

著者　小林弘幸
　　　小越久美

発行人　黒川精一
発行所　株式会社サンマーク出版
〒169-0074　東京都新宿区北新宿2-21-1
03-5348-7800（代表）
http://www.sunmark.co.jp

印刷　三松堂株式会社
製本　株式会社若林製本工場

ISBN978-4-7631-4062-3 C0036